健康・栄養科学シリーズ

栄養教育論

改訂 **第5版**

監修 国立研究開発法人 **医薬基盤・健康・栄養研究所**

編集 **武見ゆかり / 足達淑子 / 木村典代 / 林　芙美**

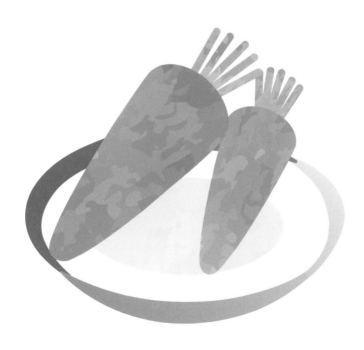

南江堂

🍎 編　集

武見ゆかり	たけみ　ゆかり	女子栄養大学 栄養学部 教授
足達　淑子	あだち　よしこ	あだち健康行動学研究所 所長
木村　典代	きむら　みちよ	高崎健康福祉大学 健康福祉学部 健康栄養学科 教授
林　　芙美	はやし　ふみ	女子栄養大学 栄養学部 准教授

🍎 執筆者一覧（執筆順）

武見ゆかり	たけみ　ゆかり	女子栄養大学 栄養学部 教授
林　　芙美	はやし　ふみ	女子栄養大学 栄養学部 准教授
足達　淑子	あだち　よしこ	あだち健康行動学研究所 所長
今村佳代子	いまむら　かよこ	鹿児島純心大学 看護栄養学部 健康栄養学科 准教授
斎藤トシ子	さいとう　としこ	新潟医療福祉大学 名誉教授
木村　典代	きむら　みちよ	高崎健康福祉大学 健康福祉学部 健康栄養学科 教授
松井　貞子	まつい　さだこ	日本女子大学 家政学部 食物学科 准教授
桑野　稔子	くわの　としこ	静岡県立大学 食品栄養科学部 栄養生命科学科 教授
荒尾　恵介	あらお　けいすけ	安田女子大学 家政学部 管理栄養学科 准教授
松下　佳代	まつした　かよ	女子栄養大学 栄養学部 准教授
會退　友美	あいぬき　ともみ	東京家政学院大学 人間栄養学部 人間栄養学科 助教
酒井　治子	さかい　はるこ	東京家政学院大学 人間栄養学部 人間栄養学科 教授
中西　明美	なかにし　あけみ	女子栄養大学 栄養学部 准教授
雲井　　恵	くもい　めぐみ	公益社団法人 東松山医師会病院 健診センター 主任
森脇　弘子	もりわき　ひろこ	県立広島大学 地域創生学部 地域創生学科 教授

"健康・栄養科学シリーズ" 監修のことば

　世界ではじめて国立の栄養研究所が創設された4年後の1924(大正13)年に栄養学校が創設され，その第一期生が卒業した1926(大正15)年が日本における栄養士の始まりとなる．どちらも日本の「栄養学の父」と称される佐伯矩博士の功績である．その後，栄養士は1947(昭和22)年の栄養士法の制定をもって正式に法的根拠のあるものになった．さらに，傷病者，健康の保持増進のための栄養指導，病院・学校等における給食管理などの高度な栄養指導を担う管理栄養士の制度が1962(昭和37)年に設けられた．そして，2000(平成12)年4月の栄養士法改正で管理栄養士は医療専門職の国家免許資格として定められた．

　栄養士が最初に取り組んだのは，当時の国民病であった脚気を代表とする栄養失調の克服を目指した栄養指導であった．一方，近年，中高年を中心としたメタボリックシンドロームだけでなく，高齢者のフレイルティやサルコペニア，そして若年女性のやせと低体重新生児の問題など，多様な栄養課題が混在し，栄養リテラシーの重要性が叫ばれている．また，インスタント食品やファストフードの蔓延などは，過食や運動不足に起因する疾病の増加と同様に喫緊の課題となっている．これに立ち向かうべくなされている，管理栄養士による，エビデンスに基づいた健康弁当，健康レシピの開発などの取り組みは，今後さらに重要な役割を果たすものと期待される．栄養学，医学，保健科学の専門的知識と技術を備えた管理栄養士の活躍なくして，栄養リテラシーに関する社会的課題を解決することは不可能であろう．

　国家免許資格となった管理栄養士の資質を確保するために，2002(平成14)年8月に管理栄養士国家試験出題基準が大幅に改定され，2005(平成17)年度の第20回管理栄養士国家試験から適用された．本"健康・栄養科学シリーズ"は，このような背景に沿い，国立健康・栄養研究所の監修として，元理事長 田中平三先生のもとに立ち上げられた．そして国家試験出題基準準拠の教科書として，管理栄養士養成教育に大きな役割を果たし，好評と信頼に応え改訂を重ねてきた．

　管理栄養士国家試験出題基準は2019(平成31)年3月，学術の進歩やこの間の法・制度の改正と導入に対応し，「管理栄養士としての第一歩を踏み出し，その職務を果たすのに必要な基本的知識及び技能」を問うものとして内容を精査した改定がなされた．そこで本シリーズもこれまでの改訂に重ねて改定国家試験出題基準準拠を継続するかたちで順次改訂しているところである．各科目の重要事項をおさえた教科書，国家試験受験対策書，さらに免許取得後の座右の書として最良の図書であると確信し，推奨する．なお，本シリーズの特徴である，①出題基準の大項目，中項目，小項目のすべてを網羅する，②最適の編集者と執筆者を厳選する，③出題基準項目のうち重要事項は充実させる，④最新情報に即応する，という従来の編集方針は，引き続き踏襲した．

　管理栄養士を目指す学生諸君が，本シリーズを精読して管理栄養士国家資格を取得し，多岐にわたる実践現場において患者ならびに健常者の求めに応え，保健・医療専門職として活躍し，国民のQOL(生活の質，人生の質)の保持増進に貢献することを祈念する．

2019年6月

国立研究開発法人 医薬基盤・健康・栄養研究所

理事　阿部　圭一

改訂第5版の序

　今回の改訂作業は，2020年の新型コロナウイルス（COVID-19）パンデミックの最中に行われた．国内外の行き来は制限され，会食や外食が制限され，結果として，家庭内食が増えた．食料品の入手方法も，ネット注文が増えるなど変化がみられる．また，自粛生活に伴いコロナ禍で収入が減少した人々が，食費を切り詰めているとの報道もある．

　食生活は言うまでもなく生命に直結する営みであるが，人とのコミュニケーション手段でも，生活の楽しみでも，文化でもある．これらの大切な要素が奪われかねない状況下で，また，政策としてデジタル社会の形成が推進される中で，人々の食生活改善に向けた栄養教育がどうあるべきかは，大きな課題である．

　本書改訂第5版は以下の(1)〜(3)を特長としている．

(1)「管理栄養士国家試験出題基準」「管理栄養士・栄養士養成のための栄養学教育モデル・コア・カリキュラム」に準拠

　改訂にあたり「管理栄養士国家試験出題基準」（2019年改定）に準拠して全体の構成を見直し，章の統廃合を行った．さらに，厚生労働省が日本栄養改善学会に委託して策定された，国として初めての「管理栄養士・栄養士養成のための栄養学教育モデル・コア・カリキュラム」（2019年）にも対応する内容とした．モデル・コア・カリキュラム（☞vii頁）の「A 管理栄養士として求められる基本的な資質・能力」のうち，栄養教育と深く関係するのは「A-3．個人の多様性の理解と栄養管理の実践」と「A-5．栄養・食の選択と決定を支援するコミュニケーション能力」であり，前者の学修目標は，「人々の価値観や社会的背景の多様性を理解できる」と「適切な栄養管理のために，対象者に寄り添い，全人的な理解ができる」である．上述したCOVID-19感染症対策による生活の変化，食生活の変化を考えると，未曾有の事態やデジタル化への対応という点からも，栄養教育に携わる者にはこれらの資質が一層求められるようになるであろう．

(2)行動科学と栄養カウンセリングに関する科学的かつ実践的な解説

　本書の特長の1つは，第2章「栄養教育と人間の行動変容に関する理論」と第3章「栄養カウンセリング」の内容が，科学的かつ実践的に説明されている点であり，精神科医である足達淑子先生の長年の臨床経験と研究成果をふまえている．これらは，上述した管理栄養士に必要な資質，すなわち，対象者に寄り添い，価値観の多様性を含む全人的理解によって食行動変容を支援するうえでの基礎であり，学生のみならず，現場で栄養教育や保健指導に関わる管理栄養士・栄養士の方，さらには栄養教育を担当する教員の方々にも共有していただきたい内容と自負している．

(3)ライフステージ別栄養教育に応用力育成のための「ディスカッションテーマ」を追加

　今版より紙面デザインをリニューアルし，各章の学修目標を明記し，項目ごとのポイントが一目でわかるような「結論的な小見出し」を追加した．また，管理栄養士国家試験でも応用力試験が重視される傾向を受け，ライフステージ別の栄養教育では，学生が考え，議論する材料となる事例を「ディスカッションテーマ」として加筆した．

今日，COVID-19感染症対応，持続可能な開発目標(SDGs)の達成，健康寿命の延伸など，国内外の社会のいずれの課題にとっても，栄養の重要性が強調されている．人々の望ましい食生活の実現を支える専門職である管理栄養士の養成はもとより，現職者の資質向上にも，ぜひ本書をお役立ていただきたい．

　最後に，ご多用中，改訂の趣旨を理解いただき，労をいとわず執筆くださいました先生方に深く御礼申し上げます．

2021年1月

編集者を代表して
武見ゆかり

■本書における「管理栄養士養成のための栄養学教育モデル・コア・カリキュラム」(2019 年)との対応一覧

管理栄養士養成のための栄養学教育モデル・コア・カリキュラム(2019 年)	対応章・項目
A　管理栄養士として求められる基本的な資質・能力	
A-3.　個人の多様性の理解と栄養管理の実践	
①人々の価値観や社会的背景の多様性を理解できる.	全章
②適切な栄養管理のために，対象者に寄り添い，全人的な理解ができる.	
A-5.　栄養・食の選択と決定を支援するコミュニケーション能力	
①対象者の栄養・食に関する主体的な意思決定を尊重することができる.	全章
②対象者と適切なコミュニケーションができる.	
③適切な支援を行うために，食に関わる体験の蓄積がある.	
C　栄養管理の実践のための基礎科学	
C-5.　人間の行動変容に関する理論	
5-1)行動変容に関する理論・モデル・概念	
①栄養状態の改善と食行動変容の関わりについて説明できる.	第2章
②人間の食行動(食事を準備し整える，食べる，食の知識や技術を伝承するなど)を説明できる.	
③行動変容の基礎となる学習に関する理論(刺激-反応理論等)を説明できる.	
④食行動には個人要因の他に，個人間，環境など複数のレベルの要因が関わっていること(エコロジカルモデル)を説明できる.	第1章
⑤個人要因に焦点を当てた行動変容の理論(トランスセオレティカルモデル等)を説明できる.	第2章
⑥対人関係の影響に関係する行動変容の理論(社会的認知理論等)を説明できる.	
5-2)栄養カウンセリングの基本の理解	
①栄養カウンセリングの特徴を説明できる.	第3章
②カウンセリングの基本的な考え方を説明できる.	
③カウンセリングの基本技法を説明できる.	第4章
④行動変容の理論等に基づいて，カウンセリング技法を活用した栄養カウンセリングを説明できる.	第3章
E　ライフステージと栄養管理の実践	
E-2.　栄養教育の進め方と多様な場での展開	
2-1)栄養教育の意義と進め方	
①健康教育やヘルスプロモーションと栄養教育の関係を理解し，栄養教育の目的と意義を説明できる.	第1章
②栄養教育のマネジメントサイクルを説明できる.	第5章，第6章，第7章，第8章
2-2)多様な場における栄養教育の実践	
①保育園・こども園・幼稚園における栄養教育を実践できる.	第9章B　乳・幼児期
②小・中・高等学校における栄養教育を実践できる.	第9章C　学童期　第9章D　思春期
③地域・職域における栄養教育を実践できる.	第9章E　成人期　第9章A　妊娠・授乳期
④高齢者福祉施設や在宅介護の場における，栄養教育を実践できる.	第9章F　高齢期

初版の序

このたび，ようやく管理栄養士養成のための「栄養教育論」を上梓する運びとなった．

わが国では長い間「栄養指導」という用語が使われており，かねてより国際的に用いられていた「栄養教育」の用語を理解して受け入れる状況になかった．この間，医療の場においては患者-治療者関係，教育の場においては教師-学生(生徒)関係のありかたについて多くの研究や議論と検証が積み重ねられていた．そして教育学はきわめて狭義の学校教育の枠内に納まらず，医学，社会学，心理学，経済学をはじめとした諸科学の融合をみて，発達している．

一方，医学領域では，ハイリスクな個人や集団すなわち急性期および慢性期の「患者」を中心とした医療のあり方が見直されて，人のあらゆる健康状態における「予防」的概念が導入され，保健・医療の対象となる人々の全人的尊厳を重視する姿勢が求められている．

今，管理栄養士に求められている栄養教育は，科学的根拠に基づき，人の栄養状態の維持・改善をめざして行動変容をはかり，さらに人々の健康を守るために相互のはたらきかけと人を含めた社会環境の変容にもつながる方向のものである．

本書の内容は，基本的には，改正された管理栄養士養成カリキュラムおよび国家試験のガイドラインに準拠し，栄養教育の概念，栄養教育マネジメント，教育計画，方法，実施，評価，ライフスタイル・ライフステージ別栄養教育の内容と特徴，食環境づくりとの関連，国際的動向について，管理栄養士の視点で執筆いただける専門家にお願いした．また，人の食行動を科学的にとらえて栄養教育に適切に活かすためには，行動科学の基礎を理解し，代表的な技法・技術を学ぶ必要がある．そこで，行動科学およびその技法と，栄養教育に最低必要なカウンセリング技術について，専門家にわかりやすく解説いただくようお願いした．

編集および執筆の過程では，日本において栄養教育が学問的に未成熟であることや，栄養教育において今後検討されるべき課題が明らかになり，多くのことを学ばせていただいた．本書を熟読していただくと，管理栄養士がそれぞれの場で栄養教育を展開するさいに，理念をもって，計画，方法，実施，評価にいたる一連のプログラムを立てることができ，栄養教育マネジメントを行えるようになるものと期待する．さまざまな知恵と工夫を凝らして栄養教育を科学的に展開し，効果の検証を集積することにより，日本における栄養教育の学問的な進歩がもたらされるであろう．本書で学んだ学生が，一次予防，二次予防，三次予防のいずれにおいても栄養教育を科学的に展開し，有効性を示して，社会に貢献することを期待する．

長期間にわたり誠実に，かつ忍耐強くサポートして下さった南江堂出版部の諸氏に深謝する．

2005 年 6 月

編集者を代表して

丸山千寿子

目　次

コラム

1 栄養教育の概念

学修目標

1. 栄養教育の定義を説明できる.
2. 栄養教育で扱う人間の食行動3分類を説明できる.
3. 栄養教育と健康教育・ヘルスプロモーションおよび食育との関係を説明できる.
4. 食行動には個人要因のほかに,個人間,環境など複数のレベルの要因がかかわっていることを説明できる.

A 栄養教育の定義と目的

① 栄養教育の定義

> 管理栄養士は,学習者の食物選択と食行動の自発的な変容を促す支援者である

栄養教育とは,人々の健康の維持増進,および生活の質(quality of life:QOL)の向上を目指して,望ましい食物選択と食行動の自発的な実践を促すために,栄養学と関連する諸科学,たとえば行動科学や教育学等をふまえ設計された教育的戦略の組み合わせである.

図1-1に示すとおり,栄養教育の目指す方向は,QOLを向上させ,健康寿命の延伸を図ることである.そのためには,個人・集団への栄養教育(左側の破線部分)と,食環境整備(右側の破線部分)の両方が必要であり,栄養教育と食環境整備は相互に関連し合っていなければならない.

栄養教育の目的は,狭義に考えれば,望ましい食物選択と食行動の変容である.人間の食物選択や食行動には,個人の要因,家庭の要因,所属する組織の要因など多様な要因が関連しているので,こうした多様な要因に対応するには,知識等の教授,観察学習,学習体験の積み重ねなど,さまざまな方法や技法を組み合わせる必要がある.この方法や技法の組み合わせのことを,教育的戦略の組み合わせと表現している.

適切な方法や技法を用いるには,栄養学のみならず,人間理解と行動科学や教育学の知見と素養が不可欠である.栄養教育では,学習者の課題に合わせて教育的戦略を組み合わせた計画を立て,実施し,評価するが,行動を変容するのは学習者自身である.主体はあくまで学習者であり,管理栄養士は,学習者の自発的な食物選択と食行動変容を促す支援者である,という位置づけを忘れてはならない.

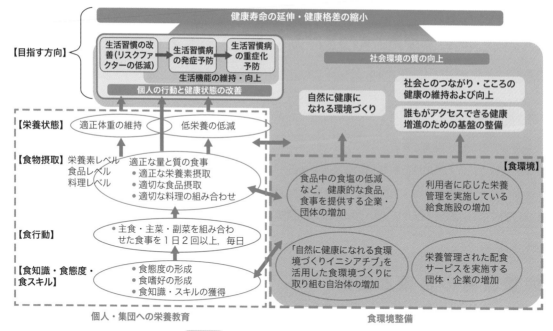

図 1-1 栄養教育と食環境整備の関係

［厚生労働省：健康日本 21（第三次）推進のための説明資料（令和 5 年 5 月），p15 を参考に筆者作成］

❷ 栄養教育が対象とする「行動」とは

> 食行動は，食事を準備し整える行動，食べる行動，食の知識や技術を伝承する行動に大別される

　人間の食に関する行動は多様である．食事を食べる前には，何を食べようか考え，食材料の買い物をし，道具を揃えるなどの準備する行動がある．食べる行動においても，何を食べるかだけでなく，いつ，どこで，どのように食べるかなど，さまざまな行動の選択がある．どのように準備して，どのように食べるかを実現するには，そのための知識やスキルの修得も必要である．食に関する学習は，正規の学校教育での学修以上に，家庭での観察学習や体験による部分も大きい．

　こうした多様な食行動は，**図 1-2** に示すとおり，大きく 3 つに分類することができる．すなわち，**食事を準備し整える行動，食べる行動，食の知識や技術を伝承する行動**であり，栄養教育で扱う食行動には，これらすべてが含まれる．食事を準備し整える行動には，何を食べようかと考える行動，食材料の購入，調理，盛り付け，配膳，後片付け（次の食事の準備）などがある．家庭菜園などの食物の栽培もここに含まれる．食べる行動には，いつ，どこで，何を，どのように食べるかという行動が含まれる．食の知識や技術を伝承する行動には，家庭等での観察学習や体験，学校教育での授業，家族や友人間で情報を伝え合う行動，書籍やメディアからの情報入手と，SNS 等での情報発信などがある．

　また，栄養教育で扱う行動には，外部から観察可能な行為としての行動だ

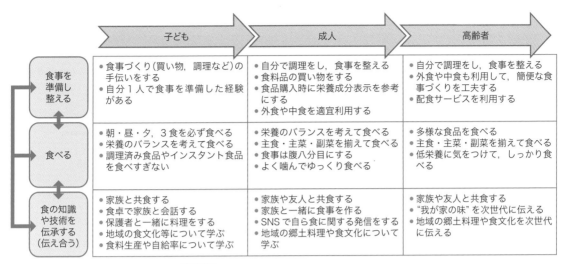

図 1-2　ライフステージごとの食行動の例

［厚生労働省：日本人の長寿を支える「健康な食事」のあり方に関する検討会 報告書，2014（平成 26）年 10 月，表 6 および図 25 を参考に筆者作成］

けでなく，知識，感情，信念，価値観など，行動の背景にあるもの，および，行動に影響を及ぼす環境（家族や周囲の人，所属組織の要因など）も含める．

❸ 栄養教育が扱う「食物」とは

🥄 学習者の特性に合わせ，食物選択をどのレベルで扱うのが最適かを判断する

　栄養教育における食物選択で扱う「食物」のレベルには，**表 1-1** に示すとおり，**栄養素レベル，食品/食材料レベル，料理レベル**（料理の組み合わせを含む）がある．

　食物選択をどのレベルで扱うか，どのレベルの教材（基準や指針等）を用いるのが適切かは，学習者の健康課題，栄養に関する知識，食事を準備し整える行動へのかかわりなどによって異なる．**表 1-1** では，学習者にとっての使いやすさの点から，これら 3 つのレベルの特徴を整理した．管理栄養士には，学習者の特性をふまえたうえで，「食物」を扱う適切なレベルを選択し，教材を選択する力と，その教材を扱うスキルが求められる．

❹ 栄養教育を担う管理栄養士に求められる資質・能力

🥄 個人の多様性の理解と適切なコミュニケーション能力が必要である

　管理栄養士養成のための栄養学教育モデル・コア・カリキュラムでは，管理栄養士として求められる基本的な資質・能力を 10 項目に整理している（**表 1-2**）．そのうち，栄養教育と密接に関連する資質・能力は，「3. 個人の多様性の理解と栄養管理の実践」，「5. 栄養・食の選択と決定を支援するコミュ

表 1-1 食物の階層別　栄養教育で主に扱う内容と特徴

栄養教育の枠組み	栄養素レベル	食品・食材料レベル	料理レベル
栄養教育で対象とする要素	栄養素	食品, 食材料	料理, 料理の組み合わせ（食事）
栄養教育に活用する基準や指針の例	●食事摂取基準 ●各種疾患の診療ガイドライン中の食事療法	●6つの基礎食品群 ●三色食品群 ●四群点数法 ●食品摂取の多様性得点	●食事バランスガイド ●3・1・2弁当箱法 ●生活習慣病その他の健康増進を目的として提供する食事の目安
栄養教育で主に扱う内容	●エネルギー ●たんぱく質 ●脂質 ●炭水化物 ●ビタミン ●ミネラル	●穀類 ●油脂 ●魚介・肉・卵・大豆および大豆製品 ●牛乳・小魚・海藻 ●緑黄色野菜 ●その他の野菜・果物	●主食 ●主菜 ●副菜 ●それらを組み合わせた食事
学習者にとっての使いやすさ	栄養素は目に見えないので，各栄養素の身体にとっての役割や生理的メカニズムを理解するための知識として重要だが，直接的に日常の食生活には使いにくい．栄養素摂取の厳密な管理が必要な学習者においては重要．	食材料から献立を考え，調理をする学習者にとっては具体的で有用．食材料の重量まで把握して活用するには計量の必要があり，その点で簡便とはいえない．したがって，外食や惣菜など中食の利用が多い学習者には使いにくい面がある．	できあがった料理や料理の組み合わせで考える方法なので，自分で調理をしない学習者，外食・中食が多い学習者にも使いやすい．しかし，料理には多品目の食品が使われ調理法もさまざまなので，その分，アバウトな学習内容となる．

［Ishikawa-Takata et al : Public Health Nutrition 2020, 図1を参考に筆者作成］

表 1-2 管理栄養士として求められる基本的な資質・能力

1. プロフェッショナリズム
2. 栄養学の知識と課題対応能力
3. 個人の多様性の理解と栄養管理の実践
4. 社会の構造の理解と調整能力
5. 栄養・食の選択と決定を支援するコミュニケーション能力
6. 栄養・食の質と安全の管理
7. 連携と協働
8. 栄養の専門職としてのアドボカシー能力
9. 科学的態度の形成と科学的探究
10. 生涯にわたって自律的に学ぶ能力

［日本栄養改善学会：平成30年度管理栄養士専門分野別人材育成事業「教育養成領域での人材育成」報告書より引用］

ライフステージ	胎児期	乳・幼児期	学童期	思春期	成人期		高齢期
食生活に影響する主たるライフイベント	妊娠・出産	保育所・幼稚園入所	就学	就学	就職一人暮らし結婚	就労（転勤, 転職）子育て親の介護	退職身近な人との死別
栄養教育の主たる場	家庭地域医療機関	家庭保育所幼稚園地域	家庭学校	家庭学校スポーツの場	家庭職場地域医療機関		家庭地域医療機関介護保険施設老人ホーム

図 1-3 ライフステージ別の主たるライフイベントと栄養教育の場

ニケーション能力」である．

　「個人の多様性の理解」とは，学習者の身体状況，栄養状態，価値観，社会経済状況等を総合的・全人的に理解することである．図1-3に示すとおり，

人々はライフステージによりさまざまなライフイベントに遭遇し，経験や思いを積み重ねて，社会で生きている．栄養教育の場はライフステージによって異なるが，管理栄養士は，学習者がこうしたさまざまな経験と思いをもちながら社会で暮らしている人間であるという点を十分に理解し，学習者に寄り添い，相対する必要がある．

また，栄養教育の定義で述べたとおり，毎日の生活の中で，食物を選択し食行動を決定するのは学習者自身である．人は，決して健康のためだけに食べているのではない．楽しみを求めたり，コミュニケーションの手段であったり，ストレス発散の手段としたりなど，さまざまな思いをもって日々の食生活を営んでいる．管理栄養士の役割は，学習者の生活背景や価値観を尊重し，よりよい食習慣への意思決定を支援することである．そのためには，カウンセリングの基本や技法を理解し，活用するスキルを修得するなど，適切なコミュニケーション能力が必要である．

学習者の多様性を理解し，適切なコミュニケーション能力をもって，よりよい栄養教育を実施するには，人間としての魅力もまた重要である．たとえば，信頼される人間性や，「食」を大事にし「食」を通じて人々の幸福に貢献したいという情熱や信念，人間に対する愛情や敬意の念などである．管理栄養士は，こうした人間として魅力ある資質を身につけるためにも，日々の生活の中で生活体験を重ね，自ら人間として成長する努力を行っていかなければならない．

B 栄養教育と健康教育・ヘルスプロモーション・食育 ——

❶ 栄養教育と健康教育・ヘルスプロモーション

> ✋ 栄養教育は健康教育に内包され，食環境整備まで含めると，ヘルスプロモーションに相通じる

栄養教育の最終的な目的は，人々の健康の維持・増進，および QOL の向上にある．したがって，健康教育，ヘルスプロモーションとの関連が深い．

健康教育とは，グリーン(Green LW, 1980)によれば，「人々が健康につながる行動を自主的にとれるように，種々の学習の機会を組み合わせて，意図的な計画のもとで支援すること」とされる．また，日本健康教育学会によれば，「健康教育とは，1人ひとりの人間が，自分自身や周りの人々の健康を管理し向上していけるように，その知識や価値観，スキルなどの資質や能力に対して，計画的に影響を及ぼす営み」とされる．さらに，「健康教育は単に健康について教える教育ではない．なぜなら学ぶことにも意義はあるが，獲得することにより大きな意義があるからである．健康を獲得することはすべて人の基本的権利だが，健康自体，それぞれの人の生き方と強く結びついている．したがって，他人から与えられるのではなく，自分自身で，あるいは自分たちで求め獲得することが基本となる」とある．この2つの考え方に共通する点は，健康教育の主体は学習者にあり，専門職は計画的にその支援

を行うものとされている点である．この考え方は，栄養教育にも当てはまる．
また，健康に関連する生活習慣は，食生活だけでなく，身体活動・運動，飲
酒，喫煙，睡眠・休養など多岐にわたる．これらの生活習慣についても学び，
健康の維持増進につなげる包括的な支援ができなければならない．このよう
に考えると，栄養教育は，**図 1-4** に示すとおり，健康教育の一部と位置づ
けられる．

　一方，**ヘルスプロモーション**は，1986 年，世界保健機関（World Health
Organization：WHO）の**オタワ憲章**の中で「ヘルスプロモーションとは，人々
が自らの健康をコントロールし，改善することができるようにするプロセス
である」と定義され，「身体的，精神的，社会的に良好な状態に到達するた
めには，個人や集団が望みを確認・実現し，ニーズを満たし，環境を改善し，

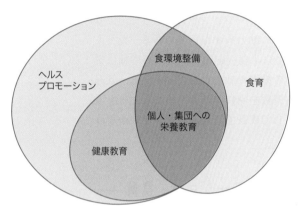

図 1-4 栄養教育と食育，健康教育・ヘルスプロモーションとの関係

 コラム **オタワ憲章からバンコク憲章へ**

　WHO による 2005 年第 6 回ヘルスプロモーションに関する国際会議で，新た
に「グローバル化した世界におけるヘルスプロモーションのためのバンコク憲
章」が提唱された．ヘルスプロモーションの定義が，オタワ憲章から発展し，「人々
が自らの健康とその決定要因をコントロールし，改善することができるように
するプロセスである」となり，決定要因という言葉が追加された．
　健康の決定要因とは，増大する格差，消費とコミュニケーション手段の変化，
商業化，地球規模の環境変化，都市化などである．ヘルスプロモーションの戦
略として，効果的な介入には強力な政治的活動，広範囲な関係者の参加，持続
的アドボカシー*が必要であり，具体的な活動として，人権と連帯に基づく健康
の唱道，投資，能力形成，規制と法の制定，協力と連携の 5 つが示された．
　全体に，ヘルスリテラシー等の個人の能力形成を超えて，法的整備を含む社
会環境整備が強調されたといえよう．

＊アドボカシー（advocacy）
組織や社会の変化を目指した政
策提言や権利擁護等の活動．
WHO は「ある特定の健康目標や
プログラムに対する政治的コ
ミットメント，政策支援，社会
的な受容，制度的支援を得るた
めの個人的および社会的な活動
の総称」と定義している．WHO
のオタワ憲章（1986）において，
アドボカシーはヘルスプロモー
ション推進のための基本戦略の
1 つとされた．

環境に対処することができなければならない．それゆえ健康は，日々の暮らしの資源の1つとしてとらえられるべきものであり，生きるための目的ではない」とされた．このように，ヘルスプロモーションでは，個人の健康の維持増進や健康問題の解決には，健康教育を超えて，健康的な公共政策や法的整備，健康を支援する環境整備が必要であることを明確にした．

このようなヘルスプロモーションの考え方は，栄養教育と食環境整備は相互に関連し合うことで，栄養教育が目指す健康の維持増進，およびQOLの向上につながるという考え方と一致するものである．

❷ 栄養教育と食育

> 食育はより広範囲な「食」を扱うのに対し，栄養教育は健康の維持増進とより密接な関係にある

2005年に**食育基本法**が制定され，全国で**食育**が進められている．食育基本法の前文には，『子どもたちが豊かな人間性を育み，生きる力を身につけていくためには，何よりも「食」が重要である．今，改めて，食育を，生きる上での基本であって，知育，徳育及び体育の基礎となるべきものと位置付けるとともに，さまざまな体験を通じて「食」に関する知識と「食」を選択する力を習得し，健全な食生活を実践することができる人間を育てる食育を推進する』とある．食育として扱われる内容は，健康の増進，豊かな人間形成，食に関する感謝の念と理解，伝統的な食文化，地産地消，農林漁業など生産と消費とのかかわり，食品ロス，食料自給率，食品の安全・安心まで多岐にわたる．また，食育にかかわる組織や人も，国，都道府県や市町村，学校，保育所，農林漁業者，食品関連事業者，ボランティア団体など多様である．これらの関係者が独自に，あるいは連携して，全国各地で食育の取り組みが行われている．

栄養教育と食育はいずれも，豊かな人間性を育み，QOLの向上を目指して，食生活の向上をねらった働きかけや活動を含むが，食育という場合には，狭い意味の食物摂取や栄養状態の改善を意味するのではなく，より広範囲に，食物生産・消費や食文化まで含めた広い概念で「食」を扱うことが多い．また，その実施主体や支援者が，必ずしも栄養の専門職とは限らない．

このように，栄養教育と食育はきわめて密接な関係にあり，重なる部分も多いが，必ずしも一方が他方を内包するという関係ではない．栄養とは，生物が，生存に必要な物質を体外から摂取し，それらを代謝して，生命を維持し成長発育する一連の営みのことをいう．したがって，人間における栄養の営みが健康の維持増進につながるように，栄養素レベルから，食品/食材料，料理，食事，食生活へと具体化し，主体的に実践できるよう個人や集団を支援することが栄養教育の要素として中核にあるといえよう．

C 栄養教育と生態学的モデル ——·——·——·——

❶ 望ましい食行動に関連する要因とは

社会の中で生活する人間の行動として食行動をとらえる

　栄養教育の定義にはさまざまなものがあるが，**コンテント**(Contento IR, 2007)らは「栄養教育とは，人々の健康やウェルビーイングにつながる食物選択や栄養・食関連行動を自発的に取り入れるために設計された，環境的なサポートを伴う教育的戦略の組み合わせである．栄養教育は複数の場を通じて行われ，個人，コミュニティ，および政策レベルでの活動が含まれる」と定義している(Society for Nutrition Education and Behavior 2007)．

　「**教育的戦略の組み合わせ**」という表現には，栄養教育では多様な場で環境的アプローチを伴うさまざまな教育的戦略を提供し，人々の食物選択や食行動に影響する種々の要因に適切に対応する必要があるという思いが込められている．また，「**設計された**」という表現では，栄養教育が体系的に計画された学習や体験の機会のまとまりであることが示唆されている．

　本章「A. 栄養教育の定義と目的」(☞1頁)はこの考え方をふまえたものである．

コラム　ウェルビーイング

　「ウェルビーイング」(well-being)とは，身体的，精神的，社会的に良好な状態にあることを意味する概念で，「幸福」と訳されることも多い．WHOでは，健康の定義として，"Health is a state of complete physical, mental and social well-being and not merely the absence of disease or infirmity"［健康とは，病気でないとか，弱っていないということではなく，肉体的にも，精神的にも，そして社会的にも，すべてが満たされた状態にあることをいいます(日本WHO協会訳)］としており，良好な状態の表現にウェルビーイングという用語が用いられている．

　「食べる」という行為は，何をどう食べようかという個人の意図や，どう作るかという知識やスキルの統合だけでなく，どのような食物が入手可能か，周囲はどのような食べ方をしているか，マスメディアなどからどのような情報を受け取っているか，といったさまざまな要因の影響を受ける．行動科学や行動経済学などの考えに基づき，健康への関心が低い人でも，無意識に健康的な食物を選択してしまうように環境を整える取り組みも，栄養教育の一環として行われている．

　足立(1987)は，人々が主体的に望ましい食生活を実践する力を育むために，栄養教育において重視すべき点の1つとして，「人間を個人として切り離し

1

栄養教育の概念

にせず，生活する社会や環境とのつながりの中でとらえる」ことをあげている．それは，食行動を個人の生理的・心理的欲求に基づく個人的な行為とだけみなすのではなく，社会の中で生活する人間の行動としてとらえ，社会の中での人間と食物の関係において，栄養教育を考えることの重要性を示唆している．

❷ 複数の理論・モデルを統合する生態学的モデル

生態学的モデルでは，人間の行動に多層なレベルからの介入が可能となる

　栄養教育で扱うさまざまな理論・モデルの多くは，個人レベル（例：ヘルスビリーフモデル）や個人間レベル（例：社会的認知理論）などの特定のレベルでの介入を検討するうえでは有効である．しかし，人間の行動は複雑な要因に影響されているので，1つの理論やモデルだけで栄養教育プログラムを検討することは適切ではない．そこで，個人や社会，組織，コミュニティなどの多層なレベルの要因を統合して検討できるモデルあるいは枠組みが必要となる．

　人間の行動が多様な要因の影響を受けていることを説明する包括的なモデルに，**生態学的モデル**（ecological model）（**図 1-5**）がある．ecology（生態）は生物学に由来し，生物と環境の相互関係を意味する．生態学的モデルは，行動科学と公衆衛生の分野から発展し，物理的環境と社会文化的環境における人々の交流に焦点を当てたものである．特に，環境レベルや政策レベルを

●生態学的モデル

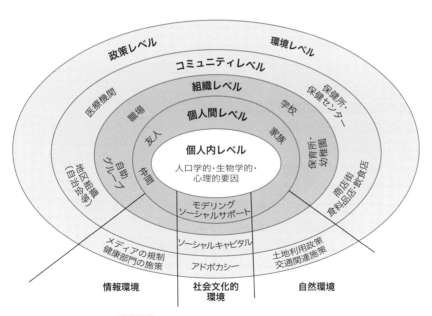

図 1-5　生態学的モデルと各層の要因例

［Sallis JF et al：Ecological models of health behavior. Health Behavior and Health Education ; theory, research, and practice, 4th ed, Glanz K et al（eds）, Jossey-Bass, p465-485, 2008 を参考に筆者作成］

加えた点が，個人内や個人間の関係に焦点を当てた他の行動科学の理論やモデルと大きく異なっている．生態学的モデルは複数の理論を統合する枠組みであり，健康的な行動変容を促すための総合的なアプローチを検討するうえで重要な役割を果たす．健康的な行動は，それを支える環境面や政策面でのサポートがあってこそ維持することができる．したがって，生態学的モデルでは，個人レベルと環境または政策レベルでの介入を組み合わせることによって，望ましい行動変容を促すことができるとされている．

　生態学的モデルでは，人間の行動には，個人の要因のほか，個人間，組織，コミュニティ（地域），政策や環境といった複数のレベルの要因が相互に関連していることを説明している．

　生態学的モデルの核となる5つの原則は，次のとおりである．

1)　複数のレベルが健康的な行動に影響している

　生態学的モデルは，**個人内レベル**，**個人間レベル**，**組織レベル**，**コミュニティレベル**，**政策や環境レベル**などの多層のレベルから成り立っており，健康行動に影響を与える．その関係性はターゲットとなる健康行動によって異なる．また，社会環境要因や物理的環境などは複数のレベルに振り分けられるため，その点で他の理論やモデルに比べて包括的なモデルといえる．

2)　環境は健康の重要な決定要因である

　人間の行動は，社会的な環境の影響を受けたり（例：周囲の人のほとんどが健康的な行動をとっている），物理的な環境の影響を受けたり（例：健康的なメニューを提供する飲食店がある）する．したがって，環境は人間の行動を形成したり制約したりする，重要な決定要因である．

3)　各レベルが相互に作用して，行動に影響を及ぼす

　たとえば，近所においしそうなケーキを売っている店があったとしても，適正体重を維持したいと強く思っている人は，それ以外の人に比べて，その店を利用する頻度は少ないかもしれない．このように，物理的な環境だけでなく，個人内レベルの心理的要因や個人間レベルの友人とのかかわりなどが相互に影響し合って，健康行動を決定している．

4)　生態学的モデルは，それぞれの行動に特有のものである

　生態学的モデルの各レベルの要素は，ターゲットとなる行動によってその関連性が異なってくる．たとえば，同じ食行動でも，食塩摂取量の低減と野菜摂取量の増加などターゲット行動が違えば，影響する要素も異なる．野菜を増やすだけであれば，地域の食環境整備の一環として野菜をたっぷり使ったラーメンを出す飲食店を推奨することもできるが，一般に麺類は食塩を多く含むため，食塩摂取量の低減を狙った場合には，そのまま応用することはできない．したがって，ターゲット行動ごとに，生態学的モデルを使い分ける必要がある．一方で，個人内レベルである自己効力感（☞第2章D-3, 27頁）のように，食事や運動，禁煙などの異なる行動に共通して関連が示されている要因もある．

5)　多層なレベルでの介入は行動変容において最も有効である

　1つのレベルでの介入よりも，多層なレベル（マルチレベル）での介入のほ

うが高い効果が期待できる．たとえば，健診を毎年一度は受診しましょうと個人に働きかけるだけよりも，特定健康審査・特定保健指導のように政策レベルで 40 〜 74 歳の加入者を対象に実施することを保険者の義務とするほうが，受診率の向上につながる．組織レベルで受診率を高める活動が活発になるからである．また，海外ではソーダなどの砂糖入りの清涼飲料水に課税する地域もあるが，個人に向けて砂糖入り飲料の摂取を控えるよう教育するだけよりも，政策レベルで課税により値段を高くしたほうが，購入量の減少が期待できる．実際に 2017 年にソーダ税を導入した米国フィラデルフィアでは，税制度を導入していない近隣の他の市（ボルティモア）に比べて，清涼飲料水の売り上げが減少したと報告されている．

　栄養教育を計画・実施するうえでは，包括的なモデルあるいは枠組みである生態学的モデルを活用することで，多層なレベルからの働きかけによって一度にたくさんの人に影響を及ぼすことができ，また行動が継続されやすいといったメリットがある．しかし，評価や研究においては，どの要因の影響が最も大きいのかといった，特定の要素の介入効果を評価することが難しいというデメリットもある．また，個人内や個人間の理論やモデルのように，どの概念がどのように行動に影響を及ぼしているかのメカニズムを説明することも難しい．さらに，管理栄養士や栄養士として介入可能なレベルには限りがある．そのため，栄養教育では，生態学的モデルの多層なレベルにあるさまざまなステークホルダー（利害関係者）と連携し，個人や小集団への行動変容の支援と，食環境整備などの社会環境の整備の両方に着目した，包括的な取り組みを行うことが重要である．

🍎3 食環境づくりと栄養教育

●食環境づくり

> 🍴 **食物と情報へのアクセスに対する環境整備はそれらを統合した形で行う**

　食環境は，「食物へのアクセスと情報へのアクセス，ならびに両者の統合を意味する」と定義されている（図 1-6）．

　食物へのアクセスとは，人々が食べる食物がどこで生産され，どのように加工され，流通し，食卓にいたるかという食物生産・情報のシステム全体をさす．これは，フード・システムの概念とほぼ同じである．すなわち，「川上」の農水産業，「川中」の食品製造業，食品卸売業，「川下」の食品小売業，外食産業，それに最終消費である消費者をつなげ，その全体を 1 つのシステムでとらえる考え方である．したがって，食物へのアクセス面の環境づくりとは，健康づくりのために役立つ食物の入手可能性が高まるように，食物生産から消費までの各段階での社会経済活動，およびそれらに関連する法的整備を行い，人々がより健康的な食物を入手しやすい環境を整えることを意味する．

●食物へのアクセス

　情報へのアクセスとは，個人を取り巻く身近なネットワークや地域社会の中での栄養や食生活関連の情報，ならびに健康に関する情報の流れ，および

●情報へのアクセス

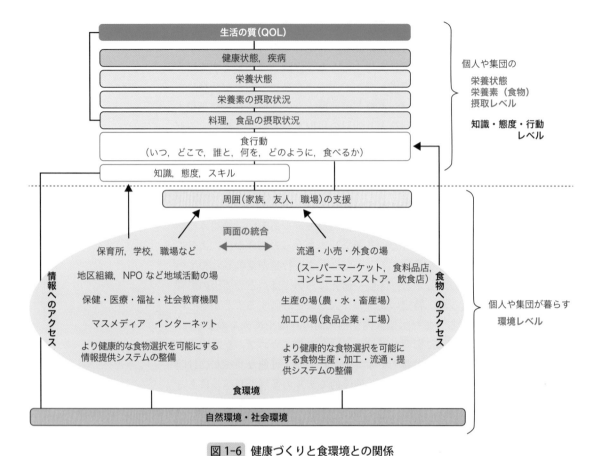

図1-6 健康づくりと食環境との関係

[厚生労働省：健康づくりのための食環境整備に関する検討会報告書，2004 より引用]

そのシステム全体を意味する．より健康的な食物選択を可能にする食情報に関する学習の場は，**図1-6** に示すように多様である．家庭（家族），保育所，学校や職場などの帰属組織，保健・医療・福祉・社会教育機関，地区組織やNPO などの地域活動，地域のスーパーマーケットや小売店，飲食店などでの情報提供，食品・外食・給食などでの栄養成分表示，マスメディア・インターネットによる情報提供など多様である．こうした情報の受発信の範囲は国内にとどまらず国外にも及ぶ．さまざまな場から正しい情報が発信され，人々が氾濫する情報の中で混乱しないような仕組みづくりが重要である．

　さらに，給食がよい例であるように，提供される食物や食事そのものが情報になる，あるいは食物や食事に付随しておのずと情報が人々の手元に届けられる．この点に，栄養・食生活分野における環境づくりの特徴がある．自ら進んで健康や食生活に関する情報を求めていない健康づくりに関心が低い人でも，人間は生きている限り，食物を入手して食べ続ける．したがって，食物へのアクセス面と情報へのアクセス面の環境整備は，別立てに検討されるべきものではなく，両者を統合した食環境づくりとして進める必要がある．それが，地域で暮らす人々にとって，適切な情報とともに健康的な食物を入

手する可能性を高めることになる．同時に，得られた情報を適切かつ効果的
に活用することにつながり，ひいては健康状態，QOL の向上に役立つ．

 コラム　生態学的モデルの枠組みに基づく減塩に向けた栄養教育の例

　生態学的モデルを食行動変容に用いる場合，介入のターゲットが減塩や野菜
のように違う場合は，それぞれの食行動について各レベルの要素やレベル間の
関係性を検討する必要がある．以下に，食塩摂取量の低減を狙った取り組み例
を示す（**表**）．まず，政策レベルや環境レベルで，健康日本 21 や食事摂取基準の
ような栄養政策の中で，国が食塩摂取量の低減を目標に掲げることで，その他
のレベルでの取り組みが実践しやすく，かつ人々の行動が持続されやすくなる．
たとえば，個人間レベルで，家族が「あなたの身体が心配だから，少し食塩を
減らしたら？」と声をかけることも大切なソーシャルサポート（第 2 章 D-2，☞
27 頁）であるが，実際に家以外で食事をする際にも減塩料理が選びやすい環境
があれば，減塩に取り組みやすくなる．また，スーパーで減塩調味料が目立つ
ように陳列されていたり，また購入している人が目につくと，あまり意識して
いなくても減塩調味料を選ぶといった効果も期待できる．

　個人に向けた教育的アプローチは重要であるが，より効果的に行動変容を促
すには，同じメッセージであってもより多層なレベルから，環境整備も併せて
発信していくことが重要である．

表　生態学的モデルのレベル別に示した食塩摂取量の低減に向けた取り組み例

政策レベル 環境レベル	● 国や自治体が，政策目標の 1 つとして「食塩摂取量の減少」を明確に示し，そのための方策（たとえば，国の「自然に健康になれる食環境戦略イニシアチブ」など）を実施する ● 食塩摂取量の目標量を下方修正する［日本人の食事摂取基準（2020 年版）］
コミュニティ レベル	● 減塩食品や料理を扱う小売店や飲食店の数を増やす ● 保健センターで減塩をテーマにした料理教室を実施する ● 小売店や飲食店では減塩商品・メニューを選択しやすいように配置する
組織レベル	● 社員食堂で減塩メニュー，減塩調味料の提供を行う ● 調味料を各テーブルには設置しない
個人間レベル	● 家族みんなで素材の味を生かした食事を楽しむ ● 同僚と食事をする際はお互いに食塩をとりすぎないように声をかけ合う
個人内レベル	● 栄養成分表示を活用する人の割合を増やす ● 減塩の重要性を理解している人の割合を増やす ● 麺類の汁を残す人の割合を増やす

練習問題

以下の記述について，正しいものに○，誤っているものに×をつけよ.

(1) 大学生を対象に，朝食欠食者を減らすことを目的とした栄養教育プログラムを検討した．学生食堂で100円朝食メニューを販売することは，生態学的モデルの「組織レベル」である．

(2) 地域住民の食塩摂取量の低減を目指した食環境づくりとして，スーパーマーケットで栄養成分表示をした減塩弁当を販売することにした．これは，食物へのアクセス面での食環境整備の例である．

① 栄養教育に行動科学が必要とされる理由を説明できる.

② 行動変容の基礎となる学習に関する理論を説明できる.

③ 食行動に個人要因のほか,個人間,環境などの要因が関与していることを説明できる.

④ 個人要因に焦点を当てた行動変容理論を説明できる.

⑤ 対人関係の影響に関係する行動変容の理論を説明できる.

⑥ コミュニティ(大規模集団)を対象とした栄養教育に必要な,コミュニティの形成とコミュニティ内での発展や波及に関する理論を説明できる.

A 栄養教育と行動科学

　行動科学(behavior science)は,「人の行動を記述,説明,予測,制御することを目的とする」実証的で学際的な学問であり,その名称は1940年代後半に北米で生まれた.behaviorの適切な日本語訳がなかったため「行動」と訳されたが,この場合の行動には外から観察することのできる行為だけでなく,認知や感情などの精神活動や現象も含まれる.喜怒哀楽などの感情や思考といった「こころ」の中で起きることはその人固有の主観的な現象であるため,19世紀末まではもっぱら経験的に扱われていた.しかし19世紀末から20世紀にかけて脳神経組織学や生理学が発展したことを契機に,こころの現象も客観性や再現性を重視する科学の研究対象となった.

●行動科学

　たとえば,新生児がお乳に吸い付く,光刺激で瞳孔が縮む,などは生まれつき備わっている反射的行動である.この反射的行動以外の行動のほとんどが,後天的な経験によって獲得されたものであり,行動科学ではこの獲得の過程を「学習」と呼ぶ.行動科学は,学習という観点から精密な動物実験を繰り返しながら基礎理論を構築してきた.これまでに仮説と検証を繰り返しながら,また脳科学や医学,心理学などの進歩を取り入れながら,理論も方法論も現在なお発展し続けている膨大な科学体系である.そして行動科学は人の本質についての学問でもあるため,政治や経済を含めた社会活動場面で広く応用されている(表2-1).

表 2-1　行動科学(behavior science)の目的と特徴

目的	● 人の行動を記述し，説明し，予測し，制御すること
特徴	● 人の精神活動を測定できる「行動」とみなす ● 行動を刺激と反応の関係でとらえる ● 仮説を確かめながら，理論を進める

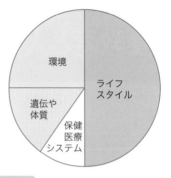

図 2-1　死因に及ぼす健康の4要因
[Centers for Disease Control US を参考に作成]

❶ 栄養教育に行動科学が必要とされる理由

✊ 食行動の変容は容易ではない

　栄養教育は，対象者の食行動を望ましい方向に変容させるために行う対人保健サービスあり，教育の対象は「人」である．ライフスタイルとはその人の食事，身体活動，休養，睡眠などの日常生活習慣のほかに，仕事の仕方，対人関係のとり方，ものごとの受け止め方や対処の仕方などを含んだ生活様式を意味する．そして現代ではこのライフスタイルが，健康や疾病に影響する最大要因で，遺伝・体質，環境，保健医療システムなど，ほかの要因すべてに匹敵するとみなされている(図2-1)．

　なかでも**食事**は健康増進やほとんどの疾病コントロールで改善すべき主要な習慣であるが，**食行動**はもともと修正することが難しい行動でもある．たとえば糖尿病コントロールにはバランスよく腹八分目にすべき，とわかっていても多くの患者にとって食欲の自己制御は容易ではない．食べることは，個体維持のための本能行動であるだけでなく，社会的・文化的な営みでもあり，その人の生き方，価値観，感情ともかかわっており，1人ひとり異なっている．そして**習慣**は長い間に繰り返し学習することで身についた行動様式であり，その修正には知識，意欲，技術が適切にかみ合わねばならない．栄養教育で行動科学が必要とされる理由は，まさにそこにある．

　栄養教育を実施するにあたり，人間の行動の成り立ち方やその仕組み，行動を変えるための方法や原理など，すなわち行動科学の知識と理解が不可欠であり，それをふまえることで教育の成果が大きく異なってくる．

❷ 食行動変容に必要な栄養教育のスキル

✊ カウンセリングのための専門的スキルが必要とされる

　栄養教育の目的は，それを通じて対象者の健康増進や病気のコントロール

に寄与することである．しかし，その目的を達成できるかどうかは，**患者やクライアント***自身が，その教育をどのように受け止めて，実際に実践するかどうか，にかかってくる．つまり，本人がその気になって，教育された内容を実生活で実行することが必要である．そのためには，「どういう食事や食生活が望ましいか」，また「どんな食事が病気に悪影響があるか」という栄養と健康の関連についての知識があるだけでは，実際の行動変化にはいたらない場合が多い．

　食行動が望ましい方向に変わり，それが習慣として定着することを，ここでは「**食行動の変容**」という．そして「食行動の変容」達成には以下のようなことが重要となる．それは，対象者を「**生活する一個人**」として包括的に理解すること，その人の社会心理的な状況をふまえ，どうしたら食事習慣が改善されるかを一緒に考えながら問題解決を図り，望ましい変化が続くよう見守り励ましていくことである．

　このプロセスは**クライアント中心（志向）**のカウンセリングに近く，指導者にはそのための専門的スキルが要求される（☞第3章A，37頁）．それは，料理人の修行のように，実際の職業訓練を通じて少しずつ育まれ獲得される，専門家としての技術であり，力量であり，資質であり，継続的に生涯教育に組み込まれるべき性質のものである．しかしこの過程も学習そのものであり，行動科学の基本となる考え方やものの見方などを早いうちから学び考えながら行動することが，その後の学習にきわめて有用である．

＊患者やクライアント　実際の栄養教育における対象者．クライアント（client）は相談者，依頼者のことで，心理療法でよく用いられる．

2

栄養教育と人間の行動変容に関する理論

B　行動科学の基礎となる学習理論 —・—・—・—

　行動科学は「行動」を刺激-反応の枠組みで理解する．代表的な理論だけでも複数あり，動物実験に基づく専門用語が難解であるためわかりづらい面があるが，日常の行動に置き換えると納得しやすい．本項では膨大な理論の中から，栄養教育を行うために必要不可欠と思われる理論・モデル・概念について学習する．

●刺激-反応

❶ 行動の種類（レスポンデント行動とオペラント行動）

行動（反応）と刺激の順序で分類される

　動物の行動は，**レスポンデント（respondent）行動**とオペラント（operant）行動から成り立っている．respondent は**応答**，operant は**操作**という意味である．行動は日常に生じる行為だけを取り上げても，食べる，眠る，動く，働く，他者と交わるなど多彩である．

　レスポンデント行動とは，これらの行動のうち，生まれつき備わっていて（生得的），特定の刺激と強く結びついて生じ，行動の結果に大きくは左右されない行動のことである．レスポンデント行動に分類されるものとしては，まぶしい光で目を閉じる，食べると唾液が分泌するなどの**反射運動**，食べる，

眠る，水を飲む，などの**本能的行動**，恐怖からの逃走のような**情動反応**がある．

一方，**オペラント行動**とは，特定の刺激がなくても自発的に生じる行動で，行動の結果（**随伴刺激**）に大きく影響され，強められたり（**強化**）弱められたり（**消去**）する行動である．そして，先にレスポンデント行動に分類された本能的行動や情動反応も，生まれたあとにオペラント学習が次々と加わるために，厳密には純粋なレスポンデント行動ではなくなる場合が多い．そのため一部の反射的行動を除き，多くの「行動」は後天的に経験や訓練によって学習されたオペラント行動とみなすことができる．刺激-反応-結果（刺激）の繰り返しによって**条件づけ**が起きることを**学習**という．したがって，単なる成熟や老化による行動変化，けがや病気，あるいは薬物などによる行動変化は学習とは呼ばない．

❷ 学習（条件づけ）理論とその仕組み（表2-2）

> 学習（条件づけ）理論は，古典的で最も重要な基礎理論である

a レスポンデント学習理論（新行動 S-R 仲介理論）

S-R とは stimulation（刺激）-response（反応）のことである．

レスポンデント学習とは，本来は無意味であった中性刺激への条件づけが行われることで，**古典的条件づけ**ともいう．レスポンデント学習の代表例として，パブロフ（Pavlov IP）の犬で知られる**条件反射**があげられる（**図2-2**）．食べ物を口に含むと唾液が分泌されるのは，動物が生まれながらにもっている反射反応である．このときの食べ物はもともと（無条件で）それだけで唾液分泌を起こす性質を有する．このような刺激を**無条件刺激**と呼ぶ．

パブロフが行った実験は，犬にメトロノーム音を聞かせてから餌（無条件刺激）を与えることを繰り返したら，音だけで唾液を分泌するようになったというものである．この音のように，もともとは意味をもっていなかったが

表2-2 代表的な理論モデル

- レスポンデント学習理論（新行動 S-R 仲介理論）
- オペラント学習理論（応用行動分析）
- 社会的学習理論（社会的認知理論）
- 認知行動療法

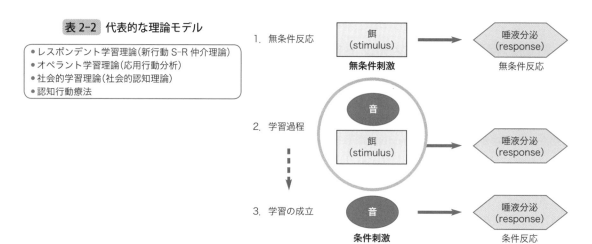

図2-2 レスポンデント学習（パブロフの犬の実験）

無条件刺激と一緒に提示することにより反応が獲得された中性的(本来は意味をもたない)刺激を**条件刺激**と呼ぶ.

このようにして学習された反応も，次にメトロノームの音だけを聞かせて餌を与えないことを続けると減弱してしまう．これを**消去**という.

不安障害(神経症)の成り立ちはこの学習によると考えられている．そこからウォルピ(Wolpe J)は系統的脱感作法という治療法を考案した．それらを含めた系統的な理論体系を「新行動 S-R 仲介理論」という．強迫性障害，パニック障害の予期不安，乗り物恐怖症，対人不安などに対し用いられるさまざまな認知行動療法の目的は，条件刺激と不安反応との結びつきを解除することである．食行動との関係が深いものとしては，過食に対する刺激統制法(☞第4章B，67頁)や反応妨害(習慣拮抗)法(☞第4章B，68頁)がある.

b オペラント学習理論(応用行動分析理論)

オペラント学習は自発的行動の学習のことを意味する．ほめてくれる人には近づくようになり，批判的な人からは遠ざかる．また，初めて入ったレストランが安くておいしかったら何度も行きたくなり，まずかったら二度と足を運ばない．このように，人の行動は，その行動がもたらす結果に大きく左右される．ある行動の直後に望ましい結果が伴うとその行動の頻度は高まり，望ましくない結果を伴う行動の頻度は減少する．これが「自発的行動は，その行動のあとの結果に大きく影響される」というオペラント行動の原理である．行動の結果を**随伴性**と呼び，行動に影響を及ぼす結果を**強化子**(reinforcer)と呼ぶ．強化子とは行動を強化する刺激という意味である．**応用行動分析理論**はスキナー(Skinner BF)がオペラント学習理論を基礎に体系づけた理論モデルであり，人の行動の多くを説明する最重要な理論に位置づけられる．その理由は，前述したようにレスポンデント行動も生後にオペラント学習が加わるために，人の精神活動のほとんどがオペラント行動とみなされるからである．本理論モデルは実験から生まれた多くの理論を有しているが，基本は**表2-3**に示した最も単純な4つの仕組みである.

● オペラント学習

1) 強化と強化子

オペラント学習における**強化**(reinforcement)とは，行動のあとに伴う結果(随伴刺激)の操作によって，行動を強くしたり頻度を増やしたりすることである(**図2-3**)．強化が生じる条件は，行動のあとに望ましい結果を伴うか，望ましくない結果が取り除かれるかのいずれかである．前者が**正の強化**(positive reinforcement)，後者が**負の強化**(negative reinforcement)である．正の強化をもたらす結果刺激を**正の強化子**(positive reinforcer)という．食べ物，水など，もともと行動への強い影響力がある基本的刺激を**正の一次強化子**という．これは生物の生存に不可欠な刺激で，レスポンデント行動の無条件刺激にあたる.

強化には，食物や金銭などによる**物理的強化**のほかに，家族や友人のほめ言葉などの**社会的強化**，目標の達成の得点化や自分に褒美を与えるなどの**自己強化**がある(**表2-4**，**図2-4**)．前述のレストランの例では，レストラン選

● 強化

表 2-3 オペラント条件づけの基本図式

行動のあとの刺激	＋	－
望ましい結果 (正の強化子)	行動が増える (正の強化)	行動が弱まる (消去)
望ましくない結果 (負の強化子)	行動が弱まる (罰)	行動が増える (負の強化)

行動のあとに
　正の強化子が加わるか負の強化子が除かれると行動は増える.
　負の強化子が加わるか正の強化子が除かれると行動は減る.

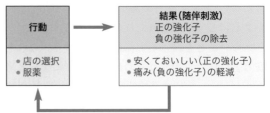

強　化　行動が増える仕組み

図 2-3 オペラント学習における強化
行動はその後に生じる(随伴する)結果に刺激されて変化する.
強化が生じる随伴刺激を強化子という.

表 2-4 強化子の種類(一次性, 二次性)

物理的強化子	食べ物, 金, おもちゃ, 洋服など
社会的強化子	賞賛, 承認, 注目, 愛情, 同意, 名声など
心理的強化子	快楽や満足を得られる活動

何が強化子として作用するかは人, 状況で異なる.
行動観察と仮説-検証により結果で判断する.

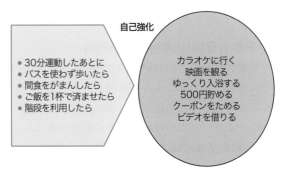

図 2-4 ご褒美で自分を励ます

択(行動)を, 安くておいしい料理(正の強化子)が強化したことになる.「薬を飲んで, 痛みがとれ, 薬を飲む頻度が増えた」という現象は, 服薬する行動が負の強化子(痛み)の除去で強化された(負の強化)一例である.

　ある随伴刺激が強化子であるかどうかは, 個々の状況で異なり, 厳密には強化が生じたかどうかだけで判断する.

2)　消去と罰

　消去(extinction)と罰(punishment)は, 行動が弱まったり, 頻度が少なくなる現象である(図 2-5). オペラント学習における消去とは, いったん強化された行動も, そののちに「望ましい結果(正の強化子)」が続かないことが続くと, 次第に起きにくくなってしまうことである.

　消去の例としては, メールを頻回にやりとりしていた友達からの返信が来なくなると, こちらからのメール送信も減ってしまう, などがある. このときメール送信(行動)は返信(正の強化子)がなくなったことで消去したのである.「去る者は日々に疎し」ということわざも, その例である.

　行動科学用語として用いる罰は, 一般的な使い方と異なっており注意を要する. 前述のレストランの例では「おいしくない料理」が望ましくない刺激(罰刺激)となり, 選択行動が減ったといえる.

3)　弁別(手がかり)刺激

　「青信号で横断する」という場合, 青信号は「横断する」という行動を引き起こす手がかりとなる**先行刺激**である. オペラント学習では, この先行刺

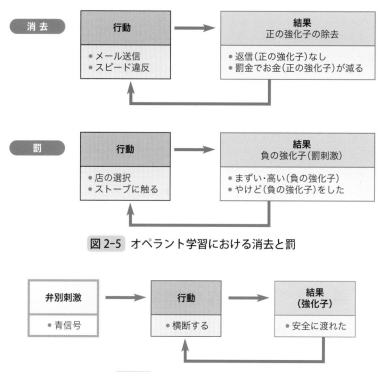

行動が減る仕組み

図 2-5 オペラント学習における消去と罰

図 2-6 弁別刺激と三項随伴性

激が一定の行動と結びついたとき，先行刺激をその行動の**弁別刺激**という（**図 2-6**）．もともとは意味をもたない刺激が，ある行動を引き起こす手がかりの刺激になっている．上記の行動では信号が青のときに横断すると安全に渡ることができる．安全に渡れるという結果が「青で渡る」という行動を強化しているのであり，「青信号（弁別刺激）-横断（行動）-安全（結果）」という関係が成り立っている．

　この弁別刺激-行動-結果（随伴刺激）の関係を**三項随伴性**という．**行動分析（アセスメント）**の目的はこの関係を明らかにすることであり，そのために，いつ，どんな状況で，どんな行動が起きて，その結果どんなことが起きたのかを，詳しく観察したり聞き取ったりする．

コラム　応用行動分析による上手なほめ方・注意の仕方　

ほめ方：ほめることは，何よりも強い励まし＝社会的強化子
　〇人格ではなく，具体的な行動に注目する．
　　前回よりはよくなったこと，変化したことを．
　　すでにできていることはほめる必要はない．
　〇行動の直後にほめるほうが効果が大きい．

注意の仕方：注意は罰として作用しやすい.
　〇自分で自覚しているときは，注意は非難と受け止められやすい.
　　失敗に対しては，「どうしたらうまくいくか」を一緒に考えるようにしよう.
　〇注意をする場合は，「まずいのはその行動であって，あなたではない」という メッセージを伝える.
　　「ここがいけない」ではなく「こうできるとよい」など.

〈応答例〉
　(×)「どうして今まで放っておいたの？」
　　　→(〇)「今まで減量しようと思ったことはありますか？」
　(×)「どうしてこんなに食べてしまったの？」
　　　→(〇)「食べたあとはどのように感じましたか？」
　　　　　「このときは食べた量が多いけど，何か理由はありますか？」
　(×)「前にもそのことは説明しましたが…」
　　　→(〇)「もう一度確認しておきましょう」

C　個人要因に焦点を当てた行動変容の理論

❶ 行動的教育モデル

情報に対する認知のプロセスが行動変容の鍵を握る

　行動的教育モデルは，行動変容を目的とした働きかけを，①情報提供，②動機づけ，③望ましい行動の維持・強化の3つに集約し，クライアントが行動変容にいたるまでの内面の変化を細かな行動の鎖として整理したものである(図2-7). 中央の列は情報プロセス理論による本人の行動変容に至る心理行動の連鎖である. それは，提供された情報に関心をもって注目し，情報の内容を理解し，意味を納得し(受容)，実行する気になって(意図)，何を行うかを覚えておき(記憶)，その行動を試してみて，さらに続けるという，一連のプロセスである.

　この鎖のいずれかで中断が起きると，行動変容にはいたらない. そして，それぞれの心理プロセスに，右列にあげたような認知的要因，つまりその人の関心のありかや，知識の程度，考えや信念，価値観やその結果に対する期待や態度，それを自分が実行できるかどうかの見通しなどが，複雑に関与している.

　行動に影響する心理社会的要因の代表的な理論モデルを以下に述べるが，行動的教育モデル右列の認知的要因と照合すると理解がしやすくなる.

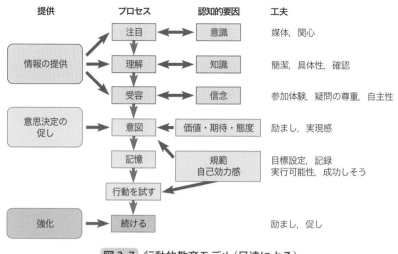

図 2-7　行動的教育モデル（足達による）

❷ ヘルスビリーフモデル（health belief model）

健康行動は，その人の疾病のとらえ方によって異なる

　ヘルスビリーフモデルは，自分の健康や疾病の状況を，その人がどのように解釈しているかという概念であり，その主観的解釈が行動に影響する，と考える行動モデルである．1970 年代にベッカー（Backer MH）らが提唱した．

　たとえば耐糖能異常があって「糖尿病予防のために体重管理が必要」という場合は，以下のようになる．まず，その人に糖尿病は怖いという自覚（脅威）があるかどうかが問題となる．怖さの自覚は自分が糖尿病にかかる可能性を理解し（罹患性の認知），糖尿病という疾病の重大さを知る（重大性の認知）ことで形成される．その怖さの自覚に加えて，健診結果，家族・友人・専門家からの勧め，マスメディアの情報など，何らかの刺激が行動のきっかけとなり実際の体重管理行動が生じる．また，体重管理が自分に役立つと思う気持ち（有用性の認知）が体重管理のために払わねばならないコスト（負担の認知）よりも大きければ実行可能性は高くなり，コストのほうが大きければ実行可能性は低くなる．

●ヘルスビリーフモデル

❸ コントロールの座（ローカスオブコントロール）（locus of control）

自分で克服できると思えるほど健康行動に取り組める

　コントロールの座とは，健康や疾病の結果を最も支配するのは誰のどのような行動か，という点に関する主観的な信念のことである．

　たとえば「自分の努力次第で禁煙できる」と考える人では禁煙への挑戦が期待できる．このように，コントロールの座が行動に影響すると考えられる．

●コントロールの座

健康に近づくのは自分の努力次第と思う(内的傾向)か，専門家や家族など他者の力によると思う(外的傾向)か，偶然や運命だから仕方がないと考えるか，などによって，その人の取り組み方が変わってくると考えられている．

❹ 計画的行動理論(theory of planned behavior)

🖐 行動の結果が大切に思え，効果が期待できるとやる気が高まる

　計画的行動理論はアズゼン(Ajzen I)が，フィッシュバイン(Fishbein M)が提唱した行動の意図(intention)に行動コントロール感を加えて発展させた理論である．フィッシュバインは行動の意図を合理的行動理論(theory of reasoned action)の中で提唱した． ●計画的行動理論

　新しい行動が起きる，あるいは行動が変わるためには，本人が実行する気にならなければならない．行動の意図とは，特定の行動を実行しようと思うかどうかという気持ちの強さのことである．アズゼンは，行動の意図には①目的とする行動に対する態度，②主観的規範そして③行動コントロール感の3つが影響すると考えた．①の行動に対する態度とは，行動の結果何が起きるかという結果への信念とその結果をよいと思うかどうかという結果の評価からなる．②の主観的規範とは，その行動を行うことを他者から期待されているかどうかについての本人の評価である．それはその行動に対して，本人にとって重要な他者がどう思うかについての本人の知覚と信念(規範的信念)と他者の期待に同調しようとする動機づけからなる．③の行動コントロール感とは，その行動を行うことができるという評価である．このように，計画的行動理論はヘルスビリーフや自己効力感(☞ 27頁)にも関連した概念である．

❺ トランスセオレティカルモデル(trans-theoretical model：TTM)

🖐 行動変容は5つの段階，種々のプロセスを経て達成される

　もともとはプロチャスカ(Prochaska JO)が禁煙について提唱し，現在では運動や減量など他の習慣変容にも広く応用されているモデルである．

　トランスセオレティカルモデルは①ステージ理論，②プロセス理論，③意思決定バランス，④自己効力感の4つの概念・理論を包含しているが，①のステージ理論が最も独自性が強い代表的なモデルであり，他の3つは既存の技法や理論・概念である． ●トランスセオレティカルモデル

ⓐ ステージ理論(stage of change；変化のステージ)

　行動変容ステージには，前熟考期(precontemplation)，熟考期(contemplation)，準備期(preparation)，実行期(action)，維持期(maintenance)という5段階があり，これらのステージをたどる(図2-8)とされる．トランス

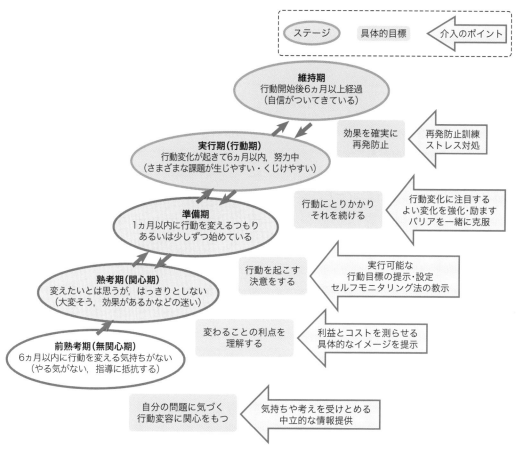

図 2-8　トランスセオレティカルモデル(TTM) のステージごとの目標と介入のポイント
それぞれのステージごとに，その特徴と介入(教育)の具体的課題(目標)，およびそのための介入のポイントを示した.

セオレティカルモデルの中核となる概念で，一般には準備性として，前熟考期を無関心期，熟考期を関心期と言い換えて用いられている.

b　プロセス理論(process of change；変化の経過)

　気づき，行動変容を促進するための認知や行動技法を 10 のプロセスとしてあげている.

　禁煙を例にとると，認知・感情のプロセスには，①禁煙に関心をもち情報収集などによって関心・意識を高める(意識化の高揚)，②禁煙しないと生じる悪影響を感情的に実感する(感情的体験)，③禁煙した場合としない場合の周囲への影響を考える(環境の再評価)，④禁煙した場合としない場合の自分を比較して想像する(自己の再評価)，⑤禁煙することを強く決意し周囲に宣言し自己の責任を負う(自己の解放)などがある.

　行動・活動のプロセスには，①禁煙に対して内的・外的な報酬を与える「強化マネジメント」，②禁煙に有用なソーシャルサポートを活用する(援助的関係の利用)，③喫煙したくなったときに運動するなどの「拮抗条件づけ」，④

禁煙を促す刺激を増やし，喫煙につながる刺激を避ける「刺激コントロール」，
⑤世の中が禁煙社会になっていることに気づく（社会的解放）などがある．

c　意思決定バランス

　ヘルスビリーフモデルで論じたが（☞ 23 頁），実行するかどうかを行動変
容により得られる便益（利益）と不利益を秤にかけて決めることであり，シー
ソーモデルともいう．変容ステージが進むほど，便益のほうが不利益（コスト）
を大きく上回ると認識する傾向がある．

d　自己効力感（セルフ・エフィカシー）

　後述（☞ 次頁）のように行動を実行することへの自信である．
　変容ステージがどの段階にあるかによって，働きかけ方を変えることで効
率よい介入ができると考えられ，変容ステージが進むほど，自己効力感も高
まる傾向がある．
　実際には，同一人の中でも個々の習慣行動別にこの準備性は一律ではない
し，逆戻りしたり，らせん状に進むなど必ずしもステージ理論の順に進むと
は限らない．前熟考期か熟考期かを，質問票などを用いて，今後 6 ヵ月間以
内に行動開始の意図があるかで識別することが多いが，ささいな環境変化や
指導や治療で段階が容易に変化することも多い．そこで，画一的なレッテル
貼りで，教育の機会を逃さないような注意が必要である．
　図 2-8 は，ステージごとに，その特徴と介入（教育）の具体的課題，そし
てそのための介入のポイントを整理したものである．

D　対人関係や環境要因に焦点を当てた行動変容の理論

❶　社 会 的 認 知 理 論（社 会 的 学 習 理 論）

> ✋　他者の行動の観察による，モデリング学習をもとにした広範な理論である

　社会的学習とは，社会環境や周囲の人たちから影響を受ける学習である．
前出のヘルスビリーフモデル，トランスセオレティカルモデルは，社会的学
習理論から派生した代表的な理論モデルと位置づけられる．**社会的認知理論**
は，社会的学習理論を包括し発展させたものである．　　　　　　　　　●社会的認知理論
　バンデューラ（Bandura A）は，レスポンデント学習理論とオペラント学習
理論より 10 年ほど遅れて，観察/模倣学習（モデリング）に注目し，社会的学
習理論として体系化した．レスポンデント学習とオペラント学習が，直接の
体験や経験による学習であるのに対し，モデリングは他者の行動の観察によ
り成立する学習である．子どもが親のすることをまねる，読書や映画を通じ
て知識を得る，コマーシャルの効果，アイドルの髪型が流行る，ドラマの主
人公の行動に影響されるなどは，いずれもこの理論で説明される．モデリン
グの対象になりやすいのは，年齢が近く環境や置かれた状況が似ている人，

魅力を感じる人などである．未成年による喫煙や飲酒の開始，若い女性のやせ願望もこの理論で説明される．自動車の普及やモータリゼーションが身体不活動を引き起こし，たばこの値上げが喫煙率の低下につながるなど，社会環境はその集団の行動に強く影響を及ぼす．そのため社会的認知理論は，特に公衆衛生や教育の分野で重要視されている．

　また，患者と治療者間のコミュニケーション(☞第3章B，41頁)や情報(教育)が行動にいたるプロセスの説明や理解(☞第3章C，47頁)も社会的認知理論の応用といえる．個人の教育や治療としては，ロールプレイで自己主張や対人コミュニケーションを学習させる(社会技術訓練)，セルフモニタリングによる自己強化などの説明に用いられる．

❷ ソーシャルサポート(social support)

ソーシャルサポートの有無が健康行動の生起と維持に影響を及ぼす

　健康行動の生起と維持には，家族，配偶者，友人や職場の同僚などの支援体制(ソーシャルサポート)も大きく影響する．これは一種の環境刺激であり，特に望ましい行動が起きたあとに，本人の普段の生活の中で，その行動に強化を与えてくれる条件(社会的強化子)があると，行動は維持されやすくなる．一般的にソーシャルサポートはその内容によって，共感や愛情による**情緒的サポート**，物やサービスによる**道具的サポート**，助言や情報による**情報的サポート**，承認などによる**評価的サポート**の4種類に分けられる．

●ソーシャルサポート

　治療や治療終了後の効果の維持を目的に，家族や友人など身近な人の協力を得ることで，行動療法だけではなく，他の心理的アプローチでも一般によく用いられている．スポーツクラブに参加したあとで，友人たちと喫茶店で楽しくおしゃべりすることが参加を継続させる，糖尿病の食事療法に家庭で食事を用意する配偶者の協力を得るなどで，日常生活でいくらでも例が認められる．

❸ 自己効力感(セルフ・エフィカシー)(self-efficacy)

自己効力感が強いほど行動が起こりやすい

　自己効力感とは，バンデューラ(Bandura A)が社会的学習理論(のちに，社会的認知理論)の中で論じた．これは「自分がこれからやろうとすることをどの程度実行できると思っているか」という自信のことであり，自己効力感が強いほど，実行に移す確率が高くなるとされる．

●自己効力感

　社会的認知理論では人が行動を起こす際の条件として「よい結果が期待できること(結果予期)」と効力予期の2つが必要と考え，効力予期を自己効力感とした．自己効力感は，①達成できたという成功体験，②他者の観察によるモデリング学習，③他者からの賞賛などによる社会的説得，④気分や体調など生理的・感情的状態の変化の体験によって形成されると考えられている．

表 2-5 糖尿病についての質問票の例

お名前 　　　　　（ 　）歳　男／女

1. 初めて糖尿病といわれた，あるいは血糖値が高いと指摘されたのはいつですか 　　（ 　）歳のとき
   ・健診　・ほかの病気で　・生命保険の加入時に　・人間ドックで　・その他（ 　　　）

2. そのときどんな指導を受けましたか
   ・精密検査の勧め　・食事指導　・食事に注意して定期観察　・その他（ 　　　）・特になし

3. その後どうされましたか 　　　　　　・定期的に受診　・時々受診　・何もしていない

4. 現在，気にかかる症状がありますか
   ・のどの乾き　・疲れやすい　・体重が減った　・目がかすむ
   ・尿の量が多い（1日に 　　　回くらい）

5. いままで糖尿病がどんな病気か，どうすべきかをどこかで勉強しましたか
   ・診断されたとき　　　　・受診時に主治医から　　　・自分で本を読んだ　　　・知人から聞いた
   ・新聞や雑誌で読んだ　・テレビやラジオで　　　　・インターネットで　　　・講演会で
   ・糖尿病の教育入院をした　・糖尿病教室に参加した　・その他（ 　　　）　・特になし
   【関心と知識の程度を表す】

6. 食事療法について知っていますか
   ・現在実行している　　　・聞いたが忘れた　・わかっているが実行が難しい
   ・よくわからない
   【知識と行動レパートリー】

7. もっているものに○をつけてください
   ・体重計　　・卓上はかり　　・計量カップ　　・計量スプーン　　・糖尿病治療の手引き
   ・食品交換表　・患者手帳　・尿検査用紙　・食事記録アプリ
   【関心と知識】

8. 糖尿病があることで何か実際の生活で変化がありましたか
   ・生活が規則的になった　・病人のようで気持ちが沈む　・思い切って活動ができなくなった
   ・交際の仕方が変わった　・病気を人に知られたくない　・その他（ 　　　）
   【感情と病気の受け止め方】

9. あなたが糖尿病になった理由はどんなことだと思いますか　あてはまるものに○をつけてください
   ・食べ過ぎ　・遺伝か体質　・運動不足　・不規則な生活　・ストレス　・その他（ 　　　）
   【健康信念】

10. 現在注意していることは何ですか 　　　　　（ 　　　　　　　　　）

11. 糖尿病であることで，どんな心配がありますか
    ・合併症が怖い　　　　　　　　　・子どもに遺伝するのではないかと不安
    ・そのうちに薬や注射が必要になるかもしれない　・その他（ 　　　）
    【知識と行動レパートリー】

12. いままで最も太っていたときは(妊娠中を除く) （ 　　）歳ごろ　（ 　　）kg くらい

13. 体重を減らす努力をしたことがありますか　　ある方はその結果どのくらいやせましたか
    ・ない　　　　・ある（ 　　）歳ごろ　（ 　　）kg くらい

14. 定期的に受診をしていない方はなにか理由がありますか
    ・特に指示がなかった　・症状がないので必要ないと思った　・たいしたことはない
    ・食事だけなら自分でするしかない　・通院しても変化がない
    ・いわれることが守れない　　　　・その他（ 　　　）
    【健康信念
    コントロールの座】

15. これから自分でできそうなことは何ですか
    ・運動を心がける　　　・甘い物を控える　　　・アルコールをやめる　　　・間食をやめる
    ・規則正しく食べる　　・バランスよく食べる　　・食事の量を減らす
    ・30分よけいに歩く　　・定期的に受診する　　・その他（ 　　　）
    【自己効力感，準備性，意図】

16. 自分だけでどうしても難しいのはどんなことですか
    ・甘い物を減らす　　・アルコールをやめる　　・定期的に運動をとりいれる
    ・間食をやめる　　・たばこをやめる　　・きちんと受診する　　・その他（ 　　　）
    【自己効力感，準備性，意図】

17. 糖尿病の合併症として理解している疾患をあげてください 　（ 　　　　　　　　　　）
    【知識】

18. 主治医のある方へ　先生からどうするようにいわれていますか（ 　　　　　　　　　　）

ストレス対処や禁煙，運動，栄養，体重コントロールなど，個人の健康行動から集団にまで研究が広がっている．

　実際の指導や教育では，その人ができそうもないことを提案したり指示したりせずに，「これならできそう」と思っていることを課題にしたり，今からもう一歩努力すればできると励ます，というように応用される．

　表 2-5 は糖尿病に関する質問票を例にとり，これらの理論や概念が実際にはどのように用いられているかを示したものである．

E　大規模集団や地域レベルの行動変容の理論

❶ コミュニティオーガニゼーション

> **コミュニティオーガニゼーションは集団的な問題解決学習と位置づけられる**

　コミュニティオーガニゼーション（community organization）とは，コミュニティ（地域社会）の中で，住民や関係者が共通する課題に気づき，共有し，協力してその解決に取り組む主体的な組織活動のことである．

　コミュニティオーガニゼーションの過程は，**図 2-9** に示すとおり，まず場に参加し，課題への気づきを得る．そして，具体的な問題解決のために人々がともに活動する．その結果，共通課題の解決という活動の成果を体験することで，仲間であるという連帯感や共同性，また自分たち自身の活動であるという自発性などが高まり，次の主体的な活動へと発展する．

　これらの過程における主要な要素は，①住民の協力・共同と参加，②コミュニティの課題の解決，③社会資源の活用，④コミュニティの中で行われる諸活動の調整・協調，⑤コミュニティの民主的な過程と専門性（課題解決に必要な知識や技術など）との協調とされる．

　栄養教育において，コミュニティオーガニゼーションは，集団的な問題解決学習の形態の1つと位置づけられる．地域や職域における種々の課題解決に，住民や従業員が参画する機会を得るという点からも重要である．また，地域にとっては，コミュニティオーガニゼーションは大地震などの災害時に重要な役割を果たすことが期待され，また，住民生活の民主化にも貢献する．

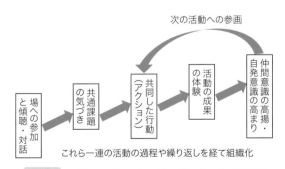

図 2-9 コミュニティオーガニゼーションの過程

　保健医療職だけでコミュニティ内のすべての対象者に直接アプローチすることは不可能である．そこでコミュニティオーガニゼーションにより住民を組織化し，住民と組織活動との連携・協働を促進するスキルが専門職として重要である．

❷ エンパワメントと栄養教育の学修段階

エンパワメントには個人レベル，組織レベル，コミュニティレベルがある

　エンパワメント(empowerment)の直訳は，「権限付与」あるいは「自信を与えること，力をつけてやること」であるが，WHOは，「エンパワメントとは，人々が健康に影響を及ぼす意思決定や行動をコントロールできるようになるプロセスである」と定義している．つまり，健康づくり・ヘルスプロモーションにおけるエンパワメントは，外から与えられるものではなく，個人やコミュニティの自己決定が重要であり，個人やコミュニティの内部から作られていくものである．

　もともとは，ブラジルの教育学者フレイレ(Freire P)の考え方に基づき，歴史的，社会経済的に困難を抱える人々が，「自分たちの生活環境に対し，自分たちは何もできない」と感じているパワーレスな状態から，「個人が自分の生き方を主体的に生き，コミュニティでの生活に民主的な参加を獲得するプロセス」とされる(Zimmerman and Rappaport, 1988)．あるいは，「コミュニティやより広い社会における生活のコントロール能力を獲得するために，住民や組織や地域の参加を促進していく社会活動のプロセス」ともされる(Wallerstein, 1992)．

　エンパワメントには**図2-10**に示すとおり，個人レベル，組織レベル，コミュニティレベルがある．個人レベルのエンパワメントは，個人が自分の生活や環境を変える自己決定をし，身体や生活を統制できるという感覚を有す

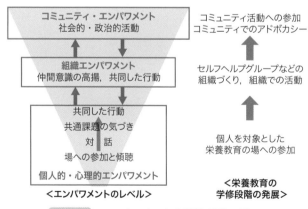

図2-10　エンパワメントと学修段階の発展

[清水準一，山崎喜比古：日健教会誌**4**：11-18, 1997の図を参考に，学修段階の発展の過程を位置づけて筆者作成]

ることである．組織レベルのエンパワメントは，自分の所属する組織の意思決定に自らも参加し，役割を有することができると思うことである．組織レベルのエンパワメントが進むことで，組織としての活動（アクション）につながると期待される．コミュニティレベルは，コミュニティ・エンパワメントといい，個人や組織の努力が報われるように，より上位の社会から社会経済的諸資源を獲得し，コミュニティ内の公正と平等な資源の分配が実現され，コミュニティ自身がコミュニティをコントロールする力を有することとされる．

　栄養教育との対応では，個人レベルのエンパワメントは，個人を対象とした栄養教育，栄養カウンセリング，保健指導等により実現される．組織レベルのエンパワメントは，**セルフヘルプグループ**（自助集団）等，組織への参加や活動により実現される．組織での学修では，**グループダイナミクス**（group dynamics）が働く．すなわち集団ゆえに生まれる力学が働き，仲間意識が醸成され，行動変容の意思決定やその後の継続につながるとされる．個人，組織，いずれの段階の働きかけでも，行動の意思決定は学習者自身，組織自体であり，管理栄養士は支援者であることに変わりない．

　コミュニティレベルのエンパワメントは，コミュニティ活動への参加やソーシャルメディアを利用したアドボカシー（唱道，政策提言）等が該当する．組織レベルおよびコミュニティレベルのエンパワメントは，上述のコミュニティオーガニゼーションと密接に関連し，主には公衆栄養領域での活動が該当する．

　一方，個人レベルのエンパワメントや，組織レベルのエンパワメントの活動のうち，**セルフヘルプグループ**の活動は，臨床栄養領域での活動と関連する．セルフヘルプグループとは，疾病や障害等，何らかの共通する健康課題を抱える本人および家族が組織する組織であり，自身の自立と仲間同士の協

 コラム グループダイナミクス

　グループダイナミクスには，人間の行動や集団および組織を有効に変化させるための戦略や技法や体系化が含まれる．たとえば，集団指導に関する技法である集団決定法は，実行することについては誰もが賛成するが，実際に実行に移すのは難しいような行動課題に関して取り組む場合に有効とされる．小グループでじっくり話し合い，実践する目標についての意見の一致がみられたあとに，その集団の中で，各メンバーが自らの行動目標を自己決定するという意思決定を行う．

　このように，グループダイナミクスを取り入れた栄養教育では，参加者同士の相互作用を活用した働きかけが可能となる．共通の課題や悩みを抱える参加者間で情報交換し，思いを共有し，仲間意識を醸成するグループ活動を行うことで，行動変容とその継続につながる．グループダイナミクスは，コミュニティオーガニゼーションや，組織およびコミュニティレベルのエンパワメントを実現するうえでも重要な概念である．

働による自助を目的とする．同じ課題を有する当事者同士の支え合い(ソーシャルサポートの授受)，メンバーからのモデリング，ニーズを体験的に知っている仲間からのピア・カウンセリング等が行われる．また，社会に向けての啓発や政策提言(アドボカシー)といったコミュニティ・エンパワメントにつながる組織活動を行う場合もある．

❸ ヘルスリテラシー

> 🖐 **健康情報に適切にアクセス・活用するための認知的・社会的スキルである**

　ヘルスリテラシー(health literacy)とは，WHO の定義では，「健康を高めたり維持したりするのに必要な情報にアクセスし，その情報を理解・利用するための個人の動機と能力を決定する認知的・社会的スキル」とされる．具体的には，健康や疾病の理解，意思決定スキル，健康課題を話し合う能力等が含まれる．

　ヘルスリテラシーをより広義にとらえると，**機能的ヘルスリテラシー，相互作用的ヘルスリテラシー，批判的ヘルスリテラシー**の３つのレベルがある(Nutbeam, 2000)．機能的ヘルスリテラシーは，最も基本的なもので，健康や疾病，医療情報を理解するのに最低限必要な能力をいう．相互作用的ヘルスリテラシーとは，情報を引き出し，さまざまなコミュニケーションから，その意味するところを理解し，変化する環境の中で新たな情報を応用する能力のことで，情報を実際に生活に生かすうえで必要である．批判的ヘルスリテラシーとは，情報を批判的に分析し，自分や社会の状況をコントロールするために情報を活用する能力のことである．

　ヘルスプロモーションとの関連では，ヘルスリテラシーは，個人の能力を超えて，人々のエンパワメントを促し，社会的・政治的アクションを支援するものとされ，健康の社会的決定要因とも関連が深い．この場合，上記３つのレベルのうち，特に批判的ヘルスリテラシーが関係する．

❹ ソーシャルキャピタル

> 🖐 **ソーシャルキャピタルは，一般に「信頼」「互酬性の規範」「ネットワーク」から構成される**

　ソーシャルキャピタル(social capital)とは，コミュニティにおける相互信頼の水準や相互利益，相互扶助に対する規範の状況を意味する．健康と関連しているコミュニティの特徴を示す概念として，1990 年代後半から公衆衛生分野で注目されるようになった．具体的には，人々が他人に対して抱く「信頼」，お互いさま，持ちつ持たれつといった言葉に象徴される「互酬性の規範」，人や組織の間の「ネットワーク(絆)」の３要素から構成される．ネットワークに焦点を当てる場合は，ソーシャルキャピタルを，個々人が有する社会的ネットワークの中に存在する資源として個人に帰属するものとみなす．一方，

信頼や互酬性の規範を重視する場合は，ソーシャルキャピタルを社会やコミュニティに帰属する資源としてとらえ，個人ではなく社会全体の協調的な活動が重視される．社会的凝集性(social cohesion)に着目したソーシャルキャピタルのとらえ方は後者である．

　このように，ソーシャルキャピタルのとらえ方はさまざまだが，コミュニティにおける「信頼」「互酬性の規範」「ネットワーク」を構成要素とし，それにより，コミュニティにおける人々の協調的な行動が促される点ではほぼ共通している．健康で医療費が少ないコミュニティの要因として，ソーシャルキャピタルの醸成が指摘されている．また，2011年3月11日の東日本大震災のとき，日本人が互いに労り合い，支え合い，忍耐強く整然と行動し，治安も維持されたことは，世界から称賛を受けた．その背景にあるものこそ，日本の地域社会が誇るソーシャルキャピタルとされる(稲葉，2011)．

⑤ イノベーション普及理論

> 新しい商品や考え方が広く社会に普及する過程と，普及に影響する要因を説明できる

　1つのイノベーション(innovation)が生まれたとき，それが社会の中でどのように普及していくかのプロセスと，その要因を整理した理論がロジャース(Rogers EM)のイノベーション普及理論である．ここでいうイノベーションとは，新しい技術，商品，アイデア，行動，プログラムなど，あらゆる「新しいもの」を意味する．

　イノベーションが世の中に出たとき，すぐに採用する人(革新的採用者や初期採用者)はそれほど多くはないが，そうした新規のものにすばやく反応する人々を介して，周囲に広まっていき，大衆に利用されるようになる．その普及の経過は，図2-11に示すとおりS字曲線を描くとされる．したがって，どの層が革新的採用者あるいは初期採用者になるかを見極め，その集団に対してイノベーションを広める初期活動をしかけることが効果的とされる．こ

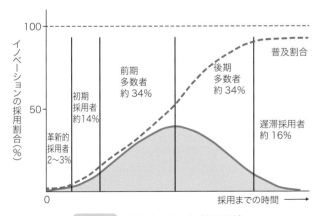

図2-11　イノベーション普及理論
[Rogers EM：Diffusion of Innovations, 5th ed, 2003 より引用]

の点は，マーケティングの対象集団の細分化（セグメンテーション）を用いる
際，参考にすべきである．しかし，素晴らしいイノベーションであっても，
それに反応しない人々は必ず存在する．したがって，最終的に100%の人々
に採用されることはあり得ず，そうした人々に対しては，異なるアプローチ
を考える必要がある．この点は，マーケティングの対象集団の細分化（セグ
メンテーション）を用いる際，参考にすべきである．

　イノベーションが普及するプロセスは，①認知⇒②説得⇒③決定⇒④採用
⇒⑤確信という段階を経る．①認知は，まずイノベーションの存在を知る段
階なので，イノベーションがどのようなものかを説明する情報が必要である．
②説得は，イノベーションを採用するように訴える段階なので，採用のメリッ
トを適切に示す必要がある．③決定は，イノベーションの採用を意思決定す
る段階である．一度採用を拒否しても，周囲に採用者が増えれば，後期多数
者や遅滞採用者になることもある．④採用は，イノベーションを実際に使い
始める，やり始める段階である．一度採用されても，途中で中断ということ
があるので，モニタリングを行い，中断された場合はその理由を把握し対策
を講じる必要がある．⑤確信は，採用してみて満足する結果が得られ，採用
者が自身の決断を適切と確信する段階である．確信の段階にいたれば，その
後の継続的な採用（実施）が期待され，定着・習慣化へとつながる．

　また，イノベーションが普及する速度に影響する要因として，以下に示す
5つの要因がある（表2-6）．

①**相対的優位性**：イノベーション自体がこれまで存在した類似のもの，同じ
　　ような機能を有するものよりも優位であれば採用されやすい．

②**適合性**：意図した対象集団の価値観や信念，知覚しているニーズに合って
　　いるほど採用されやすい．

③**複雑性/単純さ**：イノベーションの採用にあたって難しさを伴うものは敬
　　遠される．誰にでもわかりやすく単純に採用できるかが重要である．

④**試行可能性**：本格的に採用することを意思決定する前に，試しに使ってみ
　　たり，やってみることが可能であれば採用されやすい．

表2-6　普及速度に影響するイノベーションの5つの特性

特性	定義	例（フレイル予防教室で，新しい食事チェックリストを紹介する場合）
相対的優位性 (relative advantage)	競合するイノベーションより，優れているか	「この食事チェックリストは，今までの方法より時間がかかりません」
適合性 (compatibility)	イノベーションの採用予定者のニーズに合っているか	「皆さんが気になっているフレイルチェックに適した食事チェックリストとして作られ，妥当性も確認されています」
複雑性/単純さ (complexity/simplicity)	イノベーションの利用において，複雑でないか（大変ではないか），簡単か	「食べた量に関係なく，食べたかどうかだけで〇をつける方法だから，簡単です」
試行可能性 (trialability)	イノベーションを本格的に採用する前に，試してみることが可能か	「では早速，ここで昨日の食事を思い出して，やってみましょう」
観察可能性 (observability)	イノベーションを採用したこと，あるいはその効果が周囲から見てわかるか	「このチェックリストを，ご自宅の冷蔵庫に貼って，1週間〇をつけ，ご家族の方にも見てもらいましょう」

⑤**観察可能性**：イノベーションを採用したことが周囲の人にも見てわかるもの，評価されるものが採用されやすい．

　地域社会や大集団を対象とする栄養教育では，採用してもらいたいアイデア（たとえば「主食，主菜，副菜を組み合わせた食事をする」など）をイノベーションとしてとらえ，栄養教育の企画に活用することができる．そのアイデアを最初に取り入れてもらう革新的採用者や初期採用者を定め，そのニーズに合った情報提供や普及方法を計画する，などである．

 練習問題

2-A，B，C，D

以下の記述について，正しいものに○，誤っているものに×をつけよ．

(1) 治療者-患者関係は，応用行動分析理論からは，治療者は患者にとって社会的刺激とみなすことができる．

(2) オペラント行動とは先行刺激で誘発される行動で，その研究の基礎を築いたのはスキナー（Skinner BF）である．

(3) 望ましくない行動を減らす手続きとして罰と負の強化が用いられる．

(4) 栄養教育ではカウンセリングマインドや，コミュニケーションスキルが必要であり，その修得のためにも行動科学の原理を理解することが早道となる．

(5) 「交通事故にあった人が車を恐れるようになった」はレスポンデント条件づけの例である．レスポンデント学習においてももともとは無意味であった刺激を無条件刺激と呼ぶ．

(6) 認知再構成法などの認知療法は社会的認知理論に基づいた精神療法である．

(7) 「信号が青になったら横断歩道を渡る」という一連の行動において，青信号は条件刺激である．

(8) クライアントを生活者として理解しないと，行動変容の支援は難しい．

(9) 飲酒の行動分析で「K氏は，仕事の憂さを晴らすために毎晩ビールを2缶飲む」とした．

(10) ヘルスビリーフモデルでは，本人の病気の自覚や知識のほかに，問題解決のための努力がそれで得られる結果に見合っているという考えを重視する．

2-E

1. **コミュニティオーガニゼーションとエンパワメントに関する記述である．最も適当なのはどれか．1つ選べ．**

(1) コミュニティオーガニゼーションでは，専門職が住民に対し，地域の課題を適切に提示することが重要である．

(2) コミュニティオーガニゼーションは，自発的な問題解決学習という点からも有用である．

(3) エンパワメントには，個人レベル，組織レベル，コミュニティレベル，政策レベルの4段階がある．

(4) 組織のエンパワメントにつながるセルフヘルプグループの活動では，管理栄養士がリーダーシップを発揮する．

(5) グループダイナミクスは，個人レベルのエンパワメントを促すうえで重要である．

2. **自分が食べた食事のエネルギー量を簡便に算出できるアプリを開発した．このアプリの普及を，イ
ノベーション普及理論に基づいて計画した．最も適当なのはどれか．1つ選べ．**

（1）新しいアプリに最初に興味をもって利用してくれる初期採用者にあたる人々の特性を検討した．

（2）新しいアプリの採用者数としては，後期多数者といわれる集団の人数が最も多くなる．

（3）新しいアプリを採用するプロセスでは，まずアプリの存在を知ってもらうよう説得を行うことが重要である．

（4）新しいアプリの普及速度に影響する要因のうち，既存のアプリと比べて優れている点を，適合性として強調した．

（5）新しいアプリを普及するために，本格的利用の前に，試しに使ってみる，やってみることができる期間を設定した．

3 栄養カウンセリング

❶ 栄養カウンセリングの特徴を説明できる.

❷ カウンセリングの基本的な考え方を説明できる.

❸ カウンセリングの基本技法を説明できる.

❹ 行動変容の理論等に基づいて，カウンセリング技法を活用した栄養カウンセリングを説明できる.

　本章では，カウンセリングを「対人コミュニケーションを通じてクライアントの問題解決や行動変容を援助すること」と定義する．そのうえで，行動科学的視点からの治療者(カウンセラー)-患者(クライアント)関係や，管理栄養士が行動変容を目指した栄養カウンセリングを実施する際に重要となる心構えや具体的留意点を学習する.

A カウンセリングとは何か ━━━━━━━━━━

❶ カウンセリングと教育・指導との違い

🥕 カウンセリングの主役は対象者自身, 目的は支援である

　カウンセリング(counseling)とは，「学業や生活，人間関係などで悩みや適応上の問題をもつ人に対して，心理学的な資料や経験に基づいて援助すること」(大辞泉)である．語源の counsel は，助言，忠告，勧告，意見交換，相談，協議，話し合いなどの意味を含んでいる．心理学用語の定義としては「専門的な観点から，対人コミュニケーションを通じて問題解決のための援助を行うプロセス」とするのが一般的である.

●カウンセリング

　カウンセラーはカウンセリングを行う人で，対象者を**クライアント**(依頼者)と呼ぶ．このことからも明らかなように，カウンセリングの主役は対象者自身であり，対象者の自発的意思により開始することが原則である．これに対して，教育や指導は一定の目標や課題のもとに行う知識提供や技術訓練という意味合いが強い．したがって，カウンセリングでは治療者(カウンセラー)-患者(クライアント)関係も上下ではなく水平(対等)で，コミュニケーションのあり方も一方的ではなく，より双方向性となる.

　カウンセリングは，対象(個人か集団か)，手段(対面か非対面か)，問題となるテーマ，基礎とする理論の組み合わせによって，多くの名前がつけられている．本書では，行動変容を目指すカウンセリングを行動カウンセリングと呼ぶことにする.

❷ 栄養カウンセリングの特徴

食の行動特性をふまえることが基本となる

　栄養カウンセリングとは，食事，食行動，食生活をテーマとしたカウンセリングの総称である．栄養教育で行動カウンセリングが重視される理由は，栄養教育の目的が**食行動の変容**にあり，食行動変容におけるセルフケアを促す援助には，行動カウンセリングによる働きかけが最もふさわしいからである．さらに，カウンセリングの基本を学び，**カウンセリングマインド（カウンセリング志向）**（☞ 42 頁）を身につけようとする努力は，栄養教育だけではなく，家庭や学校・職場における対人関係にも役立つ．カウンセリングの鍵を握る良好なコミュニケーションは社会生活上の基本スキルであり，実際の体験によって育まれる学習行動でもある．知識や理論をふまえたうえで，日常生活において意識的に他者と交流することによって磨かれる．

●栄養カウンセリング

　行動変容を目指す栄養カウンセリングでは，食という生命の基本活動の特性を熟知しておく必要がある．食の行動特性を**表 3-1** に示した．

　栄養カウンセリングで常に考慮しておくべきことは，①餌付けに代表されるように食は強烈な報酬刺激なので多くの刺激と結びつきやすいこと，②自発的な食事制限は不自然でストレスフルな行為であり，反動が生じた，抑うつなどの精神不調に陥る危険があることである．さらに実際のカウンセリングでは，次に示す食の行動モデル（**図 3-1**）を参考に刺激と反応の関係を理解

表 3-1　食の行動特性

- 生命維持に不可欠な本能的な行為
- 食欲は強く保たれるようプログラムされている
- 普段は自動化された無意識の行動になりやすい
- 正の一次強化子の代表である
  　動物の学習に用いる（餌付け）
  　多くの刺激と結びつきやすい（娯楽，慰め，社交，文化にも）
- 自発的な食事制限は不自然でストレスフル，過食の引き金になりやすい

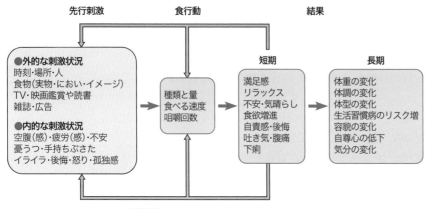

図 3-1　食の行動モデル（足達による）

して行う必要がある.

❸ 食の行動モデル

> 先行刺激は多く, 随伴刺激 (結果) は報酬になりやすい

　図 3-1 は食行動を三項随伴性モデル(☞第 2 章 B, 21 頁)にあてはめたものである.

a 食行動を引き起こす刺激(先行刺激)

　どんなことがきっかけで食欲がそそられ, 食行動を引き起こしているかを考える. このきっかけを, 食行動の先行刺激と呼ぶ. 生理的な空腹のほかに, 実際の食物, 食べ物のにおい, 写真, 広告など食べ物が連想される刺激, TV や読書などの活動, 退屈や手持ちぶさたなど暇のもてあましや, 孤独感, 焦燥感, 不安や怒りなどの感情も先行刺激となりうる.

　先行刺激は 1 人ひとり, また同じ人でも時と状況によって異なるが, 食行動を引き起こす先行刺激は非常に多いということが重要で, 食行動アセスメントで注意すべき点である. また, 観察し記述される食行動の内容は, どんな食べ物をどのくらい, 何分くらいかけて, どの程度噛んで食べているか, などである.

b 食行動に伴う結果(随伴刺激)

　図 3-1 の短期結果というのは, 食行動の直後に生じる結果(即時結果)のことで, 随伴刺激(contingency)ともいう. たいていはおいしかったという強い満足感であるが, 人によっては寂しさが和らいだり, 不安が減ったり, 緊張が楽になったり, かえって食欲が出たり, 禁を破ったという後悔や自己嫌悪や, 吐き気や腹痛などを感じるという場合もある.

　このように食行動に伴って生じる結果には, 望ましいもの, 望ましくないものが人によっては複雑に混在している. 長期結果としては, 体重が増えたり減ったり, 体調や体型が変化したり, 糖尿病などの病気が影響を受けたりと, これもさまざまである. 過食症など, 食行動のコントロールが失われた状態では, 食べてしまったという後悔や太ることへの不安が次の衝動的な過食を刺激すると考えられる. このような図式で食行動を考えると, 一般的には, 食行動を引き起こす先行刺激は強烈で種類が多く, 食べたあとの満足感など望ましい短期の結果が生じやすい. これは, 自然な状況では誰でも食べすぎになりやすいことを意味する.

❹ 栄養カウンセリングのポイント

✋ 食習慣の行動変容は容易でないケースが多い

　栄養カウンセリングでは，食行動異常の治療の場合などを除き，減量や糖尿病などの生活習慣病の予防・管理のために，減食を含めた食事改善が必要とされる場合が多い．そして，第2章(☞16頁)で学習したように，「食べる」ことは動物の本能行動であるため，食べたい気持ちを抑えること，食べずに済ますことは誰にとっても難しく，高度な自己制御が必要になる．したがって，食習慣の行動変容を目指す栄養カウンセリングでは，それらの食行動の特徴を理解したうえで，クライアントが無理なく実行できることから開始し，段階的に課題を加えることが大切となる．栄養カウンセリングのポイントは，以下のような点であろう．

1)　クライアントの食行動変容への準備性や態度を推し測る

　自分の食行動への認識，栄養についての知識，食行動変容への動因などは，個々人によって大きく異なる．また，指導場面が臨床か健診後の指導かなどの状況にも影響される．一般的には自分の食事スタイルの変化を好まない人が多い．したがってカウンセリングの早い段階で，クライアントの食行動変容への準備性や態度を見極めることが重要であり，そのことによって初めて相手に寄り添った支援が可能になる．

2)　食生活をライフスタイルととらえる

　食事内容や栄養面にとらわれすぎず，食生活をライフスタイルの一環とみなし，食べるという行動がどのような環境や状況で生じているかに関心をもつ．社会活動やソーシャルサポートの有無など，食行動に影響する要因は多様であることを忘れない．

3)　食欲コントロールの難しさに共感する

　空腹に耐えるのは苦痛であり，減食中であれば一層，食べ物は強い誘惑になりやすい．生活習慣病コントロールには減食や節食が必要となる場合が多いが，食欲コントロールが難しいことを理解してクライアントの困難さに共感することが大切である．この理解が乏しいと，うまくできないクライアントに対して「だらしがない」「やる気がない」などという非難の気持ちが生じやすくなる．

4)　無理な減食による食行動異常や，抑うつ気分に注意する

　クライアントの中には，食行動異常やうつ状態が隠れている人もいる．またカウンセラーの助言に従わずに，極端な減食を強行する人もいる．栄養のバランスが崩れたり，「食べる」楽しみを失い気持ちが滅入る人もいる．これらの反応に対しては，カウンセリングの最初から減食の悪影響に注意を促すとともに，継続支援の場合は毎回注意を払うことが大切である．

5)　飲酒や間食などへの心理的な依存に対応する

　飲酒や甘い菓子など嗜好品の摂取制限に対しては，主な食事内容の変更よりも心理的抵抗が強く生じることがある．嗜好品摂取は，栄養摂取というよ

りは「楽しみ」「気晴らし」に近い側面があり**依存的行動**になりやすい．しかし病的でない限り適度な制限は可能である．その指導には，本人が問題に気づくような適切な情報提供を行い，嗜好品摂取は一種の「癖」であって制御可能であることを強調する．

B 治療者（カウンセラー）−患者（クライアント）関係 ——·—·—

　本項の治療者には治療・教育者，カウンセラーを，患者には対象者やクライアントを含める．**治療者−患者関係**はカウンセリング実践の中核である．

❶ ラポールの形成

> **ラポールの形成はカウンセリングにおいて特に重要である**

　ラポール（rapport）とは心理学用語で，「疎通性」を意味している．身体的疾患も含めどんな治療においても治療者と患者の間には相互の信頼関係が不可欠であり，ラポールは信頼関係を構築する主要な要素である．とりわけ，「こころ」に働きかける心理（精神）療法やカウンセリングでは，このラポールに裏づけられた信頼関係が一段と重要になる．カウンセリングではこころを開いて，ありのままを語ってもらわなければ治療が進まないからである．ラポールは「この人にはわかってもらえる．何でも言える」という感覚であり，治療者はまずラポールの形成を心がける必要がある．

●ラポール

　どの医療機関を選び，誰の治療を受け，言われたことを実行するかどうかは，すべて患者の選択であり，患者は治療者の人柄や言動に敏感である．保健医療は人相手のサービス行為，すなわち対人サービスである．治療者は患者を観察し評価するが，治療者も患者から常に観察・評価されている存在であることを忘れてはならない．それは「自分の言動が，相手にとってどのように映っているのか」を意識することであり，自己を客観視して相手の気持ちを理解することにつながる．

　このように，行動変容を目指すカウンセリング（**行動カウンセリング**）では，治療者（カウンセラー）−患者（クライアント）関係を，**刺激と反応の相互作用**とみなす．つまり治療者は患者にとっての刺激，患者は治療者にとっての刺激，と考えるのである．治療者と患者との間によい治療関係が築かれると，治療者の承認や同意，ほめ言葉は患者にとっての社会的な正の強化子として，患者の望ましい行動を促し強める方向に作用する．一方，不用意な批判や専門家としての判断の押しつけなどは，患者にとって罰となりやすく，それをきっかけに治療が中断してしまう場合も少なくない．治療者にとっては，患者が治療者の助言に従ったり問題解決ができること（効果が出ること）が正の社会的強化子となり，助言の不履行は罰刺激となる．

❷ カウンセリングの姿勢（カウンセリングマインド）

先入観をもたず, クライアントを個として尊重する

　カウンセリングマインド（志向）は, 患者との信頼関係を築くための, さらにラポールの形成に必要となる基本的な心構えのことである. その内容としては, ①相手を「固有の人格」として認め尊重すること, ②価値観を交えず相手のありのまま（気持ちや考え）を受け入れること（受容）, ③共感しつつ問題解決を目指して役立とうとすること, ④温かく落ち着いて誠実に対応することなどがあげられる.

　これらは言葉にするのはたやすいが, カウンセラーは聖人ではないので, 実際にいつも「そうある」ことは容易ではない. しかしこれらの抽象的なマインドも, 行動科学的には学習すべき行動（スキル）として具体化することができる. たとえば, 約束を守る, 時間を守る, 知ったかぶりをしない, 大げさな反応を控える, などである. また, カウンセラー自身の体調がよく, 気持ちにゆとりがないと, よいカウンセリングは行いにくい.

❸ 役割による治療者–患者モデル

カウンセリングは相互参加モデルで目的を共有する

　治療者–患者関係には多くのモデルがあり, 代表的なものとしては, 能動–受動モデル, 教師–生徒モデル, 親–子モデル, 指導者–協力者モデル, 相互参加モデル, 友人関係モデルなどがあげられる.

　モデルの選択には問題の重篤度や性質, 治療者と患者双方の性格や好みなどが影響する. 能動–受動モデルや指導者–協力者モデルは, 緊急手術や急性感染症など, 医療の専門性が高く患者の関与の余地が乏しい場合, 相互参加モデルは, 糖尿病での患者のセルフケアが治療で重要な位置を占める場合, 友人関係モデルは患者会などのピアカウンセリングの場合である.

　相互参加モデルにおいては, 友人や家族のような親しみがあればよいというものでもない. 治療目的を忘れず, 治療者と患者としての役割を逸脱しない適度な距離を保つことも必要である. 適度な心理的距離は, 治療場面の設定, プライバシーの確保, 守秘義務, 時間の配分, 言葉使いや, 身だしなみなどの細かな要素として表現される. このように, 外側の形式や環境が治療関係に大きく影響している. カウンセラーに求められるものとして態度, 倫理, 守秘義務を表3-2にまとめた.

表 3-2　カウンセラーに求められるもの

態　度	先入観をもたず，批判せず，相手のありのままを受け入れ，理解し，役に立とうとする気持ちから現れる実際の行動. 良好なコミュニケーションと信頼関係の構築が基本となる.
倫　理	約束や時間を守る，嘘をつかないなど，社会生活上守るべきモラルのこと.　カウンセリングは相手の害にならないことが鉄則.　気づかずに相手を傷つけることがあるので注意する.治療や検査についての説明と同意(インフォームドコンセント)はその具体的な一例.　ほかに，うっかり犯しやすい行為として，無断コピーや出典を明記しない引用などがある.
守秘義務	本人の了解なしに，個人情報を他に漏らさないこと. 医師や公務員では以前から法律で規定されていた. 個人情報の保護に関する法律が 2003(平成 15)年施行された.

④ カウンセリングにおける倫理

🥕 守秘義務を遵守し，情報漏えいのリスクに気をつける

　個人情報保護法(2003 年施行)以前から，医療においては守秘義務があり業務上知り得た秘密を漏らすことは犯罪であった.　病名や検査値も重要な個人情報であり，カウンセリングにおいては生育歴，家族構成，現病歴や心理面や生活の細部を扱うため，個人情報の扱いはより慎重に行う必要がある.

　「ここで話したことが外部に漏れることはない」「家族や職場や友人であっても，本人の同意なしには問い合わせにも応じない」という保証を行うことで，患者は安心して本音で語ることができる.　病院内部での事例検討会などで知り得た情報も同様である.　学会などの症例報告に個人特定ができないかたちで発表するとして，本人からの承諾を得ることが原則である.　さらに，めざましい情報技術の発展による便利さと恩恵を誰もが受けているが，電子媒体によるコミュニケーションは，常に情報漏えいのリスクをはらんでいる.　電子カルテの閲覧も，自分の業務に必要な範囲に限定するべきである.

C 行動カウンセリングの方法論

　カウンセリングは，「対人コミュニケーションを通じて問題解決のための援助を行うプロセス」(☞ 37 頁)である.　行動カウンセリングは行動科学における問題解決法を用いて行動変容を目指すカウンセリングである.　カウンセリングの成否は，カウンセラーのコミュニケーション能力に依存している(図3-2).　そこで，本項では行動科学の視点での対人コミュニケーション，最

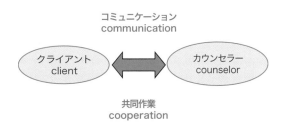

図 3-2　クライアントとカウンセラーの関係

低限知っておくべき行動科学のルール，問題解決プロセス，系統的な行動ア
セスメントを行動カウンセリングに不可欠な方法論として述べる．

🍎 対人コミュニケーション

> **非言語・準言語コミュニケーションが言語コミュニケーションよりも大きい**

　対人コミュニケーションは互いに意思や感情，思考を伝達し合うことであ
る．他者とうまく交流することは社会生活に不可欠な技能（別名：社会的ス
キル）でもある．面接は，よい治療者（カウンセラー）-患者（クライアント）関
係を築き問題解決を図るための治療手段であるが，そのプロセスのほとんど
は，直接コミュニケーションによる．

[a] コミュニケーションは信頼関係に基づく共同作業

　円滑なコミュニケーションでは，相手との間に情報（メッセージ）がキャッ
チボールのように行きかう．行動科学では，コミュニケーションも「刺激-
反応」として理解する．Aの発する情報がBにとっての刺激となり，そこ
で生じた反応（Bの情報）は，次にAにとっての刺激となり，Aの中でまた
新たな反応を引き起こす．

　単純化するために「情報」とひとくくりにしたが，その「情報」には言葉
だけではなく，次項で述べるようなさまざまな要素が含まれている．他者に
「自分をわかってほしい」という気持ちは，誰にとっても強い欲求（本能）で
あり，「わかってもらえた」という体験が相手への信頼感につながる．患者
のコミュニケーション能力の個人差は大きいので，カウンセラーは相手が自
分を表出しやすいように，たとえば声の調子や，話のテンポやリズムも相手
次第で変えねばならない．

[b] コミュニケーションの要素

　実際の対人コミュニケーションは言葉だけで成立しているわけではなく，
むしろ言葉以外の要素が大きい．言葉以外のコミュニケーションは，非言語
と準言語*がある．**非言語コミュニケーション**は表情，視線，身ぶり手ぶり，
姿勢，服装や身だしなみなど視覚的な要素であり，**準言語コミュニケーショ
ン**は声の大きさ，高さ，口調や速さ，抑揚など，言葉に伴う聴覚的な要素で
ある．

*非言語コミュニケーションに
まとめる場合もある．

　面接はコミュニケーションの要素をすべて含んでおり，カウンセラーはク
ライアントの非言語的メッセージを読み取ることと同時に，自身の立ち居ふ
るまいにも注意を払う必要がある．柔和で落ち着いた表情，関心を示すまな
ざし，相手の話に対するうなずきなどは，承認し共感していることの非言語
コミュニケーションとなる．逆にせかせかした態度，腕組み，強すぎる緊張
などは相手を不安にさせがちであり避けたい．

　他方，**言語コミュニケーション**（verbal communication）は電子メールや手

紙のような伝達である．非対面のメールによるカウンセリングや教育は，言語コミュニケーションだけに依存しているが，言語コミュニケーションの伝達力は一方的となりがちで限られている．情報技術の発達で言語コミュニケーションは速く便利になったが，事務的な内容を除けば，それだけで十分に意思疎通を図ることは難しく，メールやSNSでは誤解や問題が生じることも多い．対人コミュニケーションの基本は直接対面することであり，対人コミュニケーションのスキルは実際に人と接することで発達する．

　カウンセリングではクライアントの服装，姿勢，表情やしぐさ，声の調子などの言語以外のメッセージにも注意を払いつつ，話の内容（言語コミュニケーション）を十分に理解し，こちらの考えも伝えなければならない．そのための留意点は以下のようなものである．

　こちらから話すときは，まず自分が何を言いたいのかを頭の中で整理しておく．そのうえで，専門用語ではなく，誰にでも通じる日常の言葉を用いるようにする．また，関係がしっかりとできるまでは，役割を意識しながら，心理的にも適度な距離感を保つようにする．そのためには，お年寄りでも子どもでも相手の名字を「○○さん」と呼ぶ，少しゆっくりと丁寧な標準語で話す，などが無難である．そして「相手がわかったかどうかを確認しながら，話を進める」「途中で要点をまとめる」なども相手の理解を促す助けとなる．

コラム　コミュニケーション技能を高めるための実践課題

　普段の生活をスキル訓練の好機ととらえ意識的に練習したい．実際のカウンセリングで使えるものは，自然に身についた技能だけである．以下の例は，身近な実践課題の一部である．それが，なぜ必要なのかも考えるとよい．
- ☐　立場の異なる人，世代の違う人と話をしてみる
- ☐　メールをしばらく中断して，電話や手紙にシフトしてみる
- ☐　お店で，店員さんと話す，サービスに対してお礼を言う
- ☐　映画やドラマ，小説で主人公の立場になってみる
- ☐　感動したり，立腹したりしたことを，記録してみる
- ☐　嫌いな人の長所をあえて具体的に列挙し，嫌いな理由を考えてみる
- ☐　家族にもきちんとあいさつをする
- ☐　信頼できる人を思い浮かべ，なぜそう思うか理由をあげる
- ☐　400字以内で，手紙を書く練習をする
- ☐　小説や新聞を音読してみる

（足達淑子：行動変容のための面接レッスン，医歯薬出版株式会社，2008より引用改変）

❷ 行動科学のルール

行動（行為・感情・認知）を刺激-反応の枠組みで理解する

1) 感情や認知も測定できる「行動」とみなす

行動には，動きや言葉のような外に現れる「行為」だけではなく，不安や怒りなどの「感情」，記憶や思考などの「認知」も含まれる（**表 3-3**）．その際，いずれも何らかの尺度で評価可能な形にすることが条件となる．そして，「行為」「感情」「認知」の 3 要素は，それぞれが相互に影響し合う刺激とみなす（**図 3-3**）．

2) 行動を刺激と反応の関数とみる

行動科学は「行動」を刺激-反応の枠組みで理解する．刺激には，外界の刺激（外的刺激）も身体の中で起きる刺激（内的刺激）も含まれる．反応には，刺激で誘発されるものと，自発的に生じる反応がある．

図 3-4 は，新行動 S-R 仲介理論（☞第 2 章 B，18 頁）と応用行動分析理論（☞第 2 章 B，19 頁）の 2 つを包括して，複雑な現象を単純化したものである．つまり，先行刺激のあとで行動が生じ，その行動の「結果」が次の行動に影響する刺激（随伴刺激）となる．これは**三項随伴性モデル**（☞第 2 章 B，21 頁）といい，antecedent（先行）-behavior（行動）-consequence（結果）の頭文字をとって ABC モデルと呼ばれることもある．

表 3-3 基本となる考え方

- 精神活動を測定可能な「行動」と認識
  感情や思考（認知）も何らかの形に
- 「行動」を刺激と反応の関数とみなす
  きっかけ→行動→結果
- 仮説の検証から原理を見つける
  事実・実験を重視

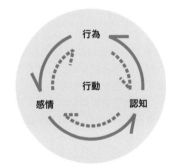

図 3-3 行動のとらえ方
行動には目に見えない感情や認知も含まれる．
行為と感情と認知は相互に作用し合う．

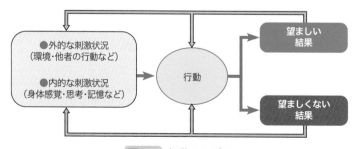

図 3-4 行動のモデル

③ 問題解決の構造

> 問題行動の特定→行動分析→行動技法の適用→効果の維持・促進

ⓐ 4段階のプロセス

　認知行動療法における問題解決プロセスは，次の4段階に整理できる（図3-5）．まず，①問題となっている行動を，ありのまま具体的に記述する．これを問題行動の特定と呼ぶ．次に，②その行動がどのような刺激や環境変化で増減するかを観察して，刺激と反応の関係を明らかにする．これを行動分析という．次に，③「こうすれば問題は解決の方向に進むだろう」という仮説を立て，具体的な方法（行動技法）を選び患者に適用する．その後，望ましい結果が得られたら，④その効果の維持・促進を目指す．この基本プロセスを繰り返しながら，仮説と検証により段階的に問題解決をしていく．

ⓑ 問題行動の記述と評価（特定と行動分析）

　問題行動の特定には，先入観や解釈を極力排除して，事実を具体的に取り上げて記述する．「意志が弱い」「意欲がない」などの抽象的な表現をせずに，たとえば「1日ビール1本に節酒しようと決心しても，三日坊主になる」あるいは「指導で糖尿病なので減量が必要と説明したが，患者は自分にはできないと言う」のように，誰でもイメージできる具体的な表現に置き換える．そのためには，注意深く細かに観察し，丁寧に聞き取ることが必要となる．

　行動分析とは，たとえば過食が問題になっているとき，「夕食後ひとりでTVを観ながら菓子パン○個やスナック菓子○袋食べてしまい，その後自己嫌悪と憂うつになる」などのように，「どのような条件下で，どのように生じ，その後にどのような結果が続いているか」を刺激と反応の関係で（三項随伴性，ABCモデル）個々に明らかにすることである．このように具体的な状況を聞き取り，詳細に記述することで解決への糸口がつかみやすくなる．

ⓒ 技法の適用と効果の維持

　認知行動療法の行動技法は，広範な対象行動別に種々の方法が考案され増

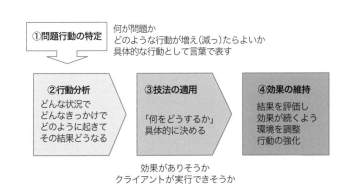

図3-5　問題解決のプロセス

加し続け膨大となり，細かく専門分化してきている．さらに，その技法の根拠となる理論については，代表的な基礎理論モデルだけでも，新行動 S-R 仲介理論，応用行動分析理論といった古典的行動理論をベースに，情報科学，コンピュータ開発，脳神経科学の発展を取り込んだ社会的認知理論，認知行動科学まで複雑である．

　しかし，栄養教育の対象である健康増進や生活習慣病の発症・重症化予防で，一般に用いられる行動技法の多くはほぼ共通しており多くはない．分析に基づいて，主にクライアントが生活上で何を行うかを明らかにし，実践を促し，それが実践でき効果があればさらに続けるように励ましたり，環境を調整したりする．個々の行動技法については第4章（☞65頁）で詳述する．

　栄養カウンセリングは，対象行動を食事，食行動，食生活にあてはいるが，原則となる方法論は上記と変わらない．本章A（☞38頁）で述べた食の行動特性をふまえ，**食行動記録**を参考にしてアセスメントを行う．次にクライアントが実行できそうで，改善につながりそうな具体的行動を一緒に探り，実践を促すことになる．

d　簡易行動カウンセリングへの動き（潮流）

　心理（精神）療法は通常1回では完結せず，短くとも数ヵ月，長期では数年に及ぶこともある．毎週あるいは隔週で面接に1時間をかける場合も珍しくない．しかし，健康増進や生活習慣病の予防が目的の公衆衛生活動や多忙な臨床現場では，介入頻度が1回〜数回以内，1回10〜20分で，数ヵ月以内などの制約があることが多い．そこで標準化しやすい行動療法の利点を生かして，簡易カウンセリング（ブリーフインターベンション）が開発された．これは，行動療法に習熟していない指導者でも，一定水準の行動変容指導が行えるように構造化した介入法であり，日本でもすでに禁煙や飲酒指導にその方法論が導入され，普及が課題となっている．

　そこに共通するのは，スクリーニングとその結果のフィードバック，無理強いをしない動機づけ，行動変容への準備性に応じた助言とその後の継続支援である．

❹ 行動変容のための系統的アセスメント

行動分析と支援に必要な包括的情報を得るために行う

　行動変容を目指す治療や教育では，生活様式や心理面を含めてクライアントを包括的・全人的に理解しなければならない．それを本項では**系統的アセスメント**と呼ぶことにする．そのうち栄養面・身体面に重点をおいた**栄養アセスメント**については第6章（☞95頁）で詳述する．系統的アセスメントにより行動分析に必要な情報が得られる．その人の知識やスキル，態度などの個人要因をそれぞれ「行動」とみなして，問題解決のプロセス（☞前頁）に従ってアプローチを行う．

a 身体面，行動面，心理社会面からの系統的アセスメント

　習慣改善を目指した栄養教育には，食生活だけではなく，その人の生活の仕方，抱えているさまざまな問題や心理状態までの，総合的な把握が必要となる．特に多職種によるチーム医療ではその患者の病態の現状や主治医の治療方針などをチームで共有し，治療方針に沿って教育をしなければならない．単独で教育を行う場合も，「その人を医療機関に紹介すべきか，管理栄養士だけで教育してよいのか」を，正確な医学的知識に基づいて判断しなければならない．

　いずれにしても，対象者の身体面を含めた系統的，総合的理解が不可欠である（図 3-6）．その際，身体的側面，行動（習慣）的側面，心理社会的側面の3つに分けると，抜け落ちることが少ない（表 3-4）．

b 身体的側面のアセスメント

　身体的側面の主なものは，病歴および健康診査や検査値などの身体状況で

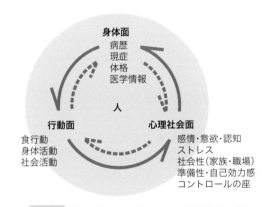

図 3-6 患者やクライアントの系統的な理解

表 3-4 行動の系統的アセスメント

身体的側面	行動的側面	心理社会的側面
病歴，家族歴 食欲や睡眠の状況 健康診査や検査値より 　現在の体格 　●身長・体重 　●BMI・肥満度 　●ウエスト周囲径 　●体脂肪率　など 　医学的情報 　●血圧 　●赤血球数 　●ヘモグロビン 　●空腹時血糖 　●ヘモグロビン A1c 　●コレステロール 　●トリグリセリド　など	食事や食生活の状況 　●食物摂取状況 　●食事の回数，時刻，場所， 　　気分，間食，飲酒など 　●バランス，緑黄色野菜・ 　　乳製品・主食の量など 　●外食や加工食品の頻度 身体活動状況 　●日常の生活活動強度 　●定期的な運動の有無 　●1日に歩く時間，歩数 　●動くことの好き嫌い	食習慣改善への態度・考え 食習慣改善への準備性 摂食障害の傾向 　●食べ物の好み 　●増やすことが難しい食品 　●減らすことが難しい食品 　●過食の有無 　●自発的な減食の有無 　●気晴らし食いの有無 　●嘔吐と下剤の使用の有無 　●家族の協力 　●仕事や学校生活

表 3-5　病歴の内容

• 主　訴：一番困っていること	• 生活歴：生まれてからこれまでの生活
• 現病歴：そのことがいつ，どのように経過	• 生活状況：現在の日常生活
• 既往歴：これまでの主な病気	• 社会生活：学校生活(友人)，職場，地域
• 家族歴：家族に何か関連の病気	• 日常生活：家庭生活，過ごし方

ある．病歴には，主訴，現病歴，既往歴，生活歴などが含まれる(表 3-5)．

栄養教育の面から必須な項目は，身長，体重，ウエスト周囲径，血圧，血液検査の中の血糖値，血中脂質，赤血球数，ヘモグロビンやヘモグロビンA1c などの検査値および，食欲や睡眠の状態などである．

c　行動的側面のアセスメント

行動的側面では，食事や食習慣などの食行動とともに，身体活動の把握が不可欠である．栄養教育では，食べることと動くことを，常に車の両輪のように必ず同時に考慮する必要がある．現在の日本人の多くは，身体活動強度が「軽度」に含まれるが，職業やスポーツ・定期的な運動の有無などによって活動量の概略を把握しておく．さらに，サークルやクラブ活動，交友関係，学校や地域活動などの社会活動も行動的側面の要素である．

d　心理社会的側面のアセスメント

感情面では特に抑うつや不安が強くないか，意欲はどうか，また自分の病気や病態をどのように受け止めているか(認識，健康信念やコントロールの座)，どんなことがストレスになっているか，家族や職場環境やその対人関係はどうか，などが問題となる．たとえば節酒など，具体的課題が明らかになったら，それに対する本人の心構えや準備がどの程度までできているのか(準備性)や，節酒につながる行動を実生活で実践できそうかどうか(自己効力感)，実行しようと思うかどうか(意図)などが問題となる(☞第 2 章 C，26頁)．

D　カウンセリングの基礎 —————————

カウンセリングでは主体はあくまでもクライアントにある．カウンセラーの「○○させたい」との意図が強いと失敗する．指導ではなく支援であることを忘れず，相手の気持ちに近づき寄り添うつもりで，限られた時間でも急がずに，柔軟に対応する．

1)　クライアントの自己表現を促すように聞く(傾聴)

カウンセラーは，常によい聞き手であろうと心がけたい．クライアントは語ることで自分を見つめ，その問題に気づいたり，慰められたり，満足することが多い．これがカウンセリングで「傾聴」が重視される理由である．そのためには，行動アセスメントが可能になるような質問を相手の思考の流れに逆らわずに投げかけたり，ときに相手の言葉を繰り返して確認したり(復唱)，相手の言いたそうなことを言い当てたり(言い換え)，あいまいな表現

●傾聴

はより具体的に語ってもらうことなどが必要である．これを「積極的な傾聴」という．

2) 専門家として相手の「ありのまま」に関心をもつ(受容)

先入観をもたずに「クライアントは，どんな人で，どんなことに困っているのか」を知ろうとする．「カウンセラーとして何ができるのか」というのが専門家の視点であり，そのためにはクライアントのありのままを知らねばならない．目の前のクライアントに集中し，その時間を「今しかない」ものと大切にする．その気持ちが，おのずから，相手への柔らかな視線，やや身を乗り出して聞く姿勢，落ち着いた話し方，話のテンポや適度な「間」などとして表現される．相性の悪いクライアントがいるのは仕方がないが，職業上の関係と割り切って，落ち着いて感情的に反応しないように注意する．

3) 相手の立場で気持ちや考えを推し測る(共感的理解)

共感的理解とは，クライアントの話の中から，その状況，感情や考えなどを「なるほど，その状況なら，そうだろうな」とストーリーとして納得し理解することである．共感的理解は，クライアントの価値観，物の受け止め方などの認知や，今抱いている感情，能力や実際の生活の仕方などの概略を把握し(系統的な行動アセスメント)，その文脈の中で「もし，自分なら」と想像力を働かせ，相手の立場で考えることから自然に生じるものであり，安易に同情したり同意したりすると逆効果となる．

●共感的理解

4) 開かれた質問，閉ざされた質問

開かれた質問(open question)とは，たとえば「どんなことにお困りですか」など，相手が自由に答えられるよう制限のない問いかけである．これによって，クライアントは言いたいことを自分なりの表現で語ることができる．主にカウンセリングの開始時に用いることで，クライアントの理解力や真意を推察しやすいという利点があるが，陳述の信頼性や正確さには乏しいという問題がある．

●開かれた質問

これに対して，閉ざされた質問(closed question)は，氏名，年齢など回答が明解であったり，「はい」「いいえ」などで答えるような限定された問いかけである．質問の意図が明確なため，短時間で有効な回答が得られる．アセスメントに必要な情報が得られるなどの利点がある．反面，クライアントは問い詰められているような印象をもちやすい．一般的に面接の初期には開かれた質問で自由に表現してもらうが，開かれた質問でどう答えてよいか困惑する人もいて，答えやすい閉ざされた質問から始めるほうがよい場合もある．

●閉ざされた質問

5) 言い換え

前述の共感的理解に連動したカウンセラーの言動である．クライアントの言語表現には限界があり，特に感情や考えを的確に言い表せない場合もある．そのようなとき，クライアントが言いたがっていることをカウンセラーが「○○という感じですか」などと言い当てると，「そうそう」など自己表現できた感覚を味わい，わかってもらえたと満足する．

6）反　　復

クライアントの発言を，カウンセラーが支持的に繰り返して言うことである．言おうとしていることを確認すると同時に，カウンセラーが話を聞き理解しようとしていることのメッセージとなる．

動機づけ面接では，この技法を意図的に用いている．心理的抵抗を減らすとともに，特に変化の兆しとなる発言（チェンジトーク）に注目し反復することで（強化），行動変容への動機づけを行う．

前述の言い換えも広義の反復に含めることができる．

7）沈黙への対応

カウンセリングはコミュニケーションによる対人支援であるが，言語で埋め尽くされてはいない．言い淀み，沈黙などは一種の「間」であり，重要なコミュニケーションの要素である．慣れないと，カウンセラーは，クライアントの沈黙を実際よりも長い時間に感じて不安になりがちである．しかし，それまでの会話の文脈と，クライアントの表情から，たとえば自分の考えを整理している，あるいはあふれる感情を抑えようとしている，など，そのときの沈黙がもつ意味を理解することが大切である．それらの場合は，焦らずにしばらくは待つほうがよい．

8）促　　進

クライアントがさらに話をしやすくなるように，きっかけ刺激を言語的，非言語的に与えて促すことである．例としては，ふんふんとうなずいたり，関心を示して身を乗り出したり，「それで？」「なるほど」という声かけなどがある．クライアントの発言に対する社会的強化であり，あなたの話に関心をもって，きちんと聞いていますというメッセージとなる．1）の積極的な傾聴の文脈における，さらに具体的な技法に位置づけられる．

9）要　　約

特にカウンセリングが長くなる場合には，途中でクライアントの陳述をまとめることで，カウンセラーが知りたい内容と本人の知ってほしいことが食い違っていないことを確認するとよい．クライアントが言い足りなかったことを補足してもらい，誤解があれば修正する機会になる．

コラム　コーチング

　個人の能力を引き出し，個人の問題解決や技能（スキル）の向上を図ること，言い換えると「人を育てること」を目的とした教育訓練のこと．コーチ（coach）の語源は馬車であり，馬車が目的地に人を運ぶことから，競技者やチームのコーチや技術指導者，音楽の個人指導者をコーチと呼ぶ．つまり**コーチング**とは，もともとは「コーチすること」を意味するだけであって，それ以上の定義がなされているわけではない．一般的には，野球のコーチのように，スポーツ界やビジネス界で，短期間に効率よくスキル獲得するための個人的な指導をさす場合が多い．

　カウンセリングがクライアントとの対話を主な手段とした治療的な意味合い

が強いのに対し，コーチングはより現場での実践的な場面における教育訓練というイメージが強い．また，より明確で具体的な目標に到達すること，それも限られた時間内でより直截的な指導を行うことも，その特徴といえよう．

　現在，スポーツやビジネスの領域だけでなく，保健医療者，特に看護職の間で「コーチング」が注目されるようになってきている．その理由の1つは，たとえば米国の有名な糖尿病予防プログラム（Diabetes Prevention Program：DPP）に代表されるように，この方法がライフスタイル介入の有力な手段と認められてきたことによると思われる．DPPでは，一定の訓練を受けたコーチがプログラムの最初から個別の参加者を担当し，最後までその参加者の7%の体重減少，週に150分の運動という目標に向けたライフスタイル介入に責任をもつこととされた（途中で別なコーチを選ぶこともできる）．その結果，糖尿病予防効果においてはライフスタイル介入が薬物よりも優れていたという有名な成績につながった．

　効果的なコーチングに共通して重視されているのは，具体的で明確な行動目標，クライアントの動機づけ，スモールステップによる段階的な接近法，プロンプティング，結果の即時フィードバック，モデリング（手本を見せる），強化法などであり，いずれも認知行動療法の枠組みで用いられる理論と方法である．

　医療の領域では看護職等の獲得すべき役割として期待されているが，「コーチング」のばらばらな概念やあいまいな定義のために，それを用いた研究はまだ始まったばかりで課題が多い．コーチングをテーマとした学習会なども多く催されているが，筆者の私見としては行動科学の原理を学ぶのが早道と思う．

E　認知行動療法（CBT）

❶ 認知行動療法（CBT）の定義

認知行動科学を応用した科学的な精神（心理）療法である

　認知行動療法（cognitive behavior therapy：CBT）は，認知行動科学を人がもつさまざまな問題解決に応用する際の理論や方法をひとまとめにしたものである．CBTは1950年頃から体系づけられた科学的な精神（心理）療法である（表3-6）．種々の精神療法の中で，CBTは多くの精神疾患に対し実証研究によるエビデンスを有する精神療法として欧米では主流となっている．日本でも2000年以降は，精神科領域以外にも行動医学としてその必要性が強調されている．

　CBTは，歴史的には1980年代以降に行動療法（behavior therapy）の理論の1つとして行動療法に含まれていたが，最近は国内外ともに「認知行動療法」を採用する動きが優先的である．行動には本来「認知」を含んでいるこ

●認知行動療法

表3-6　認知行動療法と行動科学

● 認知行動療法は行動科学を人の習慣（行動）の修正に応用する方法と体系の総称
● 行動科学は人の行動の記述，説明，予測，制御を目的とする科学
（1950年代から体系化された新しい心理学：行動主義心理学，学習心理学）

とから，CBT は行動療法と同義であるともいえるため，本書では同義として用いる．

認知(cognition)とは，「考えること」を基本としたものごとの受け止め方，記憶，意志などの「こころ」の側面である．認知科学は情報科学やコンピュータの開発，脳科学の進歩などを背景に発展してきた．認知行動療法の発端となったベック(Beck A)の認知療法は，悲観的で否定的な推測や自己認識など，うつ病患者の不適応的認知を直接修正しようとするものであった．

❷ 認知行動療法（CBT）が対象とする問題

精神科的問題から行動医学や健康行動学まで応用されている

1960 年代頃の治療対象は，主に精神科領域の問題行動や特殊な発達上の問題であり，従来の治療では困難な課題に対する科学的で画期的な方法として注目を浴び，次第に対象となる課題や領域が広がっていった．

1970 年代には「**行動医学**(behavior medicine)」として，肥満や高血圧，糖尿病，喘息などの一般医学に，また現代ではさらに「**健康行動学**(behavioral health)」として健康増進や疾病予防，生活の質(QOL)の向上などに応用されている．

行動医学では，①肥満，高血圧，糖尿病などにおける生活習慣改善，②慢性疼痛，喘息，過敏性腸症候群，月経障害，更年期障害などの心身症におけるストレス対処のための種々の方法，③心筋梗塞や脳卒中後のリハビリテーションにおける行動形成や，④治療者−患者関係の構築，服薬や通院など患者行動の**アドヒアランス***が主なテーマになっている．また，健康行動学では，健康増進，体重コントロール，喫煙や飲酒，運動促進や歯科保健，安全やストレス対処から健康教育，スタッフ訓練，集団や地域介入法などまで広範な問題が対象とされている(**図 3-7**)．

***アドヒアランス**(adherence)
指示や約束ごとなどをどの程度守って実行するかという概念．コンプライアンスとほぼ同義だが，自主性を尊重する観点から最近はアドヒアランスが多く用いられている．

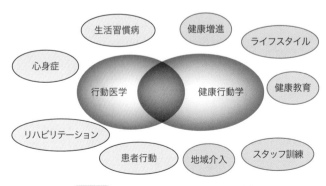

図 3-7 行動医学と健康行動学の対象

表 3-7　認知行動療法の特徴と利点

- 治療の対象とする「行動」の範囲が広い
- 基礎理論が複数あって，技法が多い
- 解決法が実践的でクライアントに優しい
- 初心者やセルフマニュアルでも効果がある

❸ 認知行動療法（CBT）の特徴と利点

明確な治療構造と方法を有しているので非専門家が使いやすい

　栄養教育でCBTが重視される背景には，生活習慣病予防・管理に食事や身体活動などの習慣改善が重要であることのほかに，行動療法が実用的であるという理由も大きい．

　CBTは，他の精神（心理）療法に比べ，治療構造が論理的で明確であり，また方法が具体的で実際的であるために，心理の専門家でなくても学習しやすく，また行いやすい．実際，患者向けの自己マニュアルやコンピュータによる治療も相応の治療効果があることが示されている（表3-7）.

❹ 食行動変容をねらった認知行動療法（CBT）による支援の実際

食行動アセスメントを実施，その結果に応じて行動技法を選択する

　正確な行動分析のためには，ありのままの食行動の把握が必要である．食習慣や食事記録はそのための手段となる．食事記録は行動記録であると同時に，行動技法としてのセルフモニタリングにもなる．ここでは，食行動アセスメントと食行動固有の行動技法について学習する．

a　食事の自己チェックによる食行動アセスメント

　表3-8は，食生活指針と食事バランスガイドが推奨する食習慣を，食べ方と食事の内容に分け，「できている」「できそう」「できない」のどれに該当するかを判断させる様式に再編集したものである．この回答によって，食事についての知識や認識の程度や課題の概要が把握できる．これに食べ物の好き嫌い，不安や緊張などによる情動摂食の有無などを把握し，必要な項目を詳しく聞き取れば，食行動のおよその評価（食行動アセスメント）ができる．

b　食事記録による食行動アセスメント

　食行動アセスメントは，本章A-3（☞ 39頁）で述べた食の行動モデルに沿って，先行刺激，具体的な食行動と食事の内容，そしてその結果を文脈としてとらえることである．たとえば朝食では，「7時半に身支度をしたあと，自宅のダイニングルームで，両親と一緒に，朝のテレビのニュース番組をみな

表 3-8　食生活の自己チェック

◎「できそうなこと」から 3 〜 4 個実行してみましょう.
◎ 2 週間以上続ければ習慣に.

食べ方等			
	できている	頑張れば できそう	できそうも ない
よく噛んでゆっくり食べる			
食べ始めはおかずから			
家族や友人と楽しく食べる			
朝食を毎日食べる			
寝る 2 時間以上前に食べ終える			
ベスト体重と食事量に気をつける			
腹八分目にしている			
意識的に動いている			
外食・コンビニは 1 日 1 回まで			
買うときは栄養成分表示を見る			
地域の食材や旬の食べ物を意識する			
買いすぎに注意し,食材を使い切る			
冷蔵庫の中身を把握しておく			
TV や本などの「ながら食い」をしない			

食事の内容			
	できている	頑張れば できそう	できそうも ない
主食(米,パン,麺類)を毎食			
豆腐・納豆など大豆製品を毎日			
海藻,きのこ類などを週に 3 日以上			
あじ,いわし,サバなどの青魚を週 3 回			
肉は脂肪の少ない部位を選ぶ			
果物は量を決めて毎日			
牛乳,チーズなど乳製品を毎日			
卵は 1 日 1 個程度			
揚げ物は控える			
麺類の汁は残す			
漬物,塩鮭,佃煮は控える			
清涼飲料水は控える			
スイーツは 1 日 1 個まで			
酒は日本酒 1 本(ビール 500cc)まで			

[食生活指針(改訂版)　食事バランスガイドを参考に筆者作成]
[初出:産業保健と看護 **10**(1),2018]

がら,トースト 1 枚とりんごジュース 1 杯,コーヒーとゆで卵と野菜サラダを,7 分くらいで急いで食べて,後片付けもしないで,学校に出かけた」となる.また,食事の好みや食べ方の癖,食べるときの気分なども注目すべき点である.

　図 3-8 は,クライアントが自分で毎食,食べた直後に記録する簡単な様式例である.これを 1 〜 2 週間毎食記録してきてもらうと,実際に食べている食事の内容,平日と休日の差,規則性などを知ることができる.また,食事内容の書き方から,食事への関心の程度や栄養に関する知識の程度なども推察できる.このように,クライアントが自身の行動を観察,記録,評価することをセルフモニタリング(☞第 4 章 B-8,72 頁)という.このセルフモニタリングは,行動変容のための重要な技法であるが,管理栄養士が最初に患者やクライアントのありのままの行動を知るための手段にもなる.

c　食行動変容のための技法

　これについては第 4 章(☞ 65 頁)で詳述する.行動技法の多くは,禁煙,運動,睡眠などの多くの習慣改善と生活習慣病コントロールに共通している.

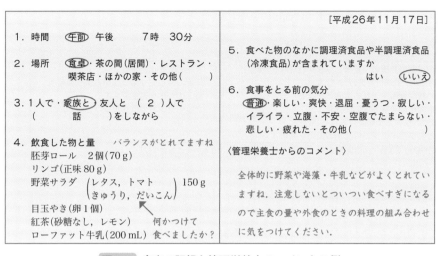

図3-8 食事の記録と管理栄養士のコメントの例

しかし行動技法は，カウンセラーが対象となる習慣と個々の生活場面に合わせて具体的な日常用語で表現する必要がある．

F 動機づけ面接

動機づけ面接（motivational interviewing）は，クライアントの行動変化への抵抗を減らすことを目指す認知行動療法（CBT）の一種である．

　最初は心理士のミラー（Miller LR）によって問題飲酒者で成功した面接データの解析結果をもとに開発され，ロルニック（Rollnick S）との共著（動機づけ面接法，初版1991年）を発端に，薬物依存，嗜癖行動，喫煙，過食など多くの習慣行動変容にも有効と評価され，現在は嗜癖以外の行動から公衆衛生の課題まで適応が拡大している．

　動機づけ面接は，精神（心理）療法を専門としない一般医や保健指導者が，比較的短期間に修得しやすいカウンセリング法でもある．その特徴は**受容**というカウンセリングの基本姿勢をとりながらも，問題行動の改善に必要な認知の変容という明確な目的を有しており，この点が，自由陳述を重視する一般的なクライアント中心のカウンセリングとは異なる．

　表3-9に示した原理と特徴から明らかなように，本法はこれまで述べてきた行動科学やカウンセリングを「動機づけ」に応用したパッケージ治療と位置づけることができる．大きな特徴は**両価性**（アンビバレンス）を重視している点で，そこから生じる心理的な抵抗を前面に引き出さないようにするための細かな工夫が特有の技法とされている．両価性とは「変わりたい」「変わりたくない」という矛盾する気持ちで葛藤している状態である．嗜癖に限らず習慣行動変化は容易ではないため，多かれ少なかれ両価性を抱いている人が多い．

　技法としては，①**開かれた質問**を多用し，その回答に共感しながら聞き返

●動機づけ面接

表3-9 動機づけ面接の原理と特徴

原理と特徴	してはいけないこと
1. クライアントを自分自身の行動の究極の決定者とみなす（自律性の尊重） 2. 変化に対する抵抗を両価性（アンビバレンス）とみなす 3. 治療者はクライアントが必要な判断を下せる雰囲気を作る 4. 望ましい方向へのわずかな変化を見逃さずに促進する 5. 共感的に聞き返し（反復），ありのままを受け入れる（受容） 6. 両価性に焦点を当てるなどでクライアントの認知の変化を誘導する	1. 問題の直面化と説教 2. 知識の押し売りにつながるような教示 3. 特定の変化を直接要求すること 4. クライアントのラベルづけ（決めつけ）

［アーサー・フリーマン（編）：認知行動療法事典，内山喜久雄ほか（監訳），日本評論社，2010 を参考に筆者作成］

表3-10 動機づけ面接の原則（技法）

1. 共感を示す	種々の聞き返しの技法を用いる
2. 矛盾を広げる	現在の状況と，本人の価値や望ましい結果との矛盾について述べさせる
3. 抵抗に対応する	聞き返しや言い換えで，受容と共感を示す
4. 自己効力感を支持する	小さな変化に注目し大きな変化を期待する

［アーサー・フリーマン（編）：認知行動療法事典，内山喜久雄ほか（監訳），日本評論社，2010 を参考に筆者作成］

すこと，②本人の価値観を探り，このままだとどうなるか，変化したらどうなるかを考えさせる．③本人の考えを要約することで「変わりたい」気持ちに気づかせる．さらに，変化の兆しとなる話の内容（**チェンジトーク**）に注目することで自己効力感の向上を図る，などがある（**表3-10**）．チェンジトークとは変化への願望や自信，変わる理由や必要性，約束などであり，会話の中でそれを見逃さずに即座に取り上げることが**社会的強化**となって動機づけを高める．

G 行動療法面接の実際

❶ 初回面接と継続面接に共通する要因

環境を整え，記録を具体的に残す

1）面接の準備（環境を整える）

　面接空間やカウンセラーの身だしなみは，面接やクライアントに影響を及ぼす刺激環境である．相手の視点からこれらの環境を整えるとよい．クライアントが安心でき，落ち着き信頼して話せることが基本である．話が筒抜けになったり，電話で中断したりする状況では，プライバシーが保たれずクライアントは落ち着かない．カウンセラーが途中で席を立たなくても済むように，必要な書類は準備して手元に置き，机の上は整理整頓しておく．また，カウンセラーは服装・髪形，化粧や口臭にも気を配り，クライアントの注意が散漫にならないようにしたい．

　服装，身だしなみや言葉使い，ふるまい方は，その人の自己表現で，他者へのメッセージとなる．普段から鏡を見て，客観的に自分をチェックする習慣をつけておく．清潔なユニフォームに，職名と名前を書いた名札をつけて

おくと，相手は安心でき，カウンセラーも仕事に集中できる．

2)　記録を具体的に残す

　以上のように行動療法面接では，目的が明確で，問題解決の方法も具体的に示される．そこで，何をどのように取り決めたかを，カウンセラーとクライアントがともによく理解し記憶しておかなくてはならない．そのためにも，面接で得られた情報や具体的な課題は，記憶の新しいうちに記録に残しておくのがよい．クライアントに提案した課題も，言葉で説明するだけではなく，紙に書いて渡すことで理解を促し記憶を強くさせることになる．

　記憶はあいまいである，という前提で，大切なことはコピーをとるなどして，記録に残しておくようにする．面接の最中は，書くことよりもクライアントの話を聴くことに集中したいので，キーワードを覚書きする程度にとどめて，面接の直後に内容を整理しながら記録する．その際，特に事実は抽象的な表現ではなく，可能な限り具体的に記述し，事実と解釈とを区別しておく．クライアントの言葉はそのまま「　」でくくるなどして，区別できるように書いておく．

② 初回面接 (図 3-9)

1)　クライアントの目線を意識して丁寧にふるまう

　初回面接は，治療者–患者関係(☞ 41 頁)を築き，その後の関係を左右する意味で決定的に重要である．特に初対面ではあいさつを含め，最初の数分でカウンセリングの印象が決まることが多い．第一印象を決めるのは，表情や声の調子など，言葉の内容(言語)以外の要素が大きい(☞ 44 頁)．ラポール

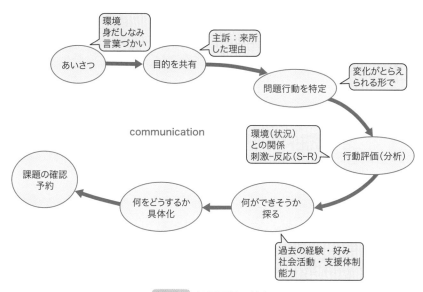

図 3-9　初回面接の流れ

の形成を念頭に，相手の「ありのままを受け入れる」「人格を尊重する」という気持ちが大切である．安心して相談できるように，特に導入部分ではクライアントの様子（姿勢や表情，声の調子）に注意を払いながら，ゆっくりと，わかりやすい言葉で，落ち着いてふるまうのが望ましい．

2)　目的を共有する

　本来カウンセリングはクライアント主体であり，本人の自発行動で開始されるものである．しかし，栄養カウンセリングでは実際は医師や家族や職場の勧めで，あるいは特定保健指導のような制度や仕組みで仕方なく，という場合も多い．いずれにしても最初に本人が「なぜここに来ているか」を明らかにして，目的を共有しておきたい．質問票であらかじめ把握する方法もあるが，導入では，「どんなことでお困りですか」「今日はどんなことで来られましたか」など相手が自由に答えを出せる問いかけ，**開かれた質問**(open question)で始めるのがよい．これに対する反応や答えで，クライアントが一番問題としていることや，本人の知識や理解力を推し測ることができる．

　しかし，その内容を正確に把握する段階になったら，「不安」「ささいなことが気になる」などあいまいな表現でわかったつもりになってはいけない．どんな症状が，どんなときに，どのように生じるのか，という行動アセスメント（☞ 48 頁）ができるように，「それはたとえばどんな感じですか」とか「どんなときに強くなるのですか」など，より内容が具体的になるように，クライアントを促しながら聞き取る．ときに「食事の回数は」など明確な答えが出るような問いかけ，つまり**閉ざされた質問**(closed question)が必要になる．その場合も，問い詰めている感じにならないように注意して，相手が答えやすいように，細かな丁寧な言葉に噛み砕いて質問する．

3)　必要な情報を聞き取る（問題行動の特定と行動分析）

　ここでの情報収集は，臨床における病歴の聴取，あるいは問診に相当する．自発的に訪れたクライアントでは，「何が問題で，それがいつからどのように生じているか」「クライアントは何を望んでいるのか」など，いわゆる主訴にあたる部分を明らかにする．これは，問題行動の具体的記述（**表 3-11**）にあたり，カウンセリングの目的を明確にしてクライアントと共有することにもなる．

　さらにその問題への対応やその結果，生活歴，家族や社会生活の状況，クライアントの考え，なども行動分析と今後の方針決定に必要となるポイントである．これらをあらかじめ**質問票**のような形で記載してもらうと，事前に問題の予測ができて，効率がよい．参考までに，心療内科や精神科の外来で筆者が行っている診察手順を**図 3-10** に示す．質問の順番は個々のケースで

表 3-11　何を求めているのかをつかむポイント

- 今，なぜここに来ているのか
- 困っていることは何か，何が気がかりか，どこがどうなってほしいか
- どこかからの紹介か
- 直接のきっかけがあるか

主訴(本人が困っていること)について

- 今，どんなことに困っているか
  （何が一番気がかりか，どこがどうなってほしいか，できるだけ具体的に）
- その問題はいつ頃から生じたか
  （以前にも同じようなことがあったか，初めてのことか）
- 以前にあったとしたら，そのときはどうしてどうなったか
  （受療歴，相談歴，問題の経過）
- 思いあたるきっかけや原因のようなものがあるか
- 今日受診した直接のきっかけは(自発的かどうか)

問題へのアプローチ

- 自分で努力していることや試したことは
- 何をどうしたらよくなりそうか
- 薬を使ってもよいのか使いたくないのか
- そのことをそのままにしておくとどうなりそうか
- 仕事(家事)を休むことはできるか
- 援助を頼める人がいるか
- 自分でどんなことならできそうか
- どうやっても難しいことは何か
- 通院やカウンセリングへの意志はどうか
- 趣味や楽しみ，生きがいなどは何か(強化子)

家族や社会的状況

- 今，誰と暮らしているか
  （図にする→）
- 職業や学校などの社会生活
- 卒業後の生活歴
- その他の社会的活動

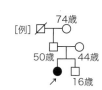

[例]　74歳　50歳　44歳　16歳

問題改善への方法

- 不安や焦燥，うつ状態，不眠などへの対処(薬物)
- 具体的な行動(症状のモニタリング，休息，考え方など)の指示
- 今後の診療の計画(次回の受診予定など)

図 3-10 面接の手順（一般的な心理的問題の場合）

［足達淑子：ライフスタイル療法，医歯薬出版株式会社，2001 より引用］

異なるが，初回面接の終わりにはこれらをある程度把握できていなければならない．必要な内容を網羅できたかどうかの目安は，他者に，そのクライアントの概要を短時間で提示（**プレゼンテーション**）できるようになることである．問題が複雑で時間が不足する場合は，無理に1回で終わらせようとせず，次回に回すほうがよい場合もある．また，時間についても，初回の面接ではせいぜい30分から1時間程度が目安になる．

4) 実行できそうな具体策を一緒に考える（技法の適用）

　問題行動の特定と行動分析ができたら，クライアントと一緒に実践すべき行動課題を具体化する．問題解決のためには，本人が実生活で課題を実行しなければならない．そのため，本人の意向（意図）が鍵となる．実践すべき行動を取り決めることを，**行動契約，標的行動（目標）の設定**などという（☞第4章B，72頁）．目標は，「半年後の4kg減量」などのゴールを意味することが一般的だが，行動変容をねらうには日々実践すべき行動を特定することのほうが重要である．減量は日々の行動実践の結果だからである．それらの目標行動は効果が期待でき，さらに努力すれば実行できそうなものでなければならない．行動に取り組ませるには，必要性を理解させ，効果を期待させ，「あなたにはできる」と励まして動機づけることが有用である．これらは第2章で論じた行動的教育モデル（☞22頁）以下の理論の実際である．さらに課題を実践することによって，何らかの望ましい変化を本人が実感できると，行動は強化され持続されやすくなる．行動実践の直後に実感できる効果が現れるとは限らないが，その際も，その行動を続けることによる効果の見通しを示す（**効果予測**）とよい．最後に何か疑問や「言い足りないことがないか」を確認する．具体的に課題を決めた場合は，それを本人に復唱させる，書き留めさせる，書いて渡すなどで，忘れないようにする．さらに課題の実践をモニタリングさせることで，行動変容がより促進する．

　面接を継続する際は，次回のスケジュールを示し，約束しておく．

❸ 継続面接

課題設定の妥当性の検証→問題解決法の検討

　初回面接における技法の適用は，行動分析の解釈（仮説）に基づいた治療に相当する．2回目以降の面接では，「本人が実行する，できる，効果がありそう」と判断して行った日常生活上の課題設定が正しかったのかどうかの検証になる．食行動変容は服薬よりはるかに複雑で高度な課題である．そのため，継続面接をいつ行うかが重要なポイントであり，課題が難しいほど短い間隔で面接を行う必要がある．他者からの心理的影響は2週間程度しか持続しないので，間隔が長くなるときは途中でメールや電話などでの接触をもつか，セルフモニタリングを実行させるなどの工夫を要する．

1）　前回からの変化と課題の実行度を確認する

　初回面接での具体的課題が「実行できた」のか「実行できなかったのか」，実行したとすればその結果どんな変化が生じているのかに注目する．理想的なケースは実行して，その結果望ましい変化が生じた場合であるが，それは多くはない．実行しても不十分であったり，不正確であったりすることもある．しかし，いずれの場合もよい変化やうまくやれている事柄に対して注目し，カウンセラーも喜び称賛を惜しまないことが社会的強化になる．

2）　躓きは当然と考え，問題解決法を探る

　クライアントが決めたことを実行してこないとカウンセラーはやる気がないと非難したくなりがちである．しかしこの否定的な感情反応はクライアントが来所したことに対する罰刺激となり，治療的には逆効果となる．それよりは宿題が「できなかった，難しかった」とみなすほうがよい．冷静に課題を実生活上で試してみたのかどうか，何が難しかったのかなどを詳しく聞き取り，そのうえでより簡単な課題に切り替える，あるいは障壁となって実行を妨げている事柄の解決ができないかどうかを検討する（**図3-11**）．

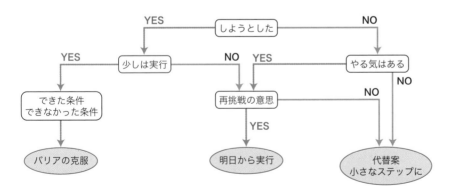

図3-11 「実行できなかったとき」の対応

［足達淑子：行動変容のための面接レッスン 行動カウンセリングの実践，医歯薬出版株式会社，2016より引用］

　　これらのプロセスを数回経ても進展がない場合は，当初の目的に立ち戻り，最初の判断に間違いがなかったどうかも含め，他に解決に向かう方法がないかどうかを検討する．

 練習問題

以下の記述について，正しいものに○，誤っているものに×をつけよ．

(1)　食行動のアセスメントで重視すべきことは実際の食事内容である．

(2)　栄養カウンセリングでは，食行動異常やうつ状態に注意しなければならないので，まずその有無を確認する．

(3)　行動カウンセリングでは，クライアントの意向を重視してじっくりと話を聞くことで気づきを促す．

(4)　認知行動療法では感情や認知を「行動」として扱う．

(5)　食行動の変容が難しいのは，食べ物が正の一次性強化子だからである．

(6)　動機づけ面接では受容と共感を重視し，クライアントが自分で気づくのを待つ．

(7)　行動変容の初回面接では，具体的な行動の目標を立てることが目的なので，クライアントの食生活を中心に詳しく具体的に聞き取ることが重要である．

(8)　身体活動も食行動も，三項随伴性の関係で把握し分析すると行動変容の指導が行いやすい．

(9)　認知行動療法における行動分析とは，特定した具体的な問題行動がどのような状況で生じて，その後にどのような結果を伴ったのかを詳細に具体的に把握して理解することである．

(10)　初回面接で目標とした行動を実行してこなかった場合は，難しかったと考えて別な行動を提案する．

4 行動変容のための技法

🍚 **学修目標** 〃

❶ 習慣の特性と習慣変容のための条件について説明できる.
❷ 個々の行動技法の目的と具体的方法を説明できる.

A 習慣変容に必要な条件 ─────

　習慣とは,「繰り返し行ううちに,そうするのが決まりのようになったこと」(大辞泉)である.心理学では「学習によって後天的に獲得され,反復によって固定化された個人の行動様式」と定義されている.つまり,長年の体験で身についたきわめて個人的要素の強い行動で,「癖」のように,無意識で気づかないことも多く,変わりにくいことが特徴である.変わりにくい反面,習慣は後天的な学習行動なので,変えることが可能な行動でもある.

　栄養教育の目的は,健康や病気の予防や治療に必要な望ましい食習慣を身につけさせ,それに近づくようにさせることである.習慣改善(行動変容)は,学習者自身が自分の問題として主体的に取り組むことが不可欠なので,従来の知識中心の教育だけではなく,学習者の意欲や技術に対するアプローチが必要となる(図4-1).以下に習慣変容の状況や条件を説明するが,これらをよく理解したうえで後述の行動技法を用いることで,効果的な行動変容のための支援が可能となる.

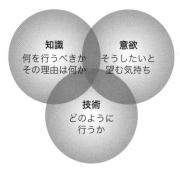

図 4-1 習慣を変えるための条件

❶ 習慣が変わりやすくなる状況

外的・内的環境の変化が習慣を変えるきっかけとなる

　自分の習慣を変えようと思うのはどんなときだろうか．たとえば，大学に入学して新生活が始まり，通学時間が長くなる，あるいは始業時間が早くなれば，いやおうなく早起きになる．このように，人生の節目や環境の変化は，それまでの習慣が大きく変化するときでもある．

　また，ある人を好きになり，その人から好意をもたれたいと思うときは，ふるまい方や外観も変えたくなったりする．これは自発的な気持ち（内的環境）の変化である．

　食習慣では，単身生活になれば，自炊か，外食か，持ち帰り弁当か，知人に食べさせてもらうか，などの選択肢になる．あるいは，糖尿病が見つかり，医師から食事療法を強く勧められた，やせたいと思いダイエットを始める，などは食習慣が変わるきっかけの例である．つまり，習慣が変わるのは，それまでのやり方が通じなくなったり，その習慣の不都合が目立ったり，「もっとこうしたい」という願望が芽生えたりしたとき，ということになる．

❷ 行動変容に必要な条件

本人の「意欲」「知識」「技術」が嚙み合ったときに成功する

　個人の習慣改善（行動変容）には，本人に意欲，知識，技術が備わる必要がある．

　「意欲」はいわゆる「やる気」であるが，気持ちはうつろいやすく，新年の抱負のように三日坊主に終わることも多い．行動変容に必要な「やる気」とは，漠然とした気分や突発的な思いつきではなく，冷静な価値判断に基づいた自己選択と意思決定，決意に近いものである．

　「知識」も病気や栄養に関するいわゆる一般情報ではなく，行動変容が自分になぜ必要で，それを実現するには実生活で何をどうすべきか」「そのことでどんな利益が得られるか，どんな困難が予測され，それを克服するにはどうすればよいか」などである．これらは一般論としての知識よりも自己に関連した，より具体的で日常生活に即した内容である．生活上の習慣行動は一見単純そうに見えるが，たとえば緑黄色野菜摂取ひとつをとっても，何をどこで買ってどう調理するかまで複雑であり，さらに知識の質も量も個人差が大きい．したがって，習慣変容に必要な知識とは，人によって，また，そのときの問題によって異なってくる．習慣変容に不可欠な最低限の知識は「明日から，生活上で何をどうすればよいか，どうすれば実行できるか」が具体的にイメージできることである．

　「技術」は，第3章で紹介した認知行動療法（CBT）（☞53頁）の技法として，意欲や知識に比してその名称は突出して広く知られている．CBTは対象と

する行動も広範であり，背景となる理論も多いために，技法の数は増え続けている．しかし，習慣変容に必要な「技術」の本質は「新しい行動を一定期間，意識して繰り返すこと」，そして「意欲を持続し，気を取り直すための方法」に集約される．前者の習慣化に必要な期間については，人により，問題とする行動により異なるが，一般的には3ヵ月がおよその目安となる．またいったん習慣化された行動も，環境変化などにより崩れてしまう場合も少なくない．後者についても，CBTはさまざまな対応法を有している．このように，やみくもに頑張るのではなくて，科学的に根拠のある方法を上手に用いることが，習慣を変える「コツ」であり「技術」であるといえる．それは，目標設定やセルフモニタリング，ストレス対処法や危機管理などの自己管理，セルフコントロールを目的とした具体的な方法であり，これらを，行動療法を用いた方法という意味で**行動(変容)技法**と呼んでいる．

　以上のように，習慣を変えようとする場合，本人の「意欲」と「知識」と「技術」がうまく噛み合ったときに，習慣変容が可能になる(**図4-1**)．CBTでは，意欲，知識，技術のそれぞれを「行動」とみなして介入している．

B 行動技法と概念 ——————

　問題行動が特定され，その問題行動の刺激-反応の関係が理解(行動分析)できたら，行動分析の結果に基づいて具体的な方法を適用する段階となる．行動技法とは行動変容のための具体的方法のことである．行動技法は非常に数が多いが，以下で述べる方法は，食行動だけでなく，身体活動促進や，喫煙，飲酒など多くの生活習慣改善に共通して用いられるものである．その中で特に食行動における具体例を**表4-1**にまとめた．

❶ 刺激統制法 (stimulus control)

👆 行動に先行する条件刺激を調整する

　私たちの行動は，意識しなくても日常の多くの刺激に影響されている．たとえば映画を観るとポップコーンが欲しくなったり，パソコンを開けば勉強する気になったり，ラジオ体操の音楽が鳴ると身体を動かす気になる，などである．**刺激統制法**とは，このように行動が環境や状況に影響される事実を活用し，望ましい行動を増やし望ましくない行動を減らすために，先行している条件刺激(☞第2章B，19頁)の状況を変えることである．

●刺激統制法

　たとえば過食を減らすためには，「食べ物を見えないところにしまう」「一定の場所で決まった食器を用いる」など食行動と結びついた刺激を少なく制約する．「ケーキ屋さんに行かない」「ながら食いをしない」などもこの技法に含まれる．逆に野菜摂取を増やしたいときには，「冷蔵庫に野菜をストックする」などが考えられる．

　運動促進の場合は，歩数を増やすために通勤や通学を活用する，睡眠改善

表 4-1　行動技法と食生活における具体例

行動技法	具体例
1. 刺激統制法 （stimulus control）	● 一定の時刻に，決まった場所で，決まった食器で食べる ● ながら食いをやめ，食事に専念する ● 自分の食べる量を決め，盛り切る ● 食べ物を目につかぬようにしまい込む ● 満腹のときに買い物に行く
2. 反応妨害法 （response prevention） 習慣拮抗法	● 食べたくなっても 5 分間はがまんする ● 食べたくなったら，運動や読書をする ● がまんできなければ，きゅうりやセロリなどを食べる ● 空腹になりすぎないよう，計画的にしっかり食べる
3. オペラント強化法 （operant reinforcement）	● 目標行動を点数化したり，出席表にシールを貼る ● 望ましい食行動や運動行動をほめる ● 体重が減ったらボーナスをもらう，洋服を買うなどする
4. 認知再構成法 （cognitive restructuring）	● くじけそうになったら，励ましの言葉を声に出す 　　お菓子を食べたい→退屈しているだけだ 　　親も太っている→習慣が大きい ● 身体イメージや自己イメージを改善する
5. 目標行動の設定 （target behavior setting）	● 目標行動（体重，食事，運動，空腹対処）を具体化する
6. セルフモニタリング （self-monitoring）	● 食行動（内容，量，時刻，場所，気分）を記録する ● 体重や歩数を記録する ● 目標行動（食事，運動，空腹の対処）を○△×で記録する
7. 社会技術訓練 （social skills training）	● 食べ物の勧めを断るロールプレイ 　　お礼をいいつつも，はっきりと断る 　　少しだけ食べて，あとは遠慮する ● 相手の感情を害さずに自分を表現する 　　あらかじめ断りの文言をいくつか練習しておく
8. 食べ方の変容	● 少量ずつ口に入れ，一口ごとに箸を置く ● 噛む回数を数える ● 利き手と反対の手を使う
9. 再発予防訓練 （relapse prevention）	● 危険な状況を予測して対処法を練習する ● 体重が上限を超えたら再度減量を開始する ● 運動の継続 ● ストレス対処法
10. ソーシャルサポート （social support）	● 家族や配偶者，友人の協力を得る ● グループの会合や指導者と接触を保つ

の場合は，寝室では睡眠以外の活動を避けることで寝室と睡眠との刺激結合を強くする方法が用いられる．言い換えると，この方法は，目標行動を実行しやすくするよう環境条件を整える工夫である．

❷ 反応妨害（習慣拮抗）法（response prevention）

刺激に反応しないことで問題行動を起こしにくくする

たとえば不潔恐怖の患者では，手を洗うことで不安が減るために，不必要な手洗いを繰り返すことが癖になっている．このような症状を強迫症状と呼ぶが，**反応妨害法**はこれらの強迫性障害の治療には最も効果的で有益と評価されている．

●反応妨害法

不安や強迫的思考や行為（症状）を引き起こす刺激にさらされた状態（刺激

へのエクスポージャー)で，手洗いなど不安を軽減する行為をあえて行わないようにする．そうすると，不安は一時的には高まるがしばらくすると次第におさまっていく．これを繰り返すことによって，不安や衝動そのものも起きにくくなる．この方法は苦痛を伴うので，患者に理由をよく理解させ納得させたうえで，指導者がそばで見守りながら行うことが多い．過食や喫煙などでの応用としては，衝動的な喫煙・飲酒・過食などの欲求が生じたとき，すぐにそれに反応しないでいるとそのうちに欲求そのものが低減していく．

　指導者の手助けや薬物を必要とする場合も多いが，欲求度がそれほど強くない場合は，たとえば食べたくなったら歯を磨く，たばこを吸いたくなったらジョギングするなど，その行動とは両立しない習慣行動を行わせること(**習慣拮抗法**)で，コントロールしやすくなる．栄養教育では「食べずに済ます方法」として減量中の空腹への対応，糖尿病患者の強い空腹感への対処などに用いることが多い．

●習慣拮抗法

③ 行動置換 (replacement behavior)

問題行動の分析から，より適切な置換行動を教えて練習させる

　行動置換は「望ましくない行動を望ましい行動に置き換える」との安易な受け止め方が一般的のようだが，本法は比較的最近，主に子どもの自傷行為や癇癪など危険を伴う問題行動の領域で論じられるようになったパッケージ法と思われる*．「機能分析(行動分析)に基づいた置換行動訓練(function-based replacement behaviors training)あるいは介入法(intervention)」として，その効果が検証されつつある．その内容は特に新しいものではなく，先行刺激と結果刺激(随伴性)により行動分析を行い，刺激統制法とオペラント強化法を組み合わせて，より望ましい行動に置き換えていく．

　子どもの乱暴，攻撃などでは，親や教師の注目(社会的な正の強化)が問題行動を維持・悪化させていることが多いが，注目しないという消去法は一時的に問題行動を悪化させて危険である．そこで問題行動が生じている状況(刺激と反応の関係)からその行動の意味を推測(行動分析)し，より適切な行動(**置換行動**)を教えて練習させる方法がとられる．たとえば上手に意思を伝達することが難しい子どもや障害者が，他者に何か伝達したいときに「頭をたたく」とするなら，その代わりに「鈴を鳴らす」ことを教えると頭をたたかなくなる．この場合，問題行動は「頭をたたく」であり，「鈴を鳴らす」が置換行動である．専門領域の技法としては従来，**拮抗条件づけ**(counter-conditioning)として知られている方法である．

＊行動置換はreplacement behaviorの訳であると思われるが，現在のところ認知行動療法の専門書では，技法としても用語としても取り上げられてはおらず，学術的な専門用語ないし，正式な技法とするには無理がある．

❹ オペラント強化法(operant reinforcement)(随伴性の管理)

🖐 行動の直後に生じる随伴刺激を調整する

　オペラント学習は，第2章B(☞18頁)で述べたように，行動療法で最も重要な大原理である．オペラント強化法とは，この原理に沿って，行動の結果を操作することにより望ましい行動を増やしたり，望ましくない行動を減らしたりすることである．

●オペラント強化法

　生じた行動変化が三日坊主に終わらないためには，行動の直後に何らかの正の強化(報酬刺激)が働く必要がある．強化子には，食物や金銭などによる物理的強化子のほかに，指導者や家族や友人のほめ言葉などの社会的強化子，達成感や喜び，満足などの心理的強化子がある．目標の達成の得点化や自分に褒美を与えるなど，心理的強化子を利用して自分自身を強化することを自己強化という(表2-4，図2-4 ☞20頁)．

　栄養教育における応用例としては，管理栄養士が学習者の努力や望ましい変化に注目し認めること(社会的強化)，学習者自身がセルフモニタリングを行いながら自分に対して報いること(自己強化)，うまく実行できたときの達成感や満足感(心理的強化)や，目標達成に対する記念品やご褒美(物理的強化)などがあげられる．

　減量をしたい人にとっては，やせることが最も大きな正の強化子となる．しかし減量は減食や運動の直後にではなく，一定期間続けた結果として生じる．自発的なオペラント行動は，将来の効果ではなく，その行動の直後の結果によって強化されやすい．したがって，栄養教育で留意すべきは，行動の直後にどんな結果が生じるかを十分検討することである．歩きすぎて足を痛めたり，減食したあとの耐えがたい空腹感など，本人にとって望ましくない結果が生じないように注意を要する．また運動のあとの肩こりの軽減など，本人が望ましい結果に気づいていないときには，それを取り上げてフィードバックするとよい．

❺ 認知再構成法(cognitive restructuring)

🖐 不適応的な認知に気づかせ，ただちに現実的なものに置き換えさせる

　認知とは知覚，思考，想像や記憶などの知的活動のことである．行動療法は，当初からこの認知も不安などの感情も，客観的に測定し評価できる「行動」として対象としてきた．認知再構成法は認知に直接働きかけて認知を修正しようとするもので，うつ病患者に特有と考えられた否定的，強迫的な考えを修正することから始まった．

●認知再構成法

　不適応的な認知を変えるには，何をどう変えたらよいかを明らかにし，その不適応的な認知を具体的に言語化し，その考えが浮かんだらすぐに望ましい考えを声に出して自分に言い聞かせる練習をする．あらかじめ紙に書いて

目につくところに貼っておいたりする．この方法だけで問題が解決されることはごく軽症の場合を除いて多くはないが，他の行動技法とともに繰り返すことで，考えも修正できていく．

栄養教育での例としては，減量中に「ケーキを食べて失敗した」と思うなど，ささいなつまずきを大げさに受け止めて自己嫌悪に陥ったり，それまでの努力を放棄してしまう場合がある．逆に，「1個だけなら」「明日からやろう」などの言い訳が節制をしにくくしている場合もある．これらの自己制御にとっての不適応的な考えに気づかせ，現実的な思考に置き換える練習を行う．

⑥ 意思決定バランス（decisional balance）

実行によって得られる利益と実行に伴う犠牲を秤にかける

行動変容の意思決定には，その実践で得られるメリット（恩恵：pros）がデメリット（負担：cons）を上回る必要がある．意思決定バランスはトランスセオレティカルモデル（☞第2章C-5，24頁）の構成要素の1つで，一般に準備性のステージが上がるほど，メリットがデメリットより大きくなる傾向がある．

●意思決定バランス

意思決定バランスは，具体的には，①それをやることで何が得られるか，②それをすることで失うものは何か，③それをしないことで得られるものは何か，④それをしないことで失うものは何かを，それぞれ具体的にできるだけ多く列挙させることで把握できる．このことは，自分が何を大切に思っているのか，どうなりたいのかに気づくきっかけにもなる．

しかしオペラント（☞前頁）の枠組みで考えると，往々にして健康上のメリットは習慣改善の長期結果として遅れて生じ，デメリットはすぐに現れがちである．たとえば減量で得られるメリットとして検査値やスタイルの改善，痛みの緩和，自信の回復などがありうるが，これらは行動変容を実践して数ヵ月後の結果である．一方，減量のためには「今より少なく食べて，もっと動く」ことを今すぐに始めなければならない．そのため「わかっていても難しい」となりがちである．禁煙の場合は費用の節約が即時メリットとなるため，価格の上昇は禁煙施策として効果が高い．

これらを考慮したうえで，指導上の留意点としては，行動変容によって「すぐに得られる身体感覚の改善（たとえば節酒の翌日の疲労感の低減など）」を提示し，さらにそこで得られた些細な利点を見逃さずにフィードバックすることが重要となる．

⑦ 目標宣言・行動契約

決心を固め，発言の責任をとることで実行しやすくなる

目標宣言とは，たとえば「○○日から禁煙する」など他に向かって公にす

●目標宣言

表 4-2 選択する目標行動の例示（睡眠の場合）

3つ以内，努力して8割できるもの

• 決まった時刻に起きる	• 寝る前1時間はリラックス
• 計画的な昼寝(15〜30分)	• ぬるめのお風呂にゆっくりつかる
• 今より15分多く歩く(通勤・階段)	• 6時間の睡眠を確保
• 日中戸外で1時間以上日光を浴びる	• 寝酒をやめる
• 眠くなってから，寝床に入る	• 寝る前にストレッチ，腹式呼吸
• 朝食を食べる	• 夕食は寝る2時間前までに
• コーヒーは1日2杯まで	• 寝床でのTV，仕事をやめる
• 規則正しい食事	• 刺激的なTV，難しい議論は寝る2時間前までに

ることであり，**行動契約**とは多くの場合，指導者との間で実行すべき行動を　●行動契約
取り決めることをいう．これらは，行動変容にいたるために自分で選択した
行動を実践させるための促進（プロンプティング）刺激として作用する．言葉
に出すことで意思決定が明確になり，他者にも伝えることで責任も生じる．

　しかし，それ以前により重要なことは，学習者が実生活上で今から行う行
動を具体的にする**目標行動の設定**（target behavior setting）であり，その実
践が行動変容の決め手となる．その際「今より運動を余計に行う」などあい
まいにせず，「朝起きたら，朝食前に犬の散歩に30分出かけ，運動靴をはい
て，早足で歩く」などと，「いつ，どのように，どのくらい」行うのかまで
決めておく．

　ここでの留意点は，努力すれば実行可能な行動を具体的にすること，前述
の意思決定バランスを念頭に本人の意向や自主性を尊重すること，実践結果
に応じて微修正するなど柔軟に対応することである．効果が期待できそうな
行動の一覧を提案し，その中から，最終的にはクライアント自身に選択を委
ねるという方法もある．日常の生活習慣の場合は，多くの人が実行できそう
な目標行動は共通しているので，その選択肢（**表4-2**）を用意しておくのも実
際的であろう．

⑧ セルフモニタリング（self-monitoring）

🥕 セルフコントロールの確実な手段であり，診断・評価にも用いる

　セルフモニタリングとは，学習者が自分の実際の行動を観察して記録する　●セルフモニタリング
ことで，セルフコントロールの有力な方法である．

　行動療法では，このセルフモニタリングから得られた情報を，行動分析（☞
第3章C，47頁）や治療経過の評価に貴重な資料として用いる（**図4-2**）．学
習者の行動記録からは，面接や質問票ではわかりにくい具体的な情報が得ら
れる．そのため実際の刺激状況と行動との関係がよく理解できることが多く，
特に治療や介入の初期に役立つ．

　また，このセルフモニタリングだけでも行動変化が生じることが期待でき
る．セルフモニタリングには次のような3つの作用があると考えられている．
それは，①学習者が自分の行動を客観的に観察（自己観察）することによって，

	12/19	/20	/21	/22	/23	/24	/25
氏名　△□▽□							
間食を減らす まんじゅう1個まで	○	○	○	○	×	○	×
夜9時以降は 食べない	○	○	○	○	○	○	○
犬の散歩に行く （30分間必ず歩く）	○	○	○	×	○	○	○
スキムミルク 1カップ飲む	○	○	○	○	○	○	○
果物1単位分まで	○	○	○	○	×	○	○

〈管理栄養士からのコメント〉
　間食を減らすようがんばっていますね.
　少しずつ甘いものを食べない状態に慣れてください.
　もちろん食事はしっかり食べてください.
　どうしてもがまんできないときは, 少量のくだもの,
　あたたかい飲み物（スープ, くず汁, ミルクなど）を
　ゆっくりと, とってみてください.　　　（1/20渡辺）

図4-2 目標記録用紙の例

状況と問題行動との関係に気がつく, ②自分の行った行動がよかった, 悪かったなど, 自分で評価するようになる（自己評価）, ③その結果のフィードバックが望ましい行動の促進につながる（自己強化）, というものである.

　モニタリングの対象には, 食事, 運動や睡眠, 血圧や体重, 怒りやストレスなど, 問題となる行動や身体的指標などまでを含めることができる. この記録は自己報告ではあるが, 家庭測定血圧や睡眠, 体重などで評価指標としての信頼性の高さが多くの研究で実証されてきている. 行動変容のための食事の記録では, 内容だけではなく時刻や場所, そのときの気分なども含める場合が多い. 記録の仕方や内容は学習者が実行しやすい方法を採用するのがよい. さらに本法の重要性を指導者が理解し, 記録したことを評価し必ず目を通すこと, 励ますことで, 実行度が高まる.

⑨ 自己効力感（セルフ・エフィカシー）（self-efficacy）

> 体験に根ざした自己効力感は, 行動変化を起こしやすくする

　自己効力感とは, 前述したように「ある課題・行動を自分が達成・遂行できるか」に対する自信という概念（☞第2章 D-3, 27頁）である. 認知行動療法（CBT）の立場からは, 自己効力感も変えることのできる「認知」である. 自己効力感を高める方法としては, 努力により達成可能な課題を設定して成

●自己効力感

功体験を増やすこと(達成体験),モデリング学習として自分以外の誰か(共通点が多いほどよい)が成し遂げたことを見聞きすること(代理体験),「あなたなら(私なら)できる」などスキルや能力があることを言葉に出して認めること(社会的説得),行動を変えて身体や気持ちで起きた変化を自覚すること(生理的および情動的喚起)があげられる.(　)内は自己効力を決定している4つの要因である.

　成功することは行動に対する心理的な<u>正の自己強化子</u>(達成感)となり,行動を促進する.一方,「食事は変えられないが運動ならできる」といったように,自己効力感は対象となる個々の課題によって異なるし,さらに身体活動促進のテーマであっても「ストレッチはできるが,筋トレは難しい」など具体行動による違いもある.したがって自己効力感を行動技法に応用する場合は,習慣を大きな括りで判断させず,具体的な生活行動に砕いて個々に把握する必要がある.

⑩ ストレスマネジメント(stress management)

ストレス日誌で自分のストレス因子とストレス反応を理解させる

　習慣や行動を変えることは,自分のライフスタイルを変えることであり,それは一種のストレスとなる.同時に,習慣変容の努力を続けるためには,前向きな気持ちの維持が必要である.調子が悪いと,ささいな出来事でも大げさに受け止めがちにもなるし,重要な問題が差し迫っていれば,日常の習慣や健康づくりは置きざりになりがちである.したがって,習慣改善とこころの健康に**ストレスマネジメント**は不可欠である.これまで述べた行動技法の多くはどれもストレス軽減に有益であるが,特別にストレスマネジメントという場合は,一般的に次のようなパッケージ法による訓練をさす.

　まず,自分のストレス因子とストレス反応の関係を理解するためにストレス日誌などでセルフモニタリングを行う.そこでは,何が自分にはストレスになっている(ストレス因子)のかを列挙して,そのとき,どんなふうに感じたり,考えたりしているのか(ストレス反応),そしてそのストレス因子やストレス反応をどのように扱っているか(ストレス対処)を調べる.次に,ストレス緩和の方法を実践させる.たとえば,深呼吸,ストレッチ,ゆっくりとした入浴,瞑想などでリラックスする,散歩や好きな運動やスポーツを行う,積極的な問題解決法を考えて実践する(問題解決),考え方をより適応的に改める(認知再構成法),などである.

⑪ 社会技術(自己主張)訓練(social skills training)

よいコミュニケーションに必要な状況判断と適切な表現を練習する

　対人交流の技術を高めるためのパッケージ治療であり,対象となる行動も

多く用いられる方法もさまざまである．社会的技術には，①気持ちや考えを上手に表す技術（主張性），②相手と穏やかに交流するための技術，③会話を適切に行う技術，④状況や相手の反応を的確に読み取る技術などが含まれる．実際には，話す内容，声の調子や速さ，言葉使いなどのほかに，視線や表情，動作や姿勢などの非言語的要素，相手の反応への注意や，返事のタイミングなど複雑な要素が関係している．

　社会技術訓練の方法としては，自己主張のよい例や悪い例をビデオで学んだり，ロールプレイで練習したりする．また自分のどこがよくてどこが悪かったかを振り返ることで，気づきにくかった癖に気づいて修正しやすくなる．

　普段は自分のペースで節制できていても，宴会や旅行，お呼ばれなどで，他者から食べる（飲む）ことを勧められると断りきれない人は多いので，過食や禁煙や節酒のプログラムでは主に「上手な断り方」として取り入れられている．

　もし，自己主張の不適切さが心理ストレスを増強させていると推察されたなら，社会技術訓練は，ストレス対処のための解決法として位置づけられる．

 コラム　「ナッジ」を用いた食生活支援

　「ナッジ」の考え方は 2017 年にノーベル経済学賞を受賞したリチャード・セイラー（Richard H. Thaler）教授が生み出したもので，「選択構造（選択アーキテクチャー）」を利用した行動科学・行動経済学などに基づく戦略である．今日，教育，医療，福祉，環境といったさまざまな分野で応用されているが，選択を禁じることも，経済的なインセンティブも大きく変えることなく，そっと「肘で軽くつつく（nudge）」ようにして，よりよい意思決定を促進するという考え方である．

　管理栄養士・栄養士による食生活支援の場において，「わかっているけど，面倒だなぁ」とあと一歩を踏み出せない人や，「やってはみるけど，いつも長続きしない」と自信がない人に出会うことがある．また，健診で異常が認められても，「自分は大丈夫」と自己判断し，精密検査を受けない人も少なくない．

　伝統的な経済学では，人は利用可能な情報を最大限に用いて，合理的な意思決定をすると考えられてきた．したがって，得られた情報から健康的な行動をとることが望ましいことがわかれば，行動変容を先延ばししたり，自己判断で間違った選択をする人は少なくなるはずである．しかし，実際には，情報が多すぎると，適切な選択ができなくなったり，情報の伝え方によっても，意思決定の仕方には違いが出てくる．

　そこで，ナッジやソーシャルマーケティングなどの手法を取り入れて情報の出し方を工夫し，「気づいたら受診していた」というような受診勧奨を行う自治体が増えている．健康に関心の低い人でも，知らず知らずのうちに健康行動を選択するように誘導する戦略「ナッジ」について紹介する．

　ナッジの例として，以下のようなものがある．
　①企業のカフェテリアでサラダや煮物などの野菜料理の小鉢を手前に，コロッケやマカロニサラダなどの油を多く使った小鉢は奥に置く．
　②レジの近くなど，目につくところに果物を置き，甘いデザートなどは中が

見えない扉のついた冷蔵庫にしまっておく.
③魚料理がメインの定食は実物を置いて利用者にわかりやすく提示し, 揚げ
物がメインの定食はメニュー表の中で目立たないようにする.
　うまくナッジを設計することができると, 人々を健康的な行動に導くことが
可能になる. 食の分野では CAN フレームワークが提案されている(図).

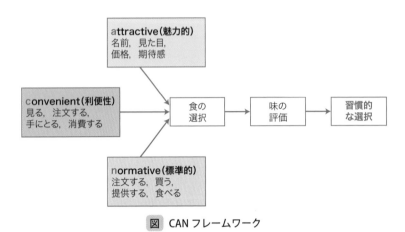

図　CAN フレームワーク

- **C:convenient(利便性)**―たとえば, 健康的な商品が目につきやすい,
手に取りやすい, 注文しやすい, 食べやすいといった工夫のことである.
- **A:attractive(魅力的)**―魅力的な商品名, 見た目, 手ごろな価格, 商品
への期待感などを高める工夫のことである.
- **N:normative(標準的)**―物事がどうあることが望ましいか, その行動を
とることが一般的であるかなどの判断によって意思決定が影響を受けやす
いことを意味する. たとえば, 冷蔵庫の中の半分が普通牛乳の場合(残り
はチョコレート牛乳)は, 全体の 10% しか普通牛乳がない場合に比べて,
普通牛乳を選ぶ子が 3 倍だったと報告している. つまり, 大勢の人が行っ
ている行動に従いやすいことを意味する.

　ほかにも, イギリスのナッジ設計部門である BIT(Behavioural Insights
Team)が提唱した MINDSPACE や EAST* などの枠組みがある. すべてを満たす
ことがナッジの必要条件ではないが, 参考にすることで望ましい意思決定を促
すことができる.
　ナッジを活用するうえで, 学習者が健康的な行動に対して少しは関心がある
のか(熟考期), あるいはまったく関心がないのか(前熟考期)のどちらのパター
ンかを見極めることも重要である. 現在の行動について問題意識をもっている
前者の場合は, 先延ばしを防ぐために, コミットメント(責任を伴った約束)を
用いることができる. たとえば, 具体的な行動目標を立てて, 周囲に取り組み
を宣言することなどである. 一方, 現在無関心の後者の場合は, あらかじめ条
件を設定する(デフォルト)ことで, 本人に意識させずに行動変容を促すことが
有効である. たとえば, 社員食堂に置いてある卓上調味料が減塩のみで, 通常
の調味料を利用したい場合には別途注文するような仕組みにしておくと, 多く
の場合, 手近な減塩調味料をそのまま利用してしまう.
　私たちは日常生活の中で多くの意思決定をしているが, そのほとんどは習慣
的になっていて無意識のうちに行われている. 食事を選択するときも, 見た目

＊EAST　ナッジを設計するため
の枠組みの1つでeasy(簡単),
attractive(魅力的), social(社会
的), timely(タイムリー)の頭文
字をとってEASTといわれる.

や過去の経験などに基づき，直感的に選択することが多い．一方，栄養成分表示を確認し，複数の選択肢の中から自分に合った食品を選択するには，論理的な意思決定が必要となる．心理学の二重過程理論(dual processes theory)では，人間には2つの思考モードが存在するとされており，①無意識のうちに自動的に行動が引き起こされるものを「システムⅠ」，②論理的な意思決定プロセスが必要とされるものを「システムⅡ」と定義している．なお，論理的で時間がかかるプロセスも，繰り返し経験することで「システムⅠ」を使って低意識レベルでもできるようになる．しかし，実際には，直感的な意思決定が多いため，ナッジを使えば，無意識のうちに健康的な行動を促すことが可能となる．

4

行動変容のための技法

 練習問題

以下の記述について，正しいものに○，誤っているものに×をつけよ．

(1) 習慣は長年の経験で学習された行動様式なので，栄養教育ではそれを変える必要性を十分に理解させることをまず重視する．

(2)「寝室を眠ることだけに使う」と「決まった場所だけで食べる」は，どちらも刺激統制法の具体例である．

(3) 過食症の治療で「食べたくなっても5分間は食べずに我慢する」ことは，条件づけられた刺激に反応しない反応妨害法であり，習慣拮抗法と原理的には同じものである．

(4) 人の自発的行動の大半がオペラント行動であり，スキナー(Skinner BF)が体系化した応用行動分析を理解することが栄養教育では最も重要である．

(5) セルフモニタリングとして記録をさせることは行動変容指導では不可欠である．

(6) 自己効力感は，課題を達成できるという感情であり，これが高いほど実践につながりやすい．

(7) 習慣変容には学習者自身の意欲が不可欠なので，意欲がなさそうならば深入りしない．

(8) 習慣変容自体がストレス因子となる場合も多く，ストレスマネジメントは誰にとっても重要である．

(9) 目標行動の設定では，本人が努力すれば実行できそうなことを，多くなりすぎない範囲で具体的に決めることが大切となる．

(10) 社会技術訓練では，自分の考えや感情を積極的に表現させることを重視する．

5 栄養教育マネジメント

A 栄養教育マネジメントとは

栄養教育マネジメントは，管理栄養士が行う**栄養ケア・マネジメント**の1つであり，**図5-1**に示すとおり，PDCAサイクルに基づいて行われる.

管理栄養士が，マネジメントサイクルに沿って，系統的に実施する栄養活動の総称を**栄養管理**という. 栄養管理のうち，個人から小集団までの人を対象に，栄養スクリーニング，栄養アセスメント，栄養ケア計画の立案，計画の実施，モニタリング，評価を行い，栄養ケア計画の見直しを行って，より質の高い栄養ケアの実践につなげるマネジメントサイクルのことを，**栄養ケア・マネジメント**という. 栄養教育は，この栄養ケア・マネジメントの1つとなる.

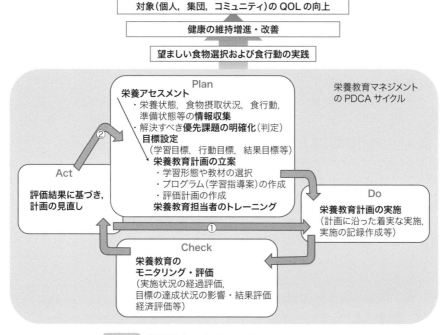

図5-1 栄養教育マネジメントのPDCAサイクル

栄養ケア・マネジメントのうち，対象が健常者，もしくは若干の疾病リスクを有していても通常の社会生活を送っている個人，あるいは集団を対象とする栄養教育の場合に，**栄養教育マネジメント**という．一方，対象が傷病者・要介護者の個人を中心とする臨床栄養分野における栄養ケア・マネジメントでは，Nutrition Care Process（NCP）を使うことが多い．NCP は，栄養ケア・マネジメントの国際的な基準として提案されており，国内では臨床栄養分野の実践現場で活用されている．また，個人ではなく大集団やコミュニティ全体を対象とする計画策定や施策の実施・評価では，公衆栄養マネジメントと表現される．

栄養教育マネジメントの目的は，**図 5-1** 上部に示すとおり，栄養教育の目指す方向に向けて，望ましい食物選択と食行動の実践を促すために設計されたさまざまな教育的戦略を，効率よく，効果的に実施することである．

栄養教育の PDCA サイクルで行う内容は，第 6 章～第 8 章で詳述されているので，ここでは概説にとどめる．

❶ 栄養教育マネジメントにおける Plan

✋ 栄養アセスメント（情報収集と優先課題の明確化），目標設定，栄養計画立案を行う

Plan の最初は**栄養アセスメント**である．学習者の健康状態，栄養状態，食行動や行動変容の準備性等を把握し，解決すべき優先課題を明確にするための判定を行う．栄養アセスメントの前に，**栄養スクリーニング*** を行う場合もある．たとえば，職域で栄養教育を計画する場合，定期健康診断受診者の健康診断結果を用いて栄養スクリーニングを行い，栄養教育の対象となるサブグループ（下位の集団）を特定する．たとえば高血圧者の抽出等である．そのうえで，サブグループについて，詳細な食行動や準備性等の情報収集を行い，判定して，優先する栄養課題，たとえば食塩摂取状況の課題等を絞り込む．一方，学校教育現場での一斉学習では，最初から学年全員が学習者であり，栄養スクリーニングは行わず，児童・生徒の栄養アセスメントを実施することになる．

次に，優先課題の解決のための**目標設定**を行う．目標には，学習者自身が解決すべき事項に関する目標，すなわち，結果目標，行動目標，学習目標と，学習者の家庭や職場など，周囲がどのように変わればよいかを示す環境目標，および栄養教育計画実施にかかわる実施目標がある．結果目標，行動目標，学習目標，環境目標は，いつまでに，何が，どのように変わることを目指すのかを，数値目標として具体的に設定する（☞第 7 章 B，106 頁）．

そして，それらの目標を達成するための**栄養教育計画**を立案する．栄養教育計画では，学習者と目標に合った適切な学習形態と方法，および教材を選択し，具体的なプログラム（全体計画と各回の学習指導案）を作成する．

また，Plan の段階で，**評価計画**を具体的に決めておくことが必要である．評価は目標との対応で，適切な評価指標と測定方法を用いて行わなければな

*栄養スクリーニング　集団の中から栄養不良の者，あるいは栄養不良に陥るリスクを有する者を抽出すること．

らない．いつ，誰が，どの研究デザイン*を用いて評価し，どのように判定するのかをPlan段階で決めておくことが，円滑なPDCAサイクルの実施に不可欠である．

＊研究デザイン　栄養教育は疫学研究でいう介入にあたる．栄養教育の実践活動は必ずしも研究ではないが，評価は介入研究の研究デザインを適用して行う必要がある．研究デザインの詳細は第8章B-4，142頁参照．

❷ 栄養教育マネジメントにおける Do

👉 栄養教育計画に沿った着実な実施が求められる

Doでは，栄養教育計画に沿った着実な実施を行い，実施状況の記録を作成する．学習者の反応や管理栄養士側の課題等を記録し，関係者で共有することは，計画の見直し（Act）に役立つ．

刺激-反応の枠組みに基づくと，栄養教育担当者である管理栄養士の言動はすべて，学習者にとっての「刺激」であり，刺激により学習者の「反応」が変わる．したがって，専門性だけでなく，信頼できる人柄，あたたかさ等の人間性も含めた管理栄養士の資質が栄養教育の質に大きく影響する．

❸ 栄養教育マネジメントにおける Check

👉 栄養教育のモニタリングと評価を行う．目標との対応や目的に応じてさまざまな評価がある

Checkには，実施中に行うモニタリングと，教育終了後に行う評価がある．モニタリングでは，栄養教育が計画通りに実施されているかを観察・記録し，予定通りに進んでいない場合，あるいは想定外の障害が生じた場合等には，適宜，計画の見直しを行い，栄養教育の質を担保する．

評価では，Planの評価計画に従って，目標が達成されたかを比較し検討する．評価に用いる研究デザインに対応した適切な統計解析を行い，その結果を解釈できる力が必要である．

☕ コラム　管理栄養士に必要な統計解析

「管理栄養士養成のための栄養学教育モデル・コア・カリキュラム」（2019年）では，管理栄養士として求められる基本的な資質・能力の第2項「栄養学の知識と課題対応能力」の一部として，「課題に対して必要な情報を収集・選択し，科学的視点を持って論理的に判断」する能力を必要としている．その能力には，『社会と健康』の学修のねらいの1つである「疫学の方法論及び統計の基礎を理解し，栄養管理に活用できる」ことが含まれる．

栄養教育の評価においても，評価に用いる変数が量的データか質的データ（カテゴリカルデータ）か，研究デザインによる解析対象者の対応の有無等を考慮し，適切な統計解析手法の選択と実施ができなければならない．

④ 栄養教育マネジメントにおける Act

 評価結果に基づき, 教育計画の見直しを行い, より質の高い栄養教育の実践につなげる

　Act では, モニタリングに基づく実施中の栄養教育計画の見直し（図 5-1 の矢印①）と, 評価結果に基づく次の計画の見直し・改善（図 5-1 の矢印②）を行う. 前者の実施中の栄養教育計画の見直しは, 経過評価や形成的評価に基づいて行われる. また後者の次期の計画見直し・改善は, 主に影響評価, 結果評価, 経済評価, 総合的評価に基づいて行われる.

コラム　PDCA サイクルから OODA(ウーダ)ループへ

　PDCA サイクルは, 現在, 管理栄養士が行う栄養管理のマネジメントサイクルの基本として採用され定着している. もともとは, 品質管理分野において, 1950 年代にデミング(Deming WE)が提唱したループ型モデルである. 生産・業務プロセスの中で, 改善を必要とする部分を特定し変更することにより, 継続的なフィードバックと改善を行うことができる.

　最近, 新たな業務改善のためのモデルとして, OODA(ウーダ)ループという考え方が注目されている. アメリカ空軍のボイド(Boyd J)大佐により軍事行動の迅速な意思決定のために考案されたもので, 観察(Observe), 状況判断(Orient), 意思決定(Decide), 行動(Act)の順で構成され, これらの頭文字をとって OODA ループと呼ばれる.

　PDCA サイクルは, 「事前にしっかり計画を立ててから実行し改善する」のに対し, OODA ループは「状況を見てとりあえずやってみて改善していく」手法である. 状況判断をして, より迅速な意思決定と実行を求められる場合に適しているとされ, たとえば, 新型コロナウイルス対策等で注目が高まっている.

B 栄養教育の対象と機会

① 対象のとらえ方

対象のライフステージ, ライフスタイル, 健康状態を把握する必要がある

ａ ライフステージからみた対象

　栄養教育を行う場合, 人の生涯を加齢に伴って変化するライフステージからとらえると, 身体的, 精神的, 社会的特徴がつかみやすい. **表 5-1** に示したとおり, ライフステージによって栄養に関する問題点に特徴があることを留意したうえで栄養教育の課題を抽出し, 目標を設定する必要がある（各ライフステージの特徴は第 9 章参照）.

表 5-1 ライフステージによる主な健康・栄養課題の例

ライフステージ		(女性)	年齢区分	主な栄養問題の例
成長期	胎児期	妊娠期		胎児:発育障害,奇形　母体:体重管理,貧血,つわり,妊娠高血圧症候群
	新生児期	授乳期	生後〜1ヵ月	乳児:発育発達不良,肥満,食物アレルギー,離乳食(量・質・時期など)
	乳児期		〜1歳	母親:周産期異常,母乳(量・質など)
	幼児期		〜6歳	発育発達不良,肥満,食物アレルギー,偏食,食欲不振
	学童期		〜12歳	発育発達不良,肥満,食物アレルギー,偏食,食欲不振,欠食
	思春期		〜18歳	発育発達不良,肥満,やせ,摂食障害,貧血
成人期	青年期		〜29歳	生活習慣病,メタボリックシンドローム,摂食障害,若年女性のやせ,貧血,欠食,飲酒,外食
	壮年期	更年期	〜49歳	生活習慣病,メタボリックシンドローム,更年期障害,飲酒,外食
	中年期		〜64歳	
高齢期			65歳〜	フレイル(虚弱),ロコモティブシンドローム,老年病*,低栄養,認知症,嚥下障害,食欲不振

* 高齢者に比較的特有で,発症頻度の高い疾患を老年病と総称する.成人期までの疾患と異なり,完全な治癒を望めないことも多く,後遺症として機能障害が現れることもある.

表 5-2 対象をライフスタイルとしてとらえること

ライフスタイルの要素	例
生活習慣	生活時間,食習慣,飲酒,喫煙,運動習慣など
就学状況	保育所,認定こども園,幼稚園,小学校,中学校,高等学校,専門学校,大学など
職業・就労の有無と種類	農業,漁業,林業,販売業,サービス業,金融業,教員,医療従事者,建築業など
雇用形態	正社員,契約社員,派遣社員,パートタイム労働者,家内労働者,自営型テレワーカーなど
労働時間	固定労働時間制,変形時間労働制,裁量労働制,時間外労働,深夜労働,交代制勤務など
世帯構造	単独,夫婦のみ,子どもあり,三世代,高齢者のみなど
余暇活動	休養,息抜き,創作,スポーツ,学習,旅行,鑑賞など
居住環境	住まいの構造(一軒家,マンションなど),地理的条件(交通機関など),自然環境など
その他	国(政治,戦争,文化など),宗教,風俗習慣など

b ライフスタイルからみた対象

　ライフスタイルとは,生活の様式・営み方のことであり,人生観・価値観・習慣などを含めた個人の生き方を示す.人のライフスタイルは,表 5-2 に示すように生活時間や食習慣,喫煙などの生活習慣だけではなく,就学状況,就労の有無や種類,雇用形態,労働時間などの社会経済的状況や,世帯構造,余暇活動,居住環境などにより大きく影響を受ける.また,国の政治や文化,宗教活動や地域の風俗習慣などの簡単には変えがたい要素も含まれる.

　同じライフステージに分類されても,人によってライフスタイルは多様であり,栄養教育の課題に対しても直接的あるいは間接的に影響するため,対象に効果的なアプローチ方法を見出すためにはライフスタイルを把握することが重要である.

c 健康状態からみた対象

　人は,どのライフステージにおいても,さまざまなライフスタイルをもちながら,そのときどきに異なる健康状態を呈する.予防医学では,生活習慣病を予防するために,健康状態に基づき一次予防,二次予防,三次予防の3

●一次予防
●二次予防
●三次予防

表 5-3　生活習慣病予防と介護予防における予防の段階

		一次予防	二次予防	三次予防
生活習慣病予防	健康状態	疾病前段階	疾病段階	疾病段階
	目標	● 健康増進 ● 疾病予防	● 早期発見・早期治療 ● 重症化予防	● 機能障害防止（再発予防・後遺症予防・適切な治療） ● リハビリテーション
	栄養教育の事例	● 保育所・幼稚園・学校における食育 ● 特定健診・特定保健指導	● 患者に対する栄養教育 ● 特定健診・特定保健指導	● 患者に対する栄養教育 ● 介護者・要介護者に対する栄養教育
介護予防	活動状態	活動的	虚弱（要支援・要介護に陥るリスクが高い状態）	要介護
	目標	生活機能の低下防止・要支援予防	生活機能低下の早期発見・早期対応・要介護予防	要介護状態の改善・重度化防止
	栄養ケアを実施する事業	地域支援事業の介護予防（一般高齢者施策）	地域支援事業の介護予防（特定高齢者施策）	介護保険の予防給付・介護給付

段階に分けて予防・治療に関するアプローチをすることが提唱されている．そこで，予防医学の3段階と各段階での栄養教育の事例を表5-3に示した．疾病前段階を対象とする一次予防では，さらなる健康増進と疾病予防を目標とした栄養教育が必要となる．二次予防では，病気の早期発見・早期治療に努め，臨床的に疾病を有する診断がついた場合は進行を遅らせ，合併症の発症を予防し，重症化を防ぐことが目的となる．三次予防では，再発予防とリハビリテーションに取り組み，生体機能の損失や生活の質(QOL)の低下を防ぐために機能回復や機能維持を目指す．

　高齢者保健事業における介護予防では，表5-3に示したとおり，高齢者の活動状態によって予防を3段階に分けたアプローチが求められている．要介護状態になることを予防する一次予防，生活機能低下の早期発見・早期対応を行う二次予防，要介護状態の改善・重度化の予防を主目的とする三次予防と，対象高齢者の状況と治療目的を明らかにしたうえで，1人ひとりの機能レベルに応じた対応が必要である．

　現在は高齢者については，生活習慣病予防の保健事業と，介護予防事業の一体的な実施がされるようになった．

　これらのことから，栄養教育を行う際は，対象の健康状態をふまえ，どの予防段階にあるかを把握したうえで，各段階の目標を達成できるようなプログラムを立案する．特に，社会構造として少子高齢化が問題となり医療経済が圧迫されている現在，人が生きている過程で寝たきりではない状態で元気に暮らすことのできる期間，すなわち健康寿命の延伸に寄与するためにも，一次予防からの取り組みはますます重要となる．

❷ 栄養教育の機会

栄養教育はライフステージごとに多様な場で行われる

a　保育所，認定こども園，幼稚園

　子どもに対する栄養教育については，2005(平成17)年に施行された**食育基本法**において「食育はあらゆる世代の国民に必要なものであるが，子どもたちに対する食育は，心身の成長及び人格の形成に大きな影響を及ぼし，生涯にわたって健全な心と身体を培い豊かな人間性を育んでいく基礎となるものである」と提示されたことから，乳・幼児期から食育を行うことが期待されている．その際，家庭での保護者の影響が大きいのは当然のことながら，保育所や認定こども園＊，幼稚園が教育の場として重要な役割を担っている．特に幼いうちは，栄養教育によって知識を与えるだけでなく，食べ物に触れたり，育てたり，食べたりと実際に体験させ，興味をもつ機会を設けることも大切である．

＊認定こども園　2006(平成18)年に創設された，教育・保育を一体的に行う施設．内閣府が管轄する．保護者の就労の有無にかかわらず利用可能．

5

栄養教育マネジメント

b　小・中・高等学校

　学校教育の場では，栄養教育を通して，児童・生徒の成長過程に合った栄養のとり方，正しい食習慣，栄養に関する知識などの定着を目指している．栄養教育の実施は，学校の年間計画の一部として企画され，さまざまな教科や学級活動，部活動，給食の時間などを利用して行われている．

　学校給食は，小・中学校の義務教育諸学校，夜間定時制高等学校，特別支援学校の幼稚部および高等部で教育の一環として提供されており，栄養教育の生きた教材として利用できる．学校栄養職員は学校給食管理を担っていたが，児童・生徒に対する栄養教育の必要性から，1999(平成11)年には学校栄養職員がチーム・ティーチングによって授業の中で栄養教育を展開することが求められるようになった．さらに2004(平成16)年に文部科学省は，学校教育法等の一部を改正し，「教育に関する資質と栄養に関する専門性を併せ持つ教員」としての**栄養教諭制度**を創設した．栄養教諭は学校給食管理だけでなく，学校教育の運営，食に関する指導を職務とし，肥満や食物アレルギーをもつ児童・生徒への個別的な相談指導(栄養カウンセリング)の実施など，学校現場における栄養教育の内容に広がりがみられている．

●栄養教諭制度

c　地域・職域
1)　保健所，保健センター

　1995(平成7)年の地域保健法により，健康づくりのための栄養改善業務は，都道府県の保健所と市町村の保健センターが分担して業務を行うようになった．保健所は公衆衛生活動の中心的機関として国の栄養施策を具体的に実施するほか，給食施設指導や在宅栄養士などの人材育成，地域住民に対して特に専門的な知識および技術を必要とする栄養指導を請け負っている．一方，保健センターでは地域住民の身近な保健サービスを行う拠点として，市町村

レベルの健康づくりを推進する場となっている。特に栄養教育の面では、母子から高齢者まで各ライフステージの住民に対する栄養相談や健康教室などが行われている。また、食生活改善推進委員を養成し、地区組織の育成を図っている。

2) 産業保健の場

事業者は、労働安全衛生法第66条により全労働者に対して産業医による健康診断を実施し、1988(昭和63)年に策定された事業所における労働者の健康保持増進のための指針(平成19年改訂)に基づいて、「心と体の健康づくり運動」[トータル・ヘルス・プロモーション・プラン(THP)(☞第9章E, 221頁)]を行うことが求められた。この中で管理栄養士は、産業栄養指導担当者として一次予防、二次予防の観点から労働者に対して栄養教育を行う。

産業保健の場で行われる健康診断と、高齢者の医療の確保に関する法律による特定健康診査(特定健診)は連携して行われなければならない。産業栄養指導担当者である管理栄養士は、**健康経営** * の観点からも健康診断後には有所見者への指導のみならず、メタボリックシンドロームのリスク保有者の特定保健指導(保健指導)への参加を強化していく必要がある。また、労働者が自然と好ましい食行動が実現できるような食環境を整備することにも尽力しなければならない。

*健康経営　従業員等の健康管理を経営的な視点で考え、戦略的に実践すること。経済産業省により推進されている(☞第9章E, 218頁).

d 医療の場

2000(平成12)年の栄養士法改正により、管理栄養士は「傷病者に対する療養のため必要な栄養の指導」が業務であることが明文化され、医療機関で働く管理栄養士は医療関係職種として法的に位置づけられた。

医療の場では、二次予防および三次予防を目的とした栄養教育が中心となり、入院患者・通院患者・在宅患者を対象として、集団および個人を対象とした栄養教育が行われている。その内容は、患者の病態と治療法により複雑多岐にわたることから、医師、看護師など医療スタッフと連携を図り、チーム医療の一環として質の高い栄養管理と栄養教育を実践しなければならない。

e 福祉の場

1) 児童福祉施設, 社会福祉施設

児童福祉施設には、児童福祉法に基づいて乳児〜18歳までの子どもおよび妊産婦に関連する施設があり、入所施設と通所施設がある。子どもの発達段階に応じた栄養教育が必要なのはもちろんのこと、保護者の状況、家庭環境、社会的ハンディキャップ、健康問題も加味したうえで、食事の提供にとどまらず、マナーや社交性を身につけるなど、社会生活に参加できるように支援することも大切である。

社会福祉施設は、保護施設や身体障害者更生援護施設など社会的ハンディキャップや心身に障害のある成人が入所あるいは通所する施設である。対象者の障害の程度などにより食事摂取能力や理解力には大きな個人差がみられ

る場合があるが，管理栄養士は対象者1人ひとりの特性に対応しながら心身の健康増進を図る必要がある．

2) 高齢者福祉施設，在宅介護

　高齢者福祉施設には，常時の介護を必要とする高齢者のための特別養護老人ホーム，居宅での生活が困難な高齢者のための養護老人ホーム，リハビリによる自立支援を目指す介護老人保健施設などがある．また，2000（平成12）年に介護保険制度が施行され，在宅の要介護者は訪問サービスや通所サービスが利用できるようになり，管理栄養士は居宅療養管理指導ができるようになった．いずれも，高齢者の低栄養に対する栄養管理や，咀嚼・嚥下困難への対応など三次予防に関する栄養教育が必要である．現在は，市町村レベルで，高齢者が可能な限り住み慣れた地域で，各自の有する能力に応じ自立した日常生活を営むことができるよう，地域包括ケアシステムの構築が推進されている．この中で病院，施設，在宅サービスの連携強化が求められており，管理栄養士においても，継続的な栄養教育の実現のために，情報の連携や多職種との情報共有などが課題となっている．

C　栄養教育マネジメントで用いる理論やモデル ——

　行動科学理論・モデルのうち，とくに栄養教育のマネジメントにおいて活用されることの多いものについて，以下に詳述する．

❶ プリシード・プロシードモデル

> 集団の保健プログラム，ヘルスプロモーションの企画，実施，評価のためのモデルである

　プリシード・プロシードモデル（PRECEDE-PROCEED model）は，グリーン（Green LW）らにより示されたモデルで，コミュニティ全体の保健プログラムやヘルスプロモーション活動の企画，実施，評価を行うためのモデルである．グリーンらにより，最初は1980年にプリシードの部分からなる健康教育の枠組み（PRECEDE framework）として発表された．その後プロシード部分が加わり，何度か改訂されて，図5-2に示す第4版に至る．コミュニティ（地域社会）や職域集団など，大きな集団のQOLや健康水準の向上を目指して，栄養教育を含む健康増進計画や食育推進計画づくりを行う際に有用なモデルである．

　プリシードは，対象とする集団にとっての目指す姿（QOL）の社会アセスメントから始まる（図5-2）．次いで，対象集団の健康課題と，それに関連する遺伝要因，行動・ライフスタイル要因，環境要因の診断（疫学アセスメント），それらに影響する知識・態度・信念などの準備要因，周囲の支援や，ある行動をとったあとに，自分で，あるいは他者から受け取るフィードバックなどの強化要因，望ましい方向に行動や環境を変えていくためのスキルや資源を意味する実現要因の診断（教育/エコロジカル・アセスメント）を経て，目標

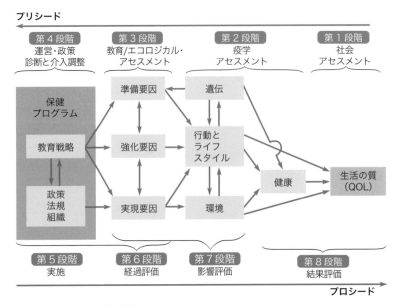

図 5-2　プリシード・プロシードモデル
[Green LW and Kreuter MW, 2005]

を達成するために既存の取り組みも視野におきつつ必要な働きかけの検討
（運営・政策アセスメントと介入調整）を行い，保健プログラムの内容が決定
される．実現要因は，環境要因と類似する場合も多く，たとえば，各種保健
資源（保健医療職の存在そのものや，保健医療職からのサポートも含まれる）
や地域資源の利便性（アベイラビリティ），近接性（アクセシビリティ），資源
利用の料金の安さなどである．また，個人，組織，地域社会が行動や環境を
変えていくのに必要なスキルも実現要因に含まれる．たとえば，糖尿病患者
が血糖コントロールのために血糖自己測定を行うスキルや，組織やコミュニ
ティとして健康的な食環境を作るために関係機関と連携するスキルなどであ
る．

　プロシードでは，プログラムを実施し，**経過評価，影響評価，結果評価**を
行う．このモデルにおいては，影響評価は準備，強化，実現要因と行動・ラ
イフスタイル，環境要因の変化を，結果評価は健康と QOL の変化を評価す
るもの，と分類される．

❷ ソーシャルマーケティング

> 🔪 プロダクトの採択による具体的なメリットとプライス（支払う対価）の交換により，自発的な行動変容を促す

　ソーシャルマーケティング（social marketing）とは，非営利組織の活動に，
商業マーケティングの方法論を活用することである．また，企業が環境問題
への対応など社会的責任の達成に関する活動（CSR* 活動）に適用することも
含まれる．

＊ CSR　corporate social re-
sponsibilityの略．

表 5-4 商業マーケティング，ソーシャルマーケティング，健康教育・栄養教育の比較

	商業マーケティング	ソーシャルマーケティング	健康教育・栄養教育
恩恵を得る主体（どの主体にとって役立つことを重視するのか）	● プロダクトの生産者・組織 ● マーケティングを行う組織	● 個人とその家族 ● ソーシャルマーケティングにかかわる組織や専門職 ● 社会全体	● 個人とその家族
働きかけの目的	● プロダクトを買ってもらうこと（購買行動） ● プロダクトに対する態度やイメージの向上 ● 購買に影響するように価値や規範を変えること ● 消費者自身のセルフイメージの変化	● プロダクトの採択による行動変容 ● プロダクトの採択という意思決定に向かわせるように知識，態度，規範，価値，対象者自身のセルフイメージを変えること	● 知識の獲得 ● 態度の変容 ● スキルの修得・実践 ● 行動変容
対象の細分化に用いる要因例	● 性，年齢，経済状態等の人口学的要因 ● 心理的要因 ● プロダクトへの関心やかかわり	● 心理的要因 ● プロダクトへの関心やかかわり	● 健康課題の程度 ● 健康課題に関する知識やスキル
交換の自発性	● 金銭的対価により自発的な交換（プロダクトの購入）が行われる	● しばしば金銭的対価以外を伴った自発的な交換（プロダクトの採用）が行われる	● 自発的に教育を受ける場合もあるが，強制的，指示的な受講もある ● 教育内容の価値づけ（重要性など）は，教育担当者（専門家）によって行われることが多い
プロダクトの特徴	● プロダクトは具体的であり，競合するものも明確な傾向にある ● プロダクトに満足か否かはすぐに決まる ● プロダクトによる恩恵は短期的な傾向にある	● プロダクトは（商業マーケティングに比べ）あいまいで，多様である ● プロダクトに満足か否かは（商業マーケティングに比べ）決まるのが遅い ● プロダクトによる恩恵は長期的な傾向にある	（教育においては，プロダクトという発想で計画がされないので，この項は非該当）

［Storey JD et al：Social marketing. Health Behavior and Health Education; theory, research, and practice, 4th ed, Glanz K et al（eds）, Jossey-Bass, p435–448, 2008 の記述および表 19.1（p437–438）を参考に筆者作成］

　欧米では 1980 年代以降，公衆衛生活動においてソーシャルマーケティングの活用が始まり，予防接種の普及，循環器病予防，栄養改善活動，たばこ対策，薬物乱用防止教育など，活発に行われるようになった．日本では 2000（平成 12）年から開始された健康日本 21（第一次）の推進手段の 1 つとして，ソーシャルマーケティング活用の必要性が示された．最近では，「健康寿命をのばそう」をスローガンとする厚生労働省の健康づくり運動「スマート・ライフ・プロジェクト」（☞第 9 章 E，222 頁）や，国立がん研究センターのがん検診受診行動の研究成果を生かしたがん教育の普及（http://prev.ncc.go.jp）などの活用例がみられる．

　ソーシャルマーケティングと，商業マーケティングおよび健康教育・栄養教育との比較を，**表 5-4** に示す．ソーシャルマーケティングの特徴は，対象集団に対する具体的な恩恵（benefit），つまりメリットの提示による，自発的な行動変容を目的とする点にある．それゆえ，栄養教育にソーシャルマーケティングの考え方を活用する必要がある．

5

栄養教育マネジメント

　以下に, 栄養教育にソーシャルマーケティングを活用する際の要点を示す.

1) 対象集団の細分化(セグメンテーション)と特徴の明確化

　ソーシャルマーケティングは対象集団中心(target population-oriented)を基本とする点で, 栄養教育の学習者中心, クライアント中心という考え方と一致する. そのために, まず対象集団を, ライフスタイル, 心理的特性(ニーズや価値観など), 行動パターン等の要因により細分化(セグメンテーション)する. 細分化された集団を下位集団(サブグループ)という. 次に, その下位集団の特徴やニーズを明確にするための調査を行う. この場合では, 質問紙調査などの定量的な調査だけでなく, フォーカスグループインタビューや観察法などの定性的な調査が重視される. 調査の結果, 栄養教育の対象とする集団を特定することを, ターゲッティングという.

2) 自発的な行動変容が目的

　人々が物を買うときは, 自分で意思決定して対価としてお金を支払って購入する. つまり, 他者に強制されるのではなく, 自発的な意思決定による行動により, 代金とモノの交換が行われる. 栄養教育にソーシャルマーケティングを活用する意義は, 人々が物を買うときと同じような自発性をもって望ましい食行動変容を起こすように, マーケティングの方法論や考え方を応用することにある. つまり, 健康増進や栄養改善を目的として提供されたプロダクト(product)を, 対象とする人々が自発的に採択し, それを活用する(実践する)という行動変容を目的とする. 栄養教育の場合, プロダクトは物とは限らず, サービスやアイデアの場合も多いが, それを選択したり同意したりするだけでなく, 実際に「使う」「実践する」という行動変容までを目的とする点に特徴がある.

3) 交換の原則の重視

　対象集団は, プロダクトを採択し活用するために対価, プライス(price)を支払う. 栄養教育では, プライスは金銭的対価というより, 必要な時間や努力, 古い習慣を捨てることなども該当する. これらの対価を支払ってもらうには, プロダクトの採用が何に役立つのかという恩恵(benefit)が, 具体的かつ明確でなければならない. 人々は, 得られる恩恵と支払う対価を天秤にかけ, プロダクトの採用を意思決定する. これがマーケティングで重視される交換の原則である. 栄養教育や健康教育は, しばしば, この具体的な恩恵の提示が弱いので, 知識の修得や態度の変容は促せても行動変容につながりにくいといわれる. また, プライスが高すぎたり大きすぎる場合には, その軽減を図ることも重要である.

4) マーケティング・ミックス(4Ps)の活用

　栄養教育の目的を達成するために, マーケティング・ミックス(4Ps), すなわち, プロダクト(product), プライス(price), プレイス(place), プロモーション(promotion)を組み合わせた提案を計画する. プロダクトとプライスについては, 上述したとおりである. プレイスはいつ, どこでプログラムにアクセスしてもらうか, どこでその行動を行ってもらうかということ, プロモーションはその行動を採用してもらうためのさまざまな工夫, たとえば,

広告，コンテスト，おまけ，などのことである．これら 4Ps を，交換の原
則をふまえ，対象とした下位集団の自発的行動変容につながるように計画を
立てる．

5）　チャネルの選択

　対象とする下位集団に，情報やメッセージを届ける経路，媒体のことを**チャ
ネル**という．チャネルには，マスメディア，ソーシャルメディア，広報誌，
地域の自主グループ，食料品店の POP や食品の包材など，さまざまなもの
がある．情報やメッセージを対象集団に届けるためには，最も効果的で効率
的なチャネルはどれかを考え，どのチャネルを何回使うかを計画する．その
際，チャネルの到達度（一定期間の間にメッセージを見聞きする人の数や割
合），到達頻度（一定期間の間に到達した人々がメッセージを見聞きする回
数），インパクト（メッセージが記憶にとどまるか，理解されるかなど），コ
スト（チャネル使用に伴う費用）を考慮して決定する．

6）　何に役立つのかという恩恵（メリット）の重視

　商業マーケティングが組織（主に企業）の便益や利潤を第一義的に重視して
いるのに対し，ソーシャルマーケティングは対象集団に属する個人のメリッ
トと同時に，社会環境の質の向上を重視している．しかしながら，対象とな
る人々だけが満足するのではなく，同時に，ソーシャルマーケティングに携
わる組織や関係者にとっても満足をもたらすものであることが必要である．
双方の関心や利益が互いに充足し合うような方向に両者の関係を築いていく
こと，つまり Win-Win の関係が重要である．

　ソーシャルマーケティングの手順を，栄養教育の PDCA サイクルに対応
させてみると，**図 5-3** に示すとおり，Plan の段階，特に栄養教育計画の立
案段階が丁寧に計画される手法であることがわかる．ソーシャルマーケティ
ングの考え方や方法を栄養教育に活用することで，より対象特性に応じた計
画立案が可能になる．

ソーシャルマーケティングの手順と内容	栄養教育の PDCA サイクルとの対応
Phase1　事前準備 ● 対象集団全体の健康課題と問題行動の特定 ● 総論的なゴールを考える ● 必要なコストを見積もる	**Plan** 　栄養スクリーニング 　栄養アセスメント
Phase2　消費者の分析 ● 対象のセグメンテーションを行い，優先すべき対象集団を特定（ターゲティング）する ● フォーカスグループ等の調査を実施し，対象集団のニーズやウォンツ*を特定する ● Phase1 で特定した健康課題と，対象集団のニーズやウォンツとの対応で，達成を目指す目標を決定する ● 暫定的なプログラムの仮案を作成する	栄養アセスメント 目標設定
Phase3　市場の分析 ● マーケティング・ミックス（4Ps）を決める （具体的なメリットを提示できているか，交換の原則は成り立つか，アクセスしやすい場を選定できたか等を含め，プロダクト，プライス，プレイス，プロモーションを具体的に決める） ● 競合相手と，協力・連携相手の両方を考える	栄養教育計画の立案
Phase4　チャネルの分析と選択 ● 適切なコミュニケーションチャネルを特定する ● 選択したチャネルをどのように使うか決める	栄養教育計画の立案
Phase5　プログラムと教材の作成，およびプレテスト ● Phase2 ～ 4 で決定したことに基づきプログラムを決め，教材を作成する ● プレテストを行い，より洗練されたプログラムにする	栄養教育計画の立案
Phase6　計画の実施 ● プログラムを実施する ● 計画の進捗状況を記録する ● 形成的評価を行い，プログラムを修正する	**Do** 　栄養教育計画の実施
Phase7　評価 ● 優先した対象集団にプログラムが届いたか評価する ● 計画に沿ってプログラムが実施されたかを評価する ● 優先した対象集団における前後の変化を評価する ● 優先した対象集団への直接的な影響を評価し，必要ならばプログラムを改善する	**Check** 　栄養教育計画のモニタリング・評価 **Act** 　評価結果に基づき，計画の見直し

Phase2 ～ 4 は行きつ戻りつしながら同時並行で進められる

＊ ニーズとは対象集団が健康や生活のために必要とするもの，ウォンツはそれを満たすための具体的な欲求.

図 5-3 ソーシャルマーケティングの手順と栄養教育の PDCA サイクルとの対応

練習問題

5-A

栄養教育マネジメントに関する記述である．正しいものに○，誤っているものに×をつけよ．
(1) 栄養管理は，栄養ケア・マネジメントを含む，管理栄養士の栄養活動の総称である．
(2) Nutrition Care Process（NCP）は，健常者を対象とした栄養ケア・マネジメントのことである．
(3) 栄養教育の目標設定は，栄養アセスメントの結果をふまえて行う．
(4) 栄養教育の評価は，教育終了後に方法や指標を決めて，実施する．
(5) 栄養教育の PDCA サイクルの Act では，次の Plan につなげる場合と，Do に戻る場合がある．

5-B

以下の記述について，正しいものに○，誤っているものに×をつけよ．
(1) 栄養教育は，対象の年齢と健康状態を把握すればよい．
(2) 子どもに対する栄養教育は，未就学児には難しい．
(3) 高齢者に対しては，現在，在宅での栄養教育の需要が高まっている

5-C

1．職場の従業員を対象に減塩に関する栄養教育を実施することになった．アセスメント内容と，プリシード・プロシードモデルの構成概念の組み合わせである．適切なのはどれか．1つ選べ．
(1) 調味を薄味にすることについて家族の理解があるか——準備要因
(2) 減塩調味料を使っているか——強化要因
(3) 1 日あたり食塩摂取量の目標量を知っているか——行動とライフスタイル
(4) 加工食品の食塩相当量表示を理解して使えるか——実現要因
(5) 尿中ナトリウム排泄量——遺伝

2．プロダクト（product）を「主食・主菜・副菜を組み合わせた食事の実践」とした場合の，ソーシャルマーケティングを活用した栄養教育計画に関する記述である．最も適切なのはどれか．1つ選べ．
(1) 対象の細分化では，「主食・主菜・副菜を組み合わせた食事の実践」が実現できている集団を特定し，その特徴を把握することが重要である．
(2) 「主食・主菜・副菜を組み合わせた食事の実践」は，将来の循環器疾患の死亡率低下につながることを訴える．
(3) 4P のプライス（price）では，「主食・主菜・副菜を組み合わせた食事の実践」に伴う時間や努力を考慮することが必要である．
(4) チャネルの選択において，若い世代向けには，自治体の広報を選択する．

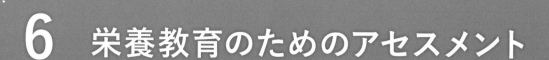

6 栄養教育のためのアセスメント

A 栄養教育におけるアセスメントの意義と目的 ─·─·─

❶ 栄養アセスメントとは何か

🥕 **栄養教育を行う際, 栄養アセスメントは最も重要である**

　栄養アセスメント(nutritional assessment)は, 身体計測, 生理・生化学検査, 臨床診査, 食事調査などから得た情報により, 個人やある特定集団の栄養状態を総合的に評価・判定すること, あるいは, 栄養に関してリスクをもつ者の改善指標やその程度を総合的に評価・判定する過程をいう. すなわち栄養教育において栄養アセスメントとは, 図6-1に示した栄養教育手順の, ①情報を収集する, ②収集した情報から, 問題点を抽出し, 改善指標やその程度を総合的に評価・判定するという一連の過程を総称している. 栄養アセスメントは栄養教育の計画を立てて実施するにあたり重要なプロセスとして位置づけられる.

●栄養アセスメント

❷ 栄養アセスメントの目的

🥄 **栄養アセスメントの目的は, 栄養状態と問題要因の把握である**

　栄養教育における栄養アセスメントは, 一連の栄養教育のマネジメントにかかわり, 次の2つを目的として行う(図6-1).
　①教育計画の立案にあたり, 学習者の実態とニーズを把握する:栄養教育にあたっては, 「今, 学習者(健常者あるいは患者)に何が起こっているか, なぜそのような状態になっているか(症状を呈しているか), 予防あるいは治療の方法は適切か」など, その時点の情報をもとに状態を判断し, 何をなすべきかの優先順位を決定し, 計画を立てて介入することが必要である. 栄養アセスメントでは, 学習者の身体症状や兆候の把握, それに関係しているリスク因子(たとえば, エネルギー摂取量の過剰, 食欲増進剤の使用, 知識や意識の欠落など)の把握が可能となるため, 解決すべき問題や改善すべき特

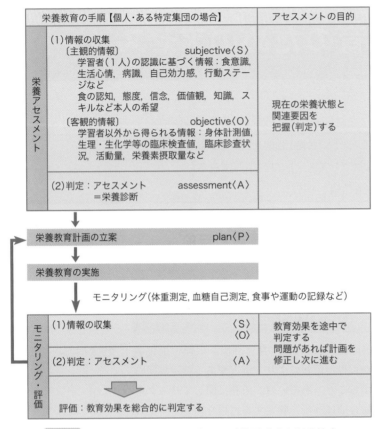

栄養教育の手順【個人・ある特定集団の場合】	アセスメントの目的
栄養アセスメント (1)情報の収集 〔主観的情報〕 subjective〈S〉 学習者(1人)の認識に基づく情報：食意識，生活心情，病識，自己効力感，行動ステージなど 食の認知，態度，信念，価値観，知識，スキルなど本人の希望 〔客観的情報〕 objective〈O〉 学習者以外から得られる情報：身体計測値，生理・生化学等の臨床検査値，臨床診査状況，活動量，栄養素摂取量など (2)判定：アセスメント assessment〈A〉 ＝栄養診断	現在の栄養状態と関連要因を把握(判定)する

栄養教育計画の立案 　　　　　plan〈P〉

栄養教育の実施

モニタリング(体重測定，血糖自己測定，食事や運動の記録など)

モニタリング・評価 (1)情報の収集 〈S〉〈O〉 (2)判定：アセスメント 〈A〉	教育効果を途中で判定する 問題があれば計画を修正し次に進む
評価：教育効果を総合的に判定する	

図6-1 栄養アセスメントの目的および位置づけと栄養教育

異的な課題を明確に判定・診断することができる．これにより，その時点での有効性，実践可能性，ニーズをふまえて優先度が高い教育目標は何なのかを検討し，計画を立てる．

②栄養教育効果を評価・判定し，問題があれば計画を修正して次に進む：栄養教育を実施してどのような効果があったのか，学習者の食生活や食行動，健康状態などにどのような変化が生じたか，QOL に問題はなかったかなどを評価する．これは，教育プログラムの評価にかかわるので，教育計画を立てる前，実施中，および終了時に行う．問題があればそのつど計画を修正して次のステップに進む．これを繰り返して最終評価を行い，教育終了の是非を判断する．また，今後起こりうる栄養にかかわる問題点を予測して対応を考える．

B 情報収集の方法

個人情報保護および守秘義務に注意する

栄養教育のためのアセスメント情報を収集する方法を分類すると，実測法，

表6-1 情報収集の方法，種類，留意点

情報収集の方法	情報の主な種類(例)	留意点
実測法	• 身体計測 • 食事調査（秤量法・陰膳法） • 生理・生化学検査	エネルギーおよび栄養素摂取量の過不足は，BMI，体重，長期間の栄養素摂取量，生理，生化学検査値などをもとに，総合的に評価する．
観察法	• 摂食，嚥下の観察 • 臨床症状の観察 • 日常生活動作(ADL)の観察	学習者は観察されていることがわかると，普段とは違う行動をとる可能性がある．繰り返し観察する必要がある．
面接法	• 構造化面接(あらかじめ決めておいた質問をする) • 半構造化面接(あらかじめ決めておいた質問と対象に応じた自由質問をする) • 非構造化面接(対象に応じた自由質問をする) • グループインタビュー(集団の特性を限定して対象を集める場合はフォーカスグループインタビューという)	学習者の生の声を聞くことができるが，言語に盛り込まれている感情やニュアンスを把握する際に，主観や偏見が入らないよう留意する．さらに，調査者は，目的に応じたインタビューガイドを作成し，学習者から十分に話を聞き出せる技術を身につけておく必要がある．
質問紙法（自記式，他記式）	• 面接聞き取り法(面接で聞き取り記入する) • 電話調査法（電話で聞き取り記入する) • 郵送法（記入したものを郵送してもらう) • 留置き法(記入したものを後日回収する) • インターネット法(ITを用いて聞き取る)	調査票の作成にあたっては，次の点に留意する． • 目的を明確にして，結果の利用を周知しておく． • 目的に沿った項目を精選し，質問数が多すぎないよう考慮する． • あいまいな表現を避け，誤解のないわかりやすい表現にする． • プライバシーにかかわる質問に注意する．
既存資料の活用	保健・医療・福祉関連団体などからの情報(総務省，厚生労働省，文部科学省，農林水産省，国立健康・栄養研究所など)	さまざまな団体あるいは個人がインターネットを通じて情報を公開しているが，情報源が明確で信頼性の高い情報を利用する．

観察法，個人・集団面接法，質問紙法，既存資料の活用などに分けることができる（表6-1）．実測法，観察法，面接法，質問紙法などの情報収集に際しては，事前に本人あるいは保護者の**同意(了承)**を得るとともに，収集した個人情報については適正に取り扱うなどの個人情報保護に努めるとともに，知り得た秘密やプライバシーを不用意に他に漏らしたり，本来の目的以外に使用してはならないといった**守秘義務**を守ることが重要である．

C 栄養アセスメントの種類と方法

1 栄養アセスメントの種類

栄養アセスメントにおいては，多面的に多種類の情報を収集する

　栄養教育にかかわる栄養アセスメントは，身体計測，生理・生化学検査，臨床診査のような身体的栄養状態の指標のみならず，食事調査，食行動と食態度調査，食以外の生活習慣調査，食環境調査など，栄養摂取に関連する事項および身体活動などの栄養状態に影響を及ぼす諸要因について行う（表6-2）．

表6-2　栄養教育における栄養アセスメントの種類

アセスメントの種類[1]		得られる情報	主な指標の例
個人要因	1. 身体計測 （A） anthropometry	●身体の構成成分 （体脂肪，骨格筋など） ●各組織における栄養素の貯蔵状態	身長・体重 BMI，体脂肪量，肥満度，骨格筋量，ウエスト周囲長
	2. 生理・生化学検査 （B） biochemical method	●各組織や臓器の栄養および生理機能の状態 ●病態の程度	エネルギー消費量（二重標識水法，間接熱量測定） 味覚 循環機能（血圧，心拍，心電図），骨量，尿・血液検査
	3. 臨床診査 （C） clinical method	●問診や観察から栄養状態を評価 ●栄養状態や栄養疾患に関する自他覚症状	主訴*，現病歴*，既往歴*，治療歴，体重歴，家族歴*，服薬，アレルギー 臨床症状の観察（肥満，るい痩，毛髪，爪，皮膚，顔貌，眼，口唇・舌，浮腫，四肢，無月経，下痢，便秘，咀嚼・嚥下状況）
	4. 食事調査 （D） dietary method	●エネルギー・栄養素摂取状況 ●食習慣の状況	栄養素摂取量，食品群別摂取量，食事バランス（主食，副菜，主菜，乳，果物，嗜好品） 食事の回数・時刻，外食・間食・飲酒・健康や栄養に関係する食品[2]の摂取状況
	5. 食知識 　食態度	●食事の受け止め方（認知）や考え方（思考） ●食知識，食事観 ●食スキル	健康保持のための食行動ができるかどうかの確信（自己効力感） 食行動の変容ステージ 食生活への関心 調理スキル
	6. その他の調査	●運動状況 ●喫煙状況 ●ストレス状況 ●日常生活動作 ●生活・人生の質	運動調査（運動の種類・頻度・1回の時間） 喫煙本数，喫煙年数，ブリンクマン指数，ニコチン依存度，禁煙の時期と禁煙後の年数，行動ステージ ストレス反応調査 ADL調査 QOL調査
環境要因		●食物の入手可能性 ●食生活関連情報の入手源	食物の主な入手先（自作，スーパー，コンビニ，飲食店など）と品揃え 食生活関連情報の入手先（家族，学校，職場，地域，マスメディア，インターネットなど）

※1 アセスメント項目の英語の頭文字を並べると，アセスメント ABCD となり覚えやすい．
※2 販売業者等が独自の判断で販売している「いわゆる健康食品」，栄養生理的機能や特定の保健機能に対する有効性が示されている「栄養機能食品」および「特定保健用食品」，科学的根拠に基づき機能性が示されている「機能性表示食品」等．
*主訴　　患者が訴える主な症状．
*現病歴　現在の病気がいつどのような症状で始まって，現在どのような症状であるかをまとめた記録．
*既往歴　これまでに罹患した疾病に関する記録．
*家族歴　学習者の家族の疾病の有無．特に遺伝的素因の確認のため必要となる．

❷ 健康・食事摂取に影響を及ぼす要因のアセスメント

個人要因と環境要因の両方を把握する

a 個人要因のアセスメント

　栄養教育では，食物摂取や食行動に影響を及ぼす個人要因（**表6-2**）を把握し，行動変容を促すための手法について検討することが重要である．食物の選択や摂取には，食事の受け止め方（認知）や食知識，食事観，自己効力感，食スキル（技術），食習慣，ストレス状況などの要因が影響することから，これらの内容を，問診や調査，観察などを通じて把握することが重要である．栄養教育では，知識量を増やすだけではなく，知識を行動に移し継続させることが重要であることから，学習者の食行動の「ずれ」や「くせ」といった問題点も把握することが必要である．アセスメントにおいては，管理栄養士

表 6-3　肥満者へのアセスメントに使用されている食行動質問票

氏名（　　　　　　　　　　　　）　年齢（　　　）　性別（　男 ・ 女 ）
身長（　　　cm）　体重（　　　kg）
次に示す番号で以下の問いにお答え下さい.
（1. そんなことはない　　2. 時々そういうことがある　　3. そういう傾向がある　　4. 全くその通り）

1. 早食いである	（　）	30. ハンバーガーなどのファーストフードをよく（　　） 利用する
2. 太るのは甘いものが好きだからだと思う	（　）	31. 何もしていないとついものを食べてしまう（　　）
3. コンビニをよく利用する	（　）	32. たくさん食べてしまった後で後悔する（　　）
4. 夜食をとることが多い	（　）	33. 食料品を買うときには，必要量よりも多めに（　　） 買っておかないと気が済まない
5. 冷蔵庫に食べ物が少ないと落ち着かない	（　）	
6. 食べてすぐ横になるのが太る原因だと思う	（　）	34. 果物やお菓子が目の前にあるとつい手が出て（　　） しまう
7. 宴会・飲み会が多い	（　）	
8. 人から「よく食べるね」と言われる	（　）	35. 一日の食事中，夕食が豪華で量も多い（　　）
9. 空腹になるとイライラする	（　）	36. 太るのは運動不足のせいだ（　　）
10. 風邪をひいてもよく食べる	（　）	37. 夕食をとるのが遅い（　　）
11. スナック菓子をよく食べる	（　）	38. 料理を作る時には，多めに作らないと気が済（　　） まない
12. 料理があまるともったいないので食べてし まう	（　）	
13. 食後でも好きなものなら入る	（　）	39. 空腹を感じると眠れない（　　）
14. 濃い味好みである	（　）	40. 菓子パンをよく食べる（　　）
15. お腹一杯食べないと満腹感を感じない	（　）	41. 口一杯詰め込むように食べる（　　）
16. イライラしたり心配事があるとつい食べて しまう	（　）	42. 他人よりも太りやすい体質だと思う（　　）
		43. 油っこいものが好きである（　　）
17. 夕食の品数が少ないと不満である	（　）	44. スーパーなどでおいしそうなものがあると予（　　） 定外でもつい買ってしまう
18. 朝が弱い夜型人間である	（　）	
19. 麺類が好きである	（　）	45. 食後すぐでも次の食事のことが気になる（　　）
20. 連休や盆，正月はいつも太ってしまう	（　）	46. ビールをよく飲む（　　）
21. 間食が多い	（　）	47. ゆっくり食事をとる暇がない（　　）
22. 水を飲んでも太る方だ	（　）	48. 朝食をとらない（　　）
23. 身の回りにいつも食べ物を置いている	（　）	49. 空腹や満腹感がわからない（　　）
24. 他人が食べているとつられて食べてしまう	（　）	50. お付き合いで食べることが多い（　　）
25. よく噛まない	（　）	51. それほど食べていないのに痩せない（　　）
26. 外食や出前が多い	（　）	52. 甘いものに目がない（　　）
27. 食事の時間が不規則である	（　）	53. 食前にはお腹が空いていないことが多い（　　）
28. 外食や出前を取るときは多めに注文してし まう	（　）	54. 肉食が多い（　　）
		55. 食事の時は食べ物を次から次へと口に入れて（　　） 食べてしまう
29. 食事のメニューは和食よりも洋食が多い	（　）	

［吉松博信：肥満症の行動療法, 糖尿病代謝症候群. 別冊医学のあゆみ：827-834, 2004 より引用］

が学習者の状況を把握するだけではなく，学習者自身が自分の問題点に気づき，自己管理ができるよう，アセスメント結果を返却し，問題点を一緒に確認し，行動変容への動機づけを行うことが重要である.

　肥満者へのアセスメントに使用されている食行動質問票，食行動質問得点解析表，食行動質問結果表を**表 6-3**，**表 6-4**，**図 6-2** に，糖尿病セルフケアに関する質問の例を**表 6-5** に示す.

b　**環境要因のアセスメント**

　生活習慣の変容は，個人の努力だけで実現できるものではなく，環境の影響が大きい. したがって，栄養教育でも，学習者を取り巻く環境を把握したうえで教育内容を考えることが重要である.

　環境のとらえ方として，物理的環境，社会的環境，経済環境，情報環境に分ける考え方がある. 食物の物理的環境としては，**アベイラビリティ**（avail-

表 6-4 食行動質問得点解析表

女性用		男性用	
体質や体重に関する認識 2( ) 6( ) 10( ) 22( ) 36( ) 42( )　　　　　　　　　合計( )		体質や体重に関する認識 2( ) 6( ) 10( ) 22( ) 36( ) 42( ) 51( )　　　　　　合計( )	
食動機 12( ) 13( ) 17( ) 24( ) 28( ) 33( ) 38( ) 44( ) 50( )　合計( )		食動機 12( ) 13( ) 24( ) 28( ) 33( ) 34( ) 38( ) 44( ) 45( ) 50( )　合計( )	
代理摂食 5( ) 16( ) 23( ) 31( )　合計( )		代理摂食 5( ) 16( ) 23( ) 31( )　合計( )	
空腹，満腹感覚 9( ) 15( ) 32( ) 39( ) 49( ) 53( )　合計( )		空腹，満腹感覚 9( ) 15( ) 32( ) 53( )　合計( )	
食べ方 1( ) 8( ) 25( ) 41( ) 55( )　合計( )		食べ方 1( ) 8( ) 25( ) 41( ) 55( )　合計( )	
食事内容 3( ) 19( ) 26( ) 30( ) 40( ) 43( ) 54( )　　　　　　　合計( )		食事内容 11( ) 14( ) 26( ) 29( ) 30( ) 40( ) 43( ) 52( ) 54( )　合計( )	
食生活の規則性 4( ) 18( ) 20( ) 21( ) 27( ) 35( ) 37( ) 48( )　　　合計( )		食生活の規則性 4( ) 7( ) 20( ) 21( ) 27( ) 35( ) 37( ) 47( )　　　合計( )	
※数字は質問番号を表す　　　合計( )		※数字は質問番号を表す　　　合計( )	

［吉松博信：肥満症の行動療法，糖尿病代謝症候群．別冊医学のあゆみ：827-834, 2004 より引用］

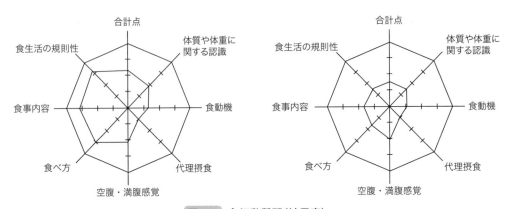

図 6-2 食行動質問（結果表）

ability, 購入可能な食物の選択肢の範囲）と**アクセシビリティ** *(accessibility, 食物入手の利便性，店舗の物理的な位置）がある．地域で何が入手可能かは，何を購入し，何を食べるかに影響する．社会的環境とは，食事は相互に作用し合う人々の集団の影響を受けやすいため，どのような人たちと一緒に食事をするかによっても影響を受けるということである．経済環境としては，**食品の価格や収入**などの要因がある．野菜や果物を加えると食費が上がることや，良質の食事をとっている人は高収入であるというような報告もある．情報環境としては，**教育，広告，メディア**などの要因がある．一般的に教育を受けた人は，自分がより健康的に食べられるような情報を上手に入手，判断して適用することができ，広告やメディアは多くの人にとって，栄養や食についての主要な情報源となる．

*フード・アベイラビリティ(food availability)とフード・アクセシビリティ(food accessibility)　いずれも食環境における食物入手の可能性のこと．アベイラビリティは，適切な食物の選択肢が十分にあるかという提供側からの入手可能性を意味し，アクセシビリティは，それを実際に人々が入手できるかという利用者側からの入手可能性を意味する．

表6-5 糖尿病セルフケアに関する質問(例)

	質問項目	そうではない	どちらかといえば,そうではない	どちらかといえば,そうだ	かなりそうだ
Q1	合併症を起こさない(進めない)よう,血糖をコントロールできる	1	2	3	4
Q2	多くの種類の食品をバランスよく上手に食べることができる	1	2	3	4
Q3	食事の時間を決めている	1	2	3	4
Q4	外食や宴会のときでも,エネルギーやバランスを考えて食べることができる	1	2	3	4
Q5	自分の食生活に満足しており,食事の時間が楽しみだ	1	2	3	4
Q6	食事療法を守っていると,健康的な気分になり体の調子もよい	1	2	3	4
Q7	誰かにできていることは,自分にもできる	1	2	3	4

[赤尾綾子ほか:糖尿病 **54**(2):128-134, 2011 を参考に筆者作成]

表6-6 環境要因のアセスメント内容の例(野菜摂取について)

	アセスメント内容の例
(物理的環境)アベイラビリティとアクセシビリティ	新鮮な地場産の野菜が豊富に売られているスーパーマーケットが自宅や職場の近くにあるか,それらの店舗の営業時間は買いに行ける時間帯か
(社会的環境)社会的影響	一緒に食事をする家族や友人は,野菜をよく食べているか
(経済環境)価格,収入	野菜の価格は高くないか
(情報環境)教育,広告,メディア	野菜に関する情報は,どこからどのように入手可能か

野菜摂取を例にとり,環境要因のアセスメント内容の例を**表6-6**に示す.

D 判　　　定

栄養状態の判定 (診断) は,重要と思われるものを優先する

　前項で述べたような栄養教育アセスメントのために得た身体的栄養状態,食物・栄養素等摂取量の状態,食物・栄養素等摂取量に関連する個人や環境にかかわる諸事情から,解決すべき課題を明確にした判定を行う.

　従来,臨床の場などでは,S(主観的情報)→O(客観的情報)→A(栄養状態の判定)→P(計画)による方法が用いられている.また,P(problem):栄養状態の課題,E(etiology):原因やリスク因子,S(sign, symptom):身体症状や兆候(**表6-7**)を用いて,NCP(☞第5章A,80頁)に基づく栄養診断結果を報告する PES という方法もある.PES は,Problem related to Etiology as evidenced by Signs and Symptoms の略である.

　日本語で表記する場合は,「S の根拠に基づき,E が原因となった(関係した),P の栄養状態と栄養診断できる」というように,S→E→P の順に,1つの文章で記載する.栄養状態の判定(診断)は,重要だと思われる内容に順

表 6-7 兆候/症状(S)，問題点(P)，病因(E)の3つの項目

S(sign/symptom)：兆候/症状	● 主観的，客観的な兆候/症状を集約し，問題の所在，問題の数値化，その重症度等を詳しく述べる． （食物/栄養関連の履歴，身体計測，生化学データ，栄養に焦点を当てた身体所見，臨床兆候，既往歴等）
E(etiology)：原因/リスク因子	● 栄養摂取にかかわる知識不足，食行動に関連する有害な信念や態度・食物選択の手段の欠如や制限・食習慣・生活環境 ● 経済的制約・心理的要因・薬剤の服用・胃腸機能に関連した臓器障害等
P(problem or nutrition diagnosis label)：課題または栄養診断の分類	● 課題・栄養診断

［公益社団法人 日本栄養士会(監訳)：国際標準化のための栄養ケアプロセス用語マニュアル，第一出版，2012 より引用］

表 6-8 栄養アセスメント，栄養状態の判定(診断)の例

〈栄養アセスメント〉	
基本情報	性別：女性　　年齢：75 歳
現病歴・治療歴	2 年前に脳梗塞を発症し入院治療後，リハビリテーションを受け退院．現在，後遺症はなく通常の生活可能．
臨床診査	疲れやすい
身体計測	身長 157.0 cm，体重 45.0 kg，BMI 18.3 kg/m^2
生化学検査	Alb: 3.4 g/dL(基準値 4.1 ～ 4.9 g/dL) 血圧 :140/77 mmHg(基準値 140/90 mmHg 未満) ＊服薬
栄養素摂取	たんぱく質摂取量が推定平均必要量より 10%少ない
食意識・食態度	野菜は身体によいと思いたくさん食べているが，肉類は何となく控えている
食環境	野菜は自家栽培しているので入手しやすいが，他の食品(肉や魚など)を購入するためのスーパーマーケットが遠い
栄養状態の判定(診断)　栄養診断コード：NI-5.3＊　たんぱく質・エネルギー摂取量不足	
(PES 報告) BMI が 18.3 kg/m^2，Alb が基準値より下回っていることから，不適切な食物選択および食品の入手困難が原因となった，たんぱく質・エネルギー摂取量不足の状態であると判断する．	

＊米国栄養士会によって提案された栄養ケア・マネジメントの国際的な基準として Nutrition Care Process (NCP) がある．栄養診断コードは NCP に関するテキスト等を参照．

位をつけ，重要なものから優先し，簡潔に1つに絞り込むのがよいとされているが，重要な問題が複数ある場合は，主治医など他職種とも相談して優先順位を決める．

　栄養アセスメント，栄養状態の判定(診断)の例を**表 6-8** に示す．

練習問題

以下の記述について，正しいものに○，誤っているものに×をつけよ．

(1) 栄養アセスメントとアセスメントは，同じ意味である．

(2) 栄養アセスメントは，教育計画を立てるために，なくてはならないプロセスである．

(3) 栄養アセスメントは，教育前，教育中，教育後など，経時的に行う必要がある．

(4) 個人のエネルギー摂取量の過不足の評価は，食事調査による摂取エネルギー量と活動量調査による消費エネルギー量をもとに判定する．

(5) 個人の栄養素摂取量の過不足の評価は，長期間の食事摂取状況をもとに判定する．

(6) 半構造化面接は，構造化面接よりも，学習者の生の声を把握することができる．

(7) 質問紙法による調査は，面接，電話，郵送，留置き，インターネット等の調査に活用できる．

(8) 栄養アセスメントでは，食意識や食態度といった個人要因も把握する必要がある．

(9) 環境要因として，食物の準備性や利便性といったアベイラビリティを把握することも重要である．

6

栄養教育のためのアセスメント

7 栄養教育の目標設定と計画立案

学修目標

❶ 栄養教育で用いられる目標の種類と内容を理解し，適切に設定できる．

❷ 栄養教育の学習形態の種類と特徴を理解し，適切に設定できる．

❸ 教育目標を達成するために学習者に適した教材を選択，作成できる．

❹ 栄養教育プログラムを作成できる．

❺ 栄養教育プログラムの作成において，目標設定から評価まで，適切な計画立案ができる．

A プログラム

❶ 栄養教育プログラム

> 栄養教育プログラムとは，きめ細かく組み立てられた学習計画である

a 栄養教育プログラムの基本理論

栄養教育は，栄養に関する知識や食関連のスキルを一方的に教えこむものではない．教育担当者は学習者が目標を達成しやすいようにサポートを行う．

栄養教育計画とは，第5章(☞80頁)で述べた栄養教育マネジメントのPlan-Do-Check-Act の Plan にあたる．第6章(☞95頁)で述べた栄養アセスメントによって学習者の課題を検討したのち，その課題を学習者が解決できるようにするために立てる計画であり，プログラムとして作成する． ●栄養教育計画

1) 栄養教育プログラムの定義

栄養教育プログラムとは，学習者の栄養アセスメントから得られた食生活上の課題解決に向けて，学習者のライフステージ，ライフスタイル，健康状態，栄養状態，社会経済状態，文化生活環境などを考慮し，かつ学習者の理解度や能力等に即した栄養教育計画のことをいう． ●栄養教育プログラム

2) 栄養教育プログラムを立てるときの注意点

栄養教育プログラムは，最終的に学習者自らが課題の解決を図れるように作成する．すなわち，以下のことを計画に組み入れて立案するようにする．

①課題解決に必要な知識の形成を図る．

②望ましい食生活を営もうという態度形成を促す．

③食行動に必要となるスキルの習得を目指す．

④食行動変容へと導く．

⑤食行動が維持・継続できるような仕掛けや仕組みを作る．

⑥食行動変容・維持・継続のための環境改善を行う．

　栄養教育の場は，ライフステージ・ライフスタイルによりさまざまである．たとえば，幼児・児童・生徒を対象とする場合は，それぞれの教育機関で計画される「食に関する指導に係る全体計画」等が栄養教育プログラムに相当し，学習者だけではなく，保護者や仲間，地域社会を焦点に当てた展開も考える必要がある．

　また，一般成人を対象とする場合でも，学習者本人だけではなく，その学習者が所属する職域や居住地域で展開する栄養教育プログラムを計画することも考えられる．さらに，疾病を有する者を対象とする場合は，治療計画に組み込まれたプログラム展開を考える必要がある．

　学習者の課題に対する実行可能性を高めるためには，栄養教育プログラムに第2章～第4章で学んだ行動科学理論を組み込むようにする．たとえば，学習者が個人である場合には，個人要因に焦点を当てた行動変容の理論(☞第2章C，22頁)であるヘルスビリーフモデル，計画的行動理論，トランスセオレティカルモデルの構成概念が有効である．

　学習者と学習者を取り巻く家族や同僚，仲間が対象である場合には，対人関係や環境要因に焦点を当てた行動変容の理論(☞第2章D，26頁)で学んだ社会的認知理論の構成概念や，ソーシャルサポートを適用することができる．

　さらに，大規模集団や地域レベルでの変容を促す場合には，コミュニティオーガニゼーション，イノベーション普及理論，ヘルスリテラシー等(☞第2章E，29頁)を適宜活用するとよい．

B 目標設定

❶ 栄養教育プログラムにおける目標設定

> 結果目標，行動目標，学習目標，環境目標，実施目標がある

a 目標の種類

　栄養教育プログラムにおける目標には，**結果目標，行動目標，学習目標，環境目標，実施目標**がある．

b 目標設定のポイント

　前述したアセスメントに基づいてこれらの目標を設定するが，目標は最終的に達成したいもの，すなわち結果目標から考えると設定しやすい(図7-1)．なお，プログラムによっては栄養教育プログラム期間中に達成しうる最終目標として，結果目標を設定できないこともある．この場合には，行動目標をプログラムの最終目標として設定する．

　目標を設定する際には，その目標の達成状況を評価(把握)するために，前後比較できる客観的な数値目標を組み入れて設定しておくとよい．また，適切な目標設定は学習者自身の問題解決に取り組もうとする意欲を高め，主体的な行動変容へ導く．さらに，段階的に目標が達成できるように支援するこ

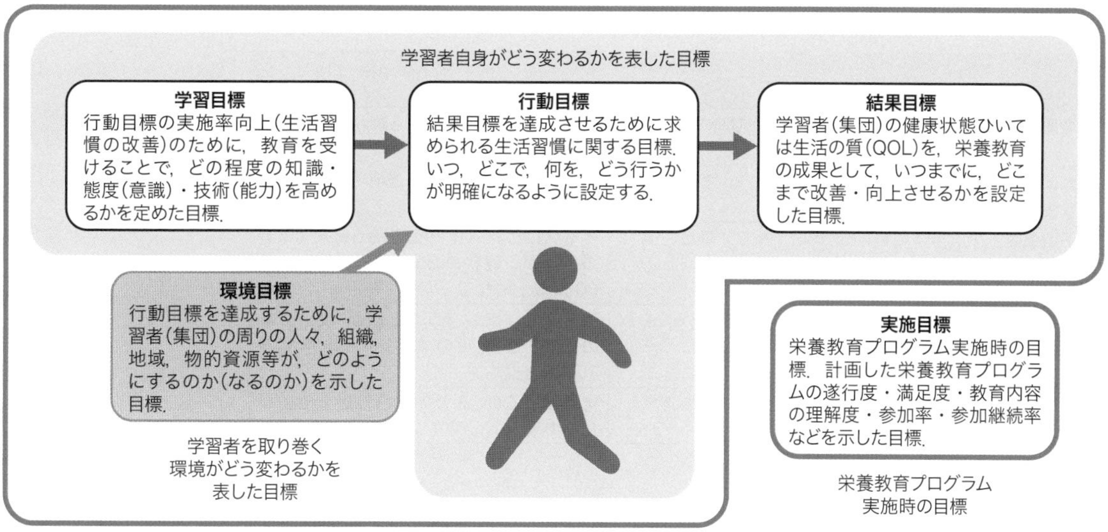

図 7-1 栄養教育プログラムで用いられる目標と定義

とで，学習者は心理的な充実感を得ることができ，次の課題へ挑戦しようという意欲も高められる．

C 結果目標

● 結果目標

1) 結果目標の定義

個人や集団の健康状態ひいては生活の質（QOL）を，栄養教育の成果として，いつまでに，どこまで，改善・向上させるかを設定した目標のことである．

2) 結果目標設定上，配慮すべきこと

結果目標として用いられる健康状態や QOL の変化は，後述する行動目標が達成され，さらにそれが継続されることによって得られる目標でもある．したがって，この両者がうまく連動するように設定することが大切である．

また，計画した栄養教育プログラムの実施期間が短期間（数日や数週間）であった場合には，その期間内では結果目標を達成させることが難しいこともある．栄養教育プログラムを立てる際は，結果目標を実施期間内で達成できるものに設定することも，学習者の意欲を継続させるうえで重要となる．

3) 結果目標の設定例

栄養教育における結果目標は，健康状態の指標として，身体計測値，臨床検査，臨床診査，生理機能等の数値を用いることが多い．また，QOL の指標としては，日常的な身体機能，身体の痛み，健康感，活力，社会生活機能，精神面，心の健康等を尺度で表したものが用いられる．

その他，けがや風邪の頻度，顔色，食欲，排便の状態，集中力，日中の眠気，機嫌，声の大きさなど，体調や生理的現象を指標として用いることもある．

結果目標は，表 7-1 に示したように栄養教育プログラムの学習者のライフステージやライフスタイルに応じて設定する．対象が個人の場合には，健康指標や QOL 指標をその学習者個人の程度に合わせて具体的な数値目標と

表 7-1 結果目標の設定例

	個人	集団
学童期	1年間, 風邪を1度もひかない	風邪をひいて欠席する児童の割合が, 現状の50%から, 1年後には20%になる
運動部高校生	1年間で, 除脂肪体重が○kg増える	除脂肪体重3kg増加を達成する選手の割合が, 1年後には60%以上になる
生活習慣病予備群	1年後の健診までに, ヘモグロビンA1cの値が5.6%未満になる	ヘモグロビンA1cの値が5.6%未満の者の割合が, 現状の25%から半年後には60%以上になる
低栄養の高齢者	半年間で血清アルブミン値が3.5 g/dL以上になる	血清アルブミン値が3.5 g/dL以上の者の割合が, 現状の40%から半年間で70%以上になる
独居の高齢者	半年間でQOLスコアが○%以上改善する	半年間でQOLスコアが○%以上改善した者の割合が, 60%以上になる

して設定することが多い. 一方, 対象が集団の場合には, 目標とする健康指標の範囲やレベルを決めて, その範囲やレベルに合致する人もしくは到達した人の割合等を目標として設定することが多い.

4) 結果目標の達成度を評価する方法

表 7-1 に示したように, 結果目標は栄養教育の成果として, どれくらいの期間で, どれくらい達成できたのかを定量データとして取り扱うことができるようにしておくとよい. この達成度が結果評価として表わされる(☞第8章 B, 138頁).

d 行動目標

●行動目標

1) 行動目標の定義

結果目標を達成させるために求められる生活習慣の目標を示したものである. つまり, ここでいう生活習慣とは, 学習者の日常生活の中の行動そのものであり, その行動の積み重ねで, 健康指標やQOLの改善につながる.

2) 行動目標設定上, 配慮すべきこと

①具体的な行動目標を設定する

いつ(時間・頻度・タイミング), どこで(場所や状況), どの行動(行動の種類)を, どう(回数や量)行うのかを具体的に設定する.

②学習者自身が行動目標を設定できるように支援する

行動目標の設定には, 学習者の主体的な意欲と自己効力感が高まるように導くことが求められる. 学習者自身がそれならできそうだと思える行動目標を, 自分自身で決められるように支援することで, 実行可能性は高まる.

③努力を伴う行動目標のほかに簡単に達成できる行動目標を設定する

結果目標に近づくために設定した行動目標は, その過程において心理的・金銭的・時間的・身体的な負担や代償が生じる可能性や, 学習者自身の努力が求められる.

学習者の自己効力感や行動への態度を維持・強化させるために, 少ない努力で簡単に達成できる行動目標も同時に設定しておくとよい. 簡単に達成で

表 7-2 行動目標の設定例

結果目標が，「半年間で，体脂肪率が○％未満になる」等の場合

設定のポイント	いつ（時間・頻度・タイミング），どこで（場所・状況）	どの行動（行動の種類）を，どう（回数や量）するのか
簡単な行動目標	毎食時，会社・自宅で	1口ごとに，30回，噛んで食べる
	起床後と就寝前に	体重を量る
努力が必要な行動目標	毎食	ごはんの量を今よりも○g減らして食べる
	夕食時・飲みの席	アルコール量を現状の○杯から半分の○杯にする
	昼食後，会社の周り（雨天時は会社内）	○分間，速歩する

※表中の○に入る数値は，結果目標や学習者の実行度等により変更する．

きる行動目標とは「食事のときには一口ごとに箸を皿に置く」「毎日，体重を量る」「歩数計をつける」「駅や社内の移動時は階段を使う」など，日常生活の中ですぐに取り入れられそうな目標のことである．この目標は結果目標の達成に対する寄与は低いかもしれないが，実行度は高いため，継続的な支援時に社会的強化子（賞賛）（☞第2章B，19頁）としても活用することができる．

④優先順位を決めておく

優先順位を考えて行動目標の設定を支援することも重要である．優先順位は，緊急性の高さ，効果の上がりやすさ，実行可能性の高さなどを考慮して選ぶようにするとよい．

⑤行動の強化子，行動の監視者，モニタリングの方法を決めておく

行動目標で掲げた行動は，オペラント行動（☞第2章B，18頁）に位置づけられる．その行動を維持・強化するために，何かしらの強化子（褒美や賞賛等）を設定しておくとよい．

適切なタイミングで行動に対する評価や監視の目（モニタリング☞第8章A-3，134頁）が入ると，行動の継続が促される．また，学習者自身が行動目標の達成状況を自分で確認できるようにすること（セルフモニタリング・自己強化☞第4章B-8，72頁）も行動継続の一助となる．

⑥定期的に見直しをする

行動目標の達成状況は定期的に見直しを行い，スモールステップが重ねられるように支援を行う．

3）　行動目標の設定例

結果目標を達成するために必要な行動目標を立てるように支援する．たとえば，結果目標が「半年間で，体脂肪率が○％未満になる」の場合には，エネルギー出納がマイナスになるように「ごはんの量を今よりも○g減らして食べる」「アルコール量を現状の○杯から半分の○杯にする」「間食をした日は，バスを使わず歩いて帰宅する」「昼食後には会社の周りを○分間ウォーキングする」などの行動目標が考えられる（**表7-2**）．

また，学習者が集団の場合には，行動目標として掲げた行動を実施・継続できる者の割合で設定する．たとえば，上記の目標であれば「昼食後に会社の周りを○分間ウォーキングする社員の割合が，現状の10%から70%になる」などである（**表7-3**）．

表 7-3　対象が集団の場合の行動目標の設定例

所属している組織の行動目標	【結果目標が,「健康を維持する社員の割合が, 現状よりも増える」の場合】 昼食後に会社の周りを○分間ウォーキングする社員の割合が, 現状の 10%から 70%になる
厚生労働省アクティブガイド（2013 年）	「プラス 10」 全国民が今よりも 10 分多く身体活動量を増やす
政府新しい生活様式（2020 年）	「三密を避ける」「80%外出自粛」 密閉・密集・密接の場を作らない 今までの外出を 8 割削減する テレワークをする

　その他, 集団の行動目標の例として, 2013 年に厚生労働省が発表した「アクティブガイド」の「プラス 10」があげられる. これは, 健康格差を縮めるという結果目標を達成するために掲げられた国民を対象とした行動目標である. また, 2020 年の新型コロナウイルス感染拡大を防ぐために政府が打ち出した「新しい生活様式」の「三密を避ける─密閉・密集・密接の場を作らない」や「外出自粛・テレワーク」などは, 感染症による健康被害を避けるという結果目標を達成するために掲げられた国民の行動目標の 1 つである.

4)　行動目標の達成度評価の方法, モニタリングと影響評価

　行動目標の達成度は, 実行度や実施回数などをモニタリング状況から評価することが可能である. 集団を対象とした場合には, 掲げていた行動目標の実施者の割合が現状からどれくらい変わったのかを評価することができる.

　行動目標の達成度は, 影響評価として表される（☞第 8 章 B, 138 頁）.

e 学習目標

●学習目標

1)　学習目標の定義

　行動目標の実施率向上（生活習慣の改善）のために, 教育を受けることで, どの程度の知識・態度（意識）・技術（能力）を高めるかを定めた目標である.

2)　学習目標設定上, 配慮すべきこと

　個人を対象として学習目標を設定する際, 配慮しておくとよい事項は以下のとおりである.

　①どのような知識, 態度, スキル・能力を形成したいのか

　②達成させたい程度はどこまでなのか

　③達成するまでの期間をどれくらいに設定するのか

　④達成度をどのように評価するのか

　また, 学習者が集団の場合には, ①～④が現状ではどれくらいの割合の人が達成できているのかをふまえて, 最終的にどれくらいの割合の人が達成できているようにしたいのかという形で学習目標を設定することができる.

3)　学習目標の種類

①知識の理解と定着を図るための目標

　アセスメントから得られた食生活上の課題に対して, 学習者自身がその課

表7-4　学習目標の設定例

	個人の設定例	集団の設定例
①知識の理解と定着のための目標	お酒の摂取適正量がわかるようになる	お酒の摂取適正量がわかる者の割合が，現状の50％から80％以上になる
②態度の形成を目指した目標	お酒の過剰摂取による生活習慣病発症のリスクを認識するようになる	生活習慣病発症の危機感をもつ者の割合が，現状25％から80％以上になる
③スキル習得のための目標	お酒の量をコントロールして飲む方法を身につける	お酒の量をコントロールして飲むことができる者の割合が現状の10％から60％以上になる

題解決のために必要な健康・栄養知識を理解し，解釈することが，行動変容への第一歩となる.

②態度（意識）の形成を目指した目標

知識を理解できるようになると，次の段階として態度（意識）の形成がもたらされる. アセスメントから得られた食生活上の課題とこれまでの自分の生活習慣（行動）との関係が一致し，健康な食行動への動機づけがなされる.

③スキル（技術）習得のための目標

健康な食行動への動機づけができても，学習者自身にその食行動を実施するためのスキルが伴っていなければ，食行動は生起されない. 食関連スキル（技術）には，食品選択，調理，食材管理，購入，喫食，節約，片付け，食情報入手，情報活用にいたるまで，さまざまなものがある.

4）　学習目標の設定例

学習目標は，行動目標の実施率や生活習慣の改善率を高めるために，求められる知識・態度やスキルをどのようにするかという視点で設定する. たとえば，個人の行動目標が「夕食時のお酒の量を現状の半分にすること」で，集団の行動目標が，「お酒の量を現状の半分にする社員の割合が，半年後には今よりも○割増えること」であれば，学習目標は**表7-4**に示すようなものが考えられる.

5）　学習目標の達成度を評価する方法

学習目標の達成度をどのように評価するのかは，あらかじめ決めておく. たとえば，対象が個人であれば，食知識，意思決定バランス，食行動に対する自己効力感，食スキルの状況を前後比較することで，達成度を把握することができる.

集団を対象とする場合には，食知識を修得している人の割合，食態度を形成している人の割合，技術を修得している人の割合等を前後比較することで，学習目標の達成度を評価することが可能となる.

学習目標の達成度は，影響評価となる（☞第8章B，138頁）.

f　環境目標

●環境目標

1）　環境目標の定義

個人，集団の行動目標を達成するために，学習者を取り巻く人々，組織，地域，物的資源等を，いつ，どこで，どのようにするのかを示した目標である.

表 7-5 環境目標とその達成度の評価例

目的	具体的な目標	達成度の評価
困難にしている環境を変える	(困難にしている環境：家族全員の食意識が低いこと) 学習者の家族が，食知識を深め，食態度を改善し，食行動を変容すること	食知識の習得率, 意思決定バランスの変化等
生起しやすい環境に変える	(道具的サポートを利用して) 同じような課題をもっている複数の友人とともに，一緒に取り組める環境になること	一緒に取り組む人数の変化 一緒に取り組んだ回数等
継続しやすい環境に変える	(道具的サポートを利用して) 社員食堂やカフェテリアにて,ご飯の量を50g刻みで選べるサービスを導入すること	サービスの運用状況 サービスの利用率
	(情報的サポートを利用して) 社員食堂やカフェテリアの卓上メモやポスターを使って，栄養情報を提供する回数を年4回から月1回に増やすこと	栄養情報の提供回数の変化
	(情緒的・評価的サポートを利用して) 継続できているかを定期的チェックして，他者から，ほめたり，励ましたり等の支援が得られること	定期的なチェックおよび賞賛や励ましの実施状況

2)　環境目標設定上，配慮すべきこと

環境目標は，個人や集団の行動目標を達成するために，

　①その行動をとることを困難にしている環境を変える

　②その行動を生起しやすい環境に変える

　③その行動を継続しやすい環境に変える

等の視点で考えて設定するとよい.

また，対象となる環境とは，

　①個人，集団の家族，友人，同僚

　②個人，集団が所属している組織や地区，自治体，都道府県・国

　③個人，集団が利用する物的資源や社会的機会や情報，自然環境，文化

等である.

たとえば，対象となる環境が人である場合には，その人の知識・態度・技術の獲得や行動変容が環境目標になることもある. また，人や団体である場合には，その人や団体から提供されるソーシャルサポート(情緒的，評価的，情報的，道具的サポート☞第2章D-2, 27頁)の整備が環境目標になることもある.

3)　環境目標の設定例と達成度を評価する方法

A企業内における肥満者を対象として，設定した行動目標が「毎食，ごはんの盛りつけ量を現状よりもマイナス50gにする」である場合に，考えられる環境目標とその達成度の評価例を表7-5に示した.

環境目標の達成度は，影響評価となる(☞第8章B, 138頁).

g　実施目標　　　　　　　　　　　　　　　　　　　　　　　　　●実施目標

1)　実施目標の定義

栄養教育プログラム実施時の目標である. 計画した栄養教育プログラムの遂行度，教育内容の理解度，満足度，参加率，参加継続率などをどれくらい

表 7-6　実施目標の設定例

①計画に対する遂行度に関する目標	● 計画したカリキュラム通りに教室を○○回開催すること ● 計画通りに○日間でこのスケジュールを遂行すること ● 計画している教育内容のうち○％以上は，受講者全員が聴講できるようにすること
②栄養教育プログラムに参加した学習者の反応 1（満足度・関心度・理解度）	● 栄養教室の平均満足度を○％以上にすること ● 教育内容をよく理解できたと回答する者の割合を○％以上にすること ● 教室参加前より教育内容に対する関心が高まったと回答する者を○％以上にすること
③栄養教育プログラムに参加した学習者の反応 2（参加率・参加継続率）	● 積極的に発言する学習者を○％以上にすること ● ターゲットとして設定した者のうち○％以上が参加すること ● 予定している日程の○日以上は，ターゲットとしている学習者が参加してくれること（＝参加継続率）

にするかを示した目標である．

2）実施目標の設定上，配慮すること

実施目標の達成度は，計画した栄養教育プログラムの質や教育担当者の技術力や準備（トレーニング）状況を反映するものとなる．したがって，実施目標は教育担当者が実施すること，たとえば「何を用意しておく・準備しておく」，「何を実施する」や「教育担当者が何を指導する」を単に掲げた目標ではないことに留意する必要がある．

3）実施目標の設定例

実施目標の設定例としては，次の 3 つに大別して考えることができる（**表7-6**）．

①計画に対する遂行度に関する目標

栄養教育プログラムに基づいて，それらをどれくらい遂行できるかを設定する．

②栄養教育プログラムに参加した学習者の反応 1（満足度・関心度・理解度）

栄養教育プログラムの質が高く，教育担当者の準備状況やスキルの向上により，学習者の教育内容に対する理解度や教室参加による満足度，関心度などを高めることができる．

③栄養教育プログラムに参加した学習者の反応 2（参加率・参加行動・参加継続率）

栄養教育プログラムの質は，参加率や参加行動，参加継続率等の学習者の行動に反映されるため，あらかじめこれらを高めるための目標を設定する．

4）実施目標の達成度評価の方法

実施目標の達成度は，経過評価として反映される（☞第 8 章 B，138 頁）．

C　栄養教育方法の選択

栄養教育プログラムを実行するにあたり，目標を達成するための教育内容（教材，contents）と，内容を実現する手段である教育方法（method）を選択する．

教育方法を選択する際のポイントは，一般的に，①目標との関連，②教育

表7-7 目標と教育方法の対応

教育方法		目標の種類 知識	問題解決	態度	スキル	行動
個別学習	読書	◎	○	○	○	
	視聴覚教材学習	○			◎	○
	双方向通信教育	●	●	●	○	○
	プログラム学習	◎	●		○	
	インターネット	○				
	個別栄養相談	◎	◎	◎	●	
一斉学習	講義	◎	○	○	○	
	討議					
	レクチャーフォーラム	◎	○	○		
	シンポジウム	●	●	○		
	パネルディスカッション	●	●	◎	○	●
	ディベートフォーラム	○	○	○		
	実演（demonstration）	○	○		●	●
	マスコミュニケーション	○				
グループ学習	討議					
	バズセッション		●	○		
	座談会	○	●	●	○	
	ブレインストーミング		●			
	体験学習					
	ロールプレイ		○	●	○	●
	実験・実習	○	●	●	◎	◎
ワークショップ		◎	◎	●	●	●

空欄：推奨されない，○：適切な場合もあるが通常他の方法と組み合わせる，
●：よく適合する，◎：非常によく適合する

方法の組み合わせ，③資源（リソース）を考慮した実現可能性があげられる．

①**目標との関連**：学習者ごとに立案された栄養教育プログラムに従い，目標の達成のために最も適した教育方法を選択する（**表7-7**）．

②**教育方法の組み合わせ**：栄養教育では対象となる学習者の特性（健康状態や年齢，地域，職域など）が多様である．また，学習者には，それぞれの好みの学習スタイルがある．したがって各個人の学習の達成度を高めるためには，達成状況を評価しながら，多様な方法を組み合わせるとよい．

③**資源（リソース）を考慮した実現可能性**：後述する学習形態と学習方法の選択により，教育の時間，教育担当者のスキルと数，教材・教育機器の有無や利便性，実施場所などの条件も限定されてくる．よって学習者の人数や能力，予算に応じて適切な資源（リソース）を選択する必要がある．また，教育担当者と学習者で行う個別栄養相談ではプライバシーへの配慮が必要である．

栄養教育は，学習者にとって適切な情報および行動の変容が何かを明確にし，学習者に望ましい食生活が形成されるよう援助するために教育的アプローチを実践するものである．ここで主体となるのは学習者であるから，教育方法の選択とはすなわち学習を行う形式と学習のための手段を選択することである．

学習形態別の教育方法には以下のような種類があり，それぞれ長所と短所がある．

D 学習形態選択と組み合わせ ————————

❶ 学習形態の種類と方法

> **目標の達成に応じた学習形態を決めたあと，具体的な方法を選択する**

　学習形態とは学習の活動スタイルのことであり，学習者全員が教育担当者のもとで同一内容を同一の方法で行う**一斉学習**，少数の集団で学習を行う**グループ学習**，個々人が学習を進めていく**個別学習**がある．

　栄養教育で用いられる学習方法は，栄養に関する知識や食行動変容のスキルを学習者自身が教材から獲得する**自己学習**，講義や講演によって学習者に知識を伝達し，理解を深める**講義型学習**，学習者および教育担当者間での意見交換により，知識や行動変容のスキルを獲得していく**討議型学習**，学習者の生活体験につながる内容で構成し，実際に体験する**体験型学習**などに分類され，それぞれ長所と短所がある．

　かつては，学問的に確立された知識を一方的に伝達し，記憶させる系統的学習法が主流であったが，知識伝達型学習のみでは学習者が自立しにくく，自分の学習の成果を実感しにくいために学習効果が低いことが指摘されてきた．この問題に対して，**参加型学習**や**問題解決型学習**など学習者に主体をおく方法が取り入れられるようになった．参加型学習は教育担当者とともに学習者が解決すべき問題を共有し，情報の分析から学習計画，行動計画などを立案し実践する方法で，学習者の自発性や主体性を尊重し，協働による効果を得ようとするものである．また，問題解決型学習は学習者自身が問題を見出し（気づき），それを解決するために情報収集および実習や実験を計画し，自分で知識や情報を整理して結論を導こうとする．参加型学習や問題解決型学習は，自発的に問題解決能力を高めることで，達成感が得られ，QOLを維持増進させつつ学習を展開することができる．学習形態と方法は目標に合わせて選択し，学習者のレベルや資源に適するように工夫する．図7-2に学習形態と方法の選択手順を示す．栄養教育実施後は学習形態と方法の選択についても評価を行う．

a 一斉学習

　複数および多数の学習者を「集団」としてとらえ，一斉に指導する．集団は学習者を特定している場合と不特定な場合がある．特定集団とは，同様の栄養・食生活上の問題をもつ人々や同じ生活空間を共有する人々などのように，学習者を何らかの特性で規定した集団をいう．一方，不特定集団とは一般大衆などをさす．学習者の人数により20人くらいまでを小集団，50人くらいまでを中集団，それ以上を大集団と分類する．

　一斉学習は，同一目標の学習者に対して一度に知識や情報を提供することができ，労力や時間を効率的に使える．しかし，知識や情報が教育担当者から学習者へ向けた一方向になることが多く，学習者個々の能力に対応できな

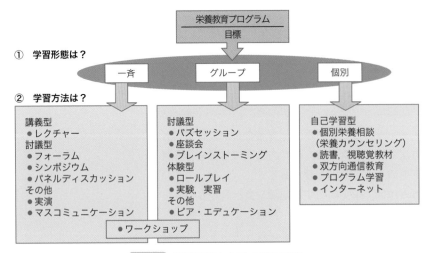

図7-2 学習形態と方法の選択手順

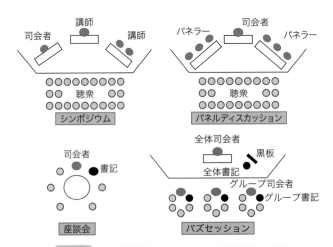

図7-3 集団討議法における人の位置関係の例

[大里進子ほか：演習栄養教育, 第6版, 医歯薬出版株式会社, p133, 2006を参考に筆者作成]

いまま指導を進行してしまう危険性が高い.

1) 講義型

　講義（レクチャー：講師1名, 小〜大集団向け）：講師がある課題について学習者に向けて講演する. 学習者が共通に理解すべき基本的な内容や専門的な知識をわかりやすく解説することなどにより, 多数の学習者に情報を提供できる. 講師から学習者に向けての方向性が強い.

2) 討議型（図7-3）

　①フォーラム（中〜大集団向け）：フォーラムとは聴衆も参加する公開討論をいう. 前半に, ある課題に対する講義（レクチャー）や討論（ディベート）あるいはスライド, 映像などを教材として用いて課題説明を行う. そののち, 追加討論や聴衆からの質疑応答を行い, 最後に司会者がまとめる. レクチャーフォーラムやスライドフォーラムなどは, 課題を多数の学習者に同時に理解

させたい場合に行う．ディベートフォーラムは，相反する見解をもった2名以上の講師による講演を特徴とし，学習者が課題に対する自己の見解を確立するのに役立つ．

②**シンポジウム（講師3〜5名，大集団向き）**：ある課題について領域の異なる専門家が講師（**シンポジスト**）となり，それぞれの立場から専門的意見を発表する．その後，学習者が質問や意見を出し，シンポジスト間あるいは学習者との間で討議する．取り上げた課題についての多面的な理解が深まる．

③**パネルディスカッション（講師5〜8名，中集団向き）**：司会者の進行により，あるテーマについて学習者の中から立場，知識，経験，意見の異なる講師団（**パネリスト**）を選び，パネリストと学習者で行う討議方法である．司会者はテーマの説明とパネリストの紹介を行い，各パネリストは一定の時間内に直接意見交換を行う．その後，学習者との質疑応答・パネリスト間の討議を行い，最後に司会者がまとめる．パネリストは学習者の中から選出されるため，パネリストとなった学習者は問題の明確化と評価ができ，今後の学習の展開を明らかにできる．聴衆となった学習者は自己と類似したパネリストからモデリング学習を行いやすい．

3）その他

①**実演（デモンストレーション）**：教育担当者が学習者の前で実際に実演してみせる．スキル獲得のための最低限の基本的技術や，レベルアップを図りたいときの技術的要点を知ることができる．実習の前に行うと，学習者は学習のねらいと成果を確認できる．

②**マスコミュニケーション**：新聞や放送などの伝達手段（マスメディア）を使い，不特定多数の人々に情報を大量伝達する公共的性格をもつメディアコミュニケーションの形態をさす．情報への反響は大きいが，そのとらえ方は学習者によってさまざまであり，一部の情報だけが認知されてしまうなど，学習者に正しい情報が伝わりにくい点に留意しなければならない．

b グループ学習

学習者全体を数人の小グループに分け，学習者同士の自主性と協力によって相互に学習し合う方法である．グループ学習は，一斉学習と比べて学習者1人ひとりの考えや様子が表出しやすく，同一の問題を有する仲間と一緒に学習したり，状況の異なる人と意見を交わすことにより，**グループダイナミクス**（group dynamics）（☞第2章E，31頁）の効果が期待できる．グループ学習を効果的に行うためには，グループメンバーの編成や時間の使い方，学習目標や内容に合ったテーマの設定，アイスブレイクの導入など学習者から意見が出やすくなる進行の仕方について事前に綿密な計画を立てておく必要がある．

●グループダイナミクス

1）討議型

①**バズセッション**：多人数の学習者を小グループに分けて自由活発に討議させ，そこで出た結論や意見をさらに全体で討論する．代表的なものとしては，6-6式討議（1グループ6人とし，1人1分で6分間の討議を原則とする）

●バズセッション

がある．講義やシンポジウムなどの一方向性の高い学習方法の合間や予備討議として行うことにより，受け身の学習者でも自由に積極的に発言ができる．さらには学習者相互に疑問点や理解の確認ができるため，学習効果を高めることが期待できる．はじめに各グループで司会者や書記，発表者などの役割分担を決めておくと，進行がしやすい．

　②座談会(ラウンドテーブルディスカッション)(小集団向き)：参加者全員の顔が見えるように円形に座り，司会者は進行・まとめ役となり，全員が均等に発言できるように配慮する．課題の説明→問題提起→討論の順に進行させ，最後に司会者が結論をまとめる．種々の学習のはじめに行うと参加意識が高まる．教育担当者は全員の状況を把握でき，学習の準備段階状況をチェックできる．順番を決められることで，自発性がそがれたり，あとの人ほど不安感が高まることに留意する．集中力を保つために各時間配分への配慮が必要である．

　③ブレインストーミング：司会者を置き，学習者は自由に話をする．また，他のメンバーは他人の発言を批判せず，まとめや結論を得ることを目的としない．問題の明確化や，独創的な発想や解決法を発見したい場合に簡単にできる方法である．さらに KJ 法*を用いることにより，ブレインストーミングで出された多くの意見・アイデアを論理的に整序して問題解決に結びつけることが可能である．

2)　体験型

　①ロールプレイ：ある課題について擬似的場面を設定し，その場に登場する人々の役割を学習者や教育担当者がそれぞれ演じる．学習者の現実的な状況に近づけて行うことが重要で，ロールプレイの各参加者にそれぞれの役割の状況と要点を説明しておく．演技者間や他の学習者との間で討議し，具体的な問題点を明確にしたり，新たな解決方法を考えていく．学習者は，演技を観察することでモデリングの機会を得，意識の変容や経験の獲得に役立つ．

　②実験・実習：学習課題に関して，現実的な例を体験する．前半で講師が課題についての説明を行い，後半で実演(デモンストレーション)を行ったあと，学習者自身で実験・実習を行う．視覚・体感的に理解できるため，技術の習得や行動を起こさせるきっかけになる．栄養教育では料理講習会，調理実習などでの教育効果が認められている．

3)　その他

　①ピア・エデュケーション(仲間・同輩教育)：ある課題について正しい知識・スキル・行動を共有し合うことで，問題に正しく対処できるよう，自己決定や問題解決に必要な情報の提供を行う．参加者にとって身近で信頼できる仲間・同輩を教育担当者(ピア・エデュケーター)におく．

c　一斉学習とグループ学習の混合型

　①ワークショップ(研究集会)：背景が同様の人々が研究会形式で共通の課題について検討し，協力して問題解決しようとする集会をさす．参加体験型および双方向性を特徴とする．全体会議で課題を説明したあと，小集団の分

●ブレインストーミング

*KJ法　日本の文化人類学者・川喜田二郎氏が考案した創造的問題解決の技法．カード(紙片)を活用するところが特徴で，内容や質がさまざまな情報をグループ化し，グループの関係を図解しながら整理する．全体の意見集約や意志統一などに応用されている．

●ロールプレイ

科会のグループで自由討論や体験学習を行う．分科会の成果を全体に報告し，ふりかえりを行い，さらに討論を重ねて総括する．学習者は学習者相互での検討や教育担当者(ファシリテータ)の助言により問題解決を図ることができる．

d 個別学習

　個別学習では学習者の特性を重視し，1人ひとりのニーズに合わせた学習が展開できる．一方，教育担当者からみれば労力や時間がかかり，非効率的な場合がある．

　①**個別栄養相談(栄養カウンセリング)**：学習者本人および学習者の食生活に直接かかわる家族やパートナーなどを対象とする．学習者から食生活にかかわる具体的な情報が直接得られるので，学習者本人が抱える個別の問題点を明確にし，学習者とともに実践可能で最も有効な解決方法を考えることができる．しかし，学習者1人あたりに対してかかる労力と時間が大きい．教育担当者との信頼関係の構築が不十分な場合や，学習者が固定化した価値観や認識をもっていると教育効果が得られにくい．

　個別栄養相談では，学習者の食行動変容に対し，教育担当者はカウンセリングマインドをもって側面的な援助を行い，学習者自らが自己の食生活の問題を自覚し，問題解決や行動修正を行えるよう，問題解決型学習を中心とする．実施の詳細については第3章(☞37頁)を参照されたい．

　②**読書，視聴覚教材**：書籍などの印刷教材や，ビデオやDVDなどの視聴覚教材を用いて学習する．学習者は自分のペースで知識を得たり，問題について調べて解決を図ったり，態度を変容させるための学習ができる．特に予習や復習に有効である．

　③**通信教育(双方向通信)**：直接面接せずに手紙・電話・ファクシミリ・E-mail・テレビ電話などの通信手段を用いて教育および学習する方法である．学習者の居住地域が遠隔地であったり，時間的制約がある場合に用いられることが多い．個別栄養相談に用いる場合は情報管理やプライバシーが守られるような配慮が必要である．

　④**プログラム学習**：computer-assisted instruction(CAI)が主で，系統的に順序立った様式で教材を提示するなど，プログラム化された教科書やコンピュータソフトの利用をさす．学習者は，自分のペースで学習を進め，自分で目標を決定でき，フィードバックを受けることができる．教材がすでに開発されている領域では利用可能である．

　⑤**インターネット(webサイトなど)**：情報通信技術(ICT)の普及により，栄養教育においても学習形態の1つとして，また，教育教材としても活用できるものが多い．特にwebサイト(world wide web：www)は文章だけでなく，画像・音声・動画など多くの情報を提供することができ，関連ホームページへのリンクも容易である．しかし，コンピュータなどの端末および通信ネットワークなどの設備や使用技術が必要であること，学習者自身が利用する場合は情報の真偽や正確さの判断，個人情報の保護と安全性への対応が求められる．

表7-8 糖尿病教室の学習形態の組み合わせ例

対象：糖尿病と診断された外来通院中の患者，教育目標：血糖コントロールを良好に保つ

	目標	学習形態と方法		学習内容
第1回	自己の食習慣を知る	個別学習	個別栄養相談	食事調査の結果を学習者にフィードバックし，問題点を把握する
第2回	食事摂取と血糖値の関係を理解する	一斉学習	講義→実験→講義	学習テーマについての講義のあと，食事摂取前後で自己血糖測定を行い，食事による血糖の変動を評価する
第3回	アルコールや菓子類の摂取を減らすことができる	グループ学習	ラウンドテーブルディスカッション	アルコールや菓子類を摂取する状況などを話し合い，自己管理方法を見つける
第4回	栄養バランスのとれた食事摂取ができるようになる	グループ学習	講義→実演→実習	学習テーマについての講義のあと，実演を見学し，実際に料理を作成し，試食する
第5回	指示エネルギー量を遵守できる	個別学習	栄養カウンセリング	問題となっている食習慣や食行動の認知修正を行う

❷ 学習形態・方法の選択と組み合わせ

> 学習方法は複数を組み合わせることで，教育効果を高めることができる

　栄養教育を実施する際には，1つの学習形態・方法で行うよりも複数の学習形態・方法を組み合わせることで，相乗的な教育効果をあげることが期待できる．複数の学習形態・方法を組み合わせる場合は，各学習形態・方法の特徴や，得られる効果を十分に把握し，学習者が抱えている問題の解決にどのような学習方法が有効かを検討する．実施後は評価を行い，必要に応じてプログラムや指導計画の変更を行う．学習者の自発性を尊重し，自立を促すためには，参加型学習や問題解決型学習を組み込むことを考慮する．

　臨床の場などで，短期間で食生活の改善を図る必要がある場合は，個別性が重視できる個別栄養相談・カウンセリングによる栄養教育が行われることが多い．この教育プログラムの中にグループ学習などを用いた集団アプローチを組み合わせることで，同じ特性をもった学習者同士の体験談を聞くことができ，自分でもできるかもしれないという自己効力感を高める機会になる．また，学習者同士で相談したり，一緒に活動する仲間ができることにより仲間意識が高揚し，自発的な行動変容につながることが期待される．糖尿病教室での学習形態の組み合わせ例を**表7-8**に示す．

E 教　材

❶ 教材とは

> 教材について理解する

　教材（teaching material）とは，教育目標を達成するために教育担当者が学

習者に習得させたい教育内容を学習者の学習課題として取り組むことができる形に具体化した材料である.

② 教材利用の目的

教育目標達成のために学習者の教育内容の理解や習得を支える

教材は，教育目標を達成するために学習者の教育内容の理解や習得を支えることを目的としている. また，授業を構成する3つの要素(教授・教材・学習)のうちの1つとして，授業の成立と展開に中核的な役割を果たしている.

③ 教材作成の留意点

教育目標達成のために，学習者に適した教材を作成する

教材を作成するにあたり，教育目標をどの程度実現できるか，教育効果が得られるかを考慮し，発達段階などをふまえ学習者に適した内容の教材を選択する必要がある. また，学習者の興味・関心，他の教材との関連性も考慮する. 教材が学習者の学習活動に効果的に働き，学習効果を高めるためには，教材の作成・開発，教材の活用，教材の評価についても検討することが大切である. 教育目標を達成するための効果と能率が高く，教育担当者と学習者の満足度が高いものがよい教材といえる.

その他，教材を作成する際には，著作権も考慮し作成するなどの注意が必要である.

④ 主な栄養教育教材の種類と特徴

教材の種類と特徴を理解し，学習者に対して適切な教材を選択する

栄養教育では，教育担当者が学習者のレベルや発達段階をふまえ，学習内容に応じて，適切な教材を作成し，用いることが重要である. 表7-9に栄養教育で用いる教材の種類と特徴を示す. 学習者に合わせ，適切な教材を選択し，その特徴を生かすことが大切である. また，具体例を図7-4，図7-5に示す.

ⓐ 食生活指針

2000(平成12)年に厚生省(現・厚生労働省)，農林水産省，文部省(現・文部科学省)により，国民が日々の生活の中で「何をどれだけ，どのように食べたらよいのか」を具体的に実践できる目標として策定された［2016(平成28)年6月一部改定］. 食生活指針は，国民の健康の増進，生活の質(QOL)

表7-9　教材の種類と特徴

種類		対象	特徴，作成上の注意，活用のポイント，留意点
印刷物	テキスト	個人，集団，不特定多数	●学習をする際に教材とする書物であり，学校教育では，教科書が代表的である．
	リーフレット	個人，集団，不特定多数	●1枚刷りかその折りたたみの印刷物． ●1枚に要点が記載されているため，短時間で読むことができ，理解しやすい． ●要点が1枚でわかるように作成に工夫するとよい．
	パンフレット	個人，集団，不特定多数	●数ページ以上ある仮とじの小冊子． ●教育テーマごとに作成することが多い． ●学習者の実態を考慮し，高齢者では，文字を大きくしたり，子どもには，絵を多くするなど工夫をする必要がある． ●多くの情報を入れすぎると活用しにくくなる．
	新聞	個人，集団，不特定多数	●新聞記事を教材として活用することをNIE（エヌ・アイ・イー，newspaper in education）という． ●教科書教材にはない最新の情報を得ることができる．
	記録・記入表	個人，集団	●学習者が自分自身の行動の記録や記入をする（セルフモニタリング）ことにより，客観的に学習者自身が自分の行動を理解し，自発的学習のきっかけをつくることができる． ●教育担当者は，この記録をもとに学習者の評価を行うことで，面接や質問では得難い具体的情報を得ることができる． ●作成する際には，記録や記入がしやすく，見やすいレイアウトやスペースを工夫する．
	カード	個人，集団	●厚紙を小方形に切ったもの． ●栄養教育に関連する文字，数字，絵，写真などを印刷したカードを使用する． ●イメージしやすい，繰り返し呈示できるなどの利点がある． ●参加型教育の際に，ゲームなどに用いることで栄養教育効果が得られる． ●カードは平面的であり，量の把握には限界がある．
視聴覚	音声	歌（テーマソング，替え歌）	個人，集団	●栄養教育の重要な事柄を歌詞で表した歌や替え歌で教育することにより，学習者の記憶を助け，楽しく学ぶことができる． ●子どもには歌を利用することにより，教育効果が高まる． ●栄養教育終了後に楽しかっただけで終わらないよう，学習目標や行動目標が達成できたかを確認する必要がある．
		録音	個人，集団，不特定多数	●教育内容を録音することにより，繰り返し聞くことができる．近年，音声データを直接デジタル録音し，それをすぐに再生することができるICレコーダーが使用されている． ●カウンセリングの演習の際にも各自のカウンセリングの内容を録音して聞くことにより，学習効果が高まる． ●視覚障害がある学習者には，文字教材や印刷教材の朗読を録音し，聞くことができる音声教材を提供する．
	映像	スライド（静止画，動画）	集団	●教室や会議室などで多人数を対象としてディスプレイされる． ●プレゼンテーション用パソコンソフト（PowerPoint等）は，静止画だけでなく，撮影した映像をパソコンに取り込み，動画や音声も入れることが可能であり，直前まで修正が可能である． ●暗い室内で投影するので，学習者は集中できるが，ノートをとることは難しい．
		映画，ビデオ（動画）	個人，集団，不特定多数	●学習者に臨場感を与え理解しやすい． ●多人数の集団に対して，視覚的に情報を伝達するので有効である． ●近年，画像はデジタル化しているので省スペースに保存できる． ●部屋は暗くする必要があり，終了するまで一方的な教育となる．
掲示・展示	写真	個人，集団，不特定多数	●実物を見せるのが困難な場合，写真を見せることにより，いつでも使用でき，食品や料理，病態などを提示すると学習者の理解が深まり，説得力がある． ●実物大の食品や料理の写真を用いて食事記録の精度を上げることも可能である． ●目的がはっきりと表現された写真を使用する．
	図表・略画	個人，集団，不特定多数	●難しい事柄やエビデンスを図表や略画で記載することで，学習者の理解を助ける．
	ポスター，パネル	集団，不特定多数	●ポスターは貼り紙のことであり，パネルはポスターをベニヤ版に貼ったり専用のケースに入れて耐久性をよくしたものである． ●文字は遠くからでも見えるように大きさや太さに注意し，伝えたい情報のみに絞る． ●図，絵，写真を活用し，インパクトがあるデザインを考える． ●学校，会社，街中などの普及活動等に活用しやすい．

（次頁へつづく）

表 7-9 教材の種類と特徴（つづき）

種類		対象	特徴，作成上の注意，活用のポイント，留意点
掲示・展示	卓上メモ	集団，不特定多数	● B6 判程度の大きさの栄養教育に関するメモをメモ立てにはさみ卓上においたもの． ● 栄養の知識や食に関する話題などを食事中に気軽に読んでもらえるよう，図，絵，写真を活用し見やすく，楽しい印象に仕上げる．
実物	食品・料理・食事	個人，集団，不特定多数	● 栄養教育の学習内容に適した食品，料理，食事の実物を学習者に提示することにより，一目瞭然で食品や料理の組み合わせ，分量，内容が理解できる． ● 実際に学習者が試食をすることにより，味についても体験できる． ● 安全性や衛生面の配慮，保存や管理，処分や廃棄も事前に検討する必要がある． ● 保育所や幼稚園，小学校・中学校，病院などの給食は，「生きた教材」であり，教育担当者や学習者にとって効果的に活用できる教材である． ● 子どもには，インパクトが強く，興味や関心が高まるが，一過性で終わったり，単発になる可能性もあるので，学習目標や内容との関連性を検討して使用する．
模型	食品模型 （フードモデル）	個人，集団，不特定多数	● 合成樹脂などで作られた実物大の食品や料理の立体模型． ● 食品や料理の量の把握や組み合わせの教育に効果的である． ● 毎回実物を用意する必要がなく，手間がかからず腐敗の心配もなく衛生的である． ● 食事調査や健康・栄養教育に有用である（図 7-5）．
	人体模型，組織模型		● 人体の構造や組織を本物に忠実に模した模型であり，医療の現場でのインフォームドコンセントや教育の場において必要な情報を正確に伝えることができ，理解を助けることができる．
実演	調理実演	集団	● 特定の調理方法や食べ方等を学習する際に理解しやすい． ● 自助食器などの特殊な食器や計量スプーン等の使用方法を教授する際には食器や調理器具も実演教材になる（図 7-6）．
	人形劇	集団	● ペープサート（絵を描いた紙や人形に棒をつけたもの）や指人形を操り劇を演じ，栄養教育を展開する． ● 子どもへの教育に適す．和やかで楽しい雰囲気をもたらし，興味関心を高める．
	紙芝居	集団	● 物語に則した人物や動植物を擬人的に登場させ，物語風にシナリオを作成し，物語の各場面を絵に描き，それを演じる． ● 人形劇のような立体感はないが，画面の展開により期待感と楽しみがあり，子どもへの教育に適している．
	パネルシアター	集団	● 不織布を板に貼った教授用の掲示板かフランネル（柔らかく軽いウールの織物）を壁または板に貼った教授用の掲示板（フランネルボード）に食品や料理，登場人物などを切り抜いた不織布，フランネルや厚紙（裏側にフランネルかやすり紙を貼る）などのパーツを直接掲示板に付着して，劇や教育を行う． ● 不織布やフランネルは柔らかく，危険がないため子どもの教育に向いている． ● 黒板やホワイトボードに食品や料理，登場人物などを厚紙等で作ったパーツの裏側にマグネットシートを貼り，接着性を利用してパーツを着脱しながら説明することもできる．
実演	エプロンシアター®	集団	● 胸当て式エプロンを舞台にみたて，エプロンのポケットから人形や料理の模型などを取り出すなど仕掛けがあり，それらをエプロンに付けたり外したりしながら短い物語を演じる． ● 学習者の興味・関心を引くことができる． ● 舞台は演じ手に付いているので自由に移動でき，1 人で演じながら説明ができる． ● 子どもへの教育に適している．
玩具	玩具	個人，集団	● 教育内容を盛り込んだ玩具（食品や料理の玩具，ミニチュアのキッチンなど）や各種ゲーム（かるた，すごろく，ビンゴ，携帯型ゲーム機，テレビゲームなど）． ● 楽しく繰り返し学習できる． ● 子どもへの教育に適しているが，携帯型ゲームなどは，大人にも効果的な教材である．
デジタル	マルチメディア	個人，集団，不特定多数	● 文字・文章，図形，画像，動画・映像，音声・音楽などのさまざまな電子化された情報をコンピュータ上で組み合わせ，多様な表現で作成したデジタル教材の一種である．たとえば，プレゼンテーションソフトウェア PowerPoint で作成したテキストや音声，静止画，動画などの情報を統合した教材など． ● 学習者の実態に合わせ，情報を繰り返し提示したり，教育の進捗状況により柔軟に対応できる．また教材の修正や加工を簡単に行うことができ，過去に使用した教材を簡単に再利用することも可能である． ● サーバーに蓄積してある教材をアクセスして利用することができたり，インターネットを介して遠隔地同士でも教材のやり取りが可能である．

7

栄養教育の目標設定と計画立案

（次頁へつづく）

表 7-9 教材の種類と特徴(つづき)

種類		対象	特徴，作成上の注意，活用のポイント，留意点
デジタル	CSCL	個人，集団 不特定多数	「CSCL」とは,「computer supported collaborative learning：コンピュータ支援による協調学習」の略称であり，学習者同士がお互いにコミュニケーションをとりながら学び合う際にコンピュータによって支援する. • Web 掲示板，メーリングリスト，チャット等. • CSCL の導入により，時間や場所の制限がなく，遠隔地同士の教育担当者と学習者間，学習者間での議論が可能である.

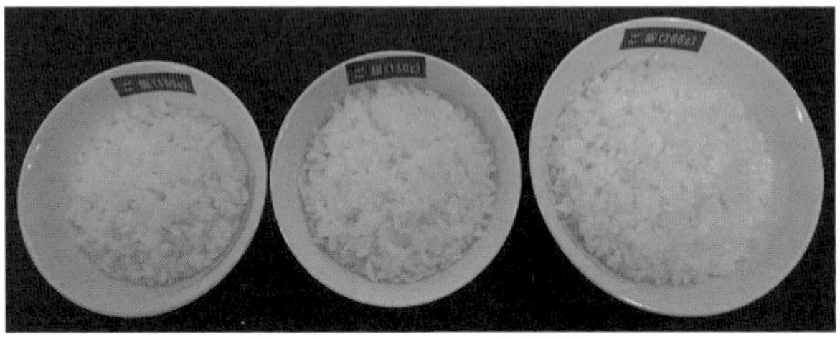

図 7-4 フードモデル(飯椀に盛りつけたごはん)

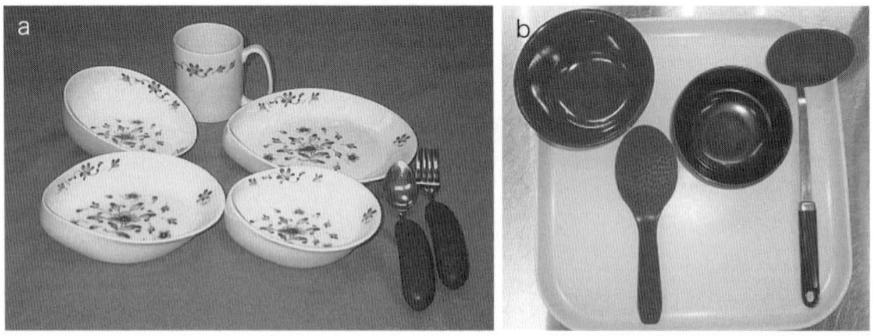

図 7-5 実演に用いる教材の例

a. 自助食器とフォーク・スプーン(志波郁子：c. 教材，栄養教育論，第 2 版，南江堂，p145，2010 より引用)
b. 色の濃い食器と調理器具(盲学校の児童生徒には，黒等の色の濃い食器や調理器具を使用することで見やすくし，配膳の練習となるように工夫している)

の向上および食糧の安定供給の確保などを図るため，10 項目の指針からなっており，項目ごとにその実践のために取り組むべき具体的内容を定めている.

b 食事バランスガイド(厚生労働省，農林水産省)

2005 年に厚生労働省･農林水産省により策定された「**食事バランスガイド**」は，何を，どれだけ食べたらよいかをイラストでわかりやすく伝える教材(ツール)である(**図 7-6**). 2000 年に策定された「食生活指針」の中の食事内容に関する部分をより具体的に伝える健康増進のツールとして作成された. 食事バランスガイドは，日本の伝統的玩具であるコマの形を使って，食事のバランスが悪くなると倒れてしまう，コマは回転するとより安定することから，回転＝運動(身体活動)とのバランスを考える必要性を示している.

◉食事バランスガイド

コマの中身は，上から主食，副菜，主菜，牛乳・乳製品，果物という 5 つの料理区分について，どれだけ食べたらよいかを示している. 主食は，ごは

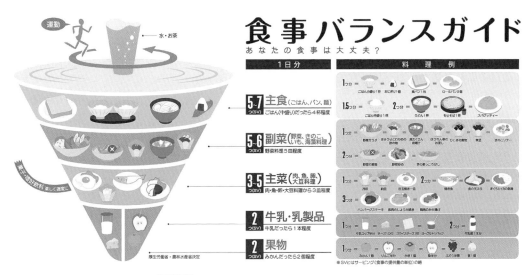

図 7-6　食事バランスガイドの基本イラスト
［厚生労働省・農林水産省, 2005］

ん，パン，麺など穀類を主材料とする料理であり，副菜は野菜，いも，海藻，きのこを主材料とする料理，主菜は魚，肉，卵，大豆・大豆製品を主材料とする料理である．従来の食品分類では食品の重量で何 g 食べたらよいかを示してきたが，それでは自分で調理しない人や外食の場面ではわかりにくい．そこで，食べるときに目にする状態，すなわち料理として，どのくらい食べたらよいかを示した点に特徴がある．また，水・お茶などの水分も健康維持のために欠かせない大切な要素なので，コマの軸として表現された．

　どれだけ食べたらよいかは，「つ(SV, serving)」という新しい単位で示された．各料理区分の「つ(SV)」の基準は，必要とされる栄養素量等，栄養学的根拠に基づいている．すなわち，主食の場合，基準は主材料の穀物中に含まれる炭水化物量 40 g が 1 つ(SV)，副菜は，野菜，いも，きのこ，海藻等の主材料 70 g ＝ 1 つ(SV)，主菜は肉，魚，卵，大豆・大豆製品由来のたんぱく質 6 g ＝ 1 つ(SV)，牛乳・乳製品はカルシウム 100 mg ＝ 1 つ(SV)，果物は重量で 100 g ＝ 1 つ(SV)である．しかし，一般の人は，日常生活の中で食物の重量を計量したり，栄養価計算をすることは面倒と感じる場合が少なくない．そこで，上記のような詳細な基準は気にせず，主食であれば，ご飯小盛(100 g)，パン 1 枚は 1 つ(SV)，ご飯中盛(150 g)は 1.5 つ(SV)，うどんやスパゲティは 2 つ(SV)と，大雑把にとらえて使えるように考えられた．副菜であれば，基本は小鉢 1 個分が 1 つ，煮物や野菜炒めなどボリュームのある野菜料理は小鉢 2 個分くらいだから 2 つ，と感覚的に覚えてもらって使えるようにと工夫された．「つ(SV)」の説明は，**図 7-6** に示す料理例のイラストを用いて説明すると理解されやすい．また，小鉢 1 個 ＝ 1 つ(SV)，魚料理 1 人前 ＝ 2 つ(SV)などの量の説明は，実際の料理や実物大料理カードなどの教材を提示すると具体的でわかりやすい．

　一般の学習者に適切な情報を提供するためにも，管理栄養士は，策定の背

景や基準などを正確に把握しておく必要がある．食事バランスガイドのイラストや解説，使用にあたってのQ＆Aは，webサイトから誰でも利用できる．また，2006年2月には，「妊産婦のための食事バランスガイド」も策定され，市町村等の母子保健事業の中で活用されている（☞図9-A-4，153頁）．

c　食品群

　食品に含有されている栄養成分の類似した食品を群別で分類したものを食品群という．栄養教育では，目的とする栄養素の種類と量の分類から具体的にどのような食品を組み合わせて食べたらよいかを学習者自身に理解できるように提示し，指導の際に使用される．

　栄養教育で代表的な食品群には，健康な人を対象とした「6つの基礎食品」，「三色食品群」などがある．

1)　6つの基礎食品

　6つの基礎食品は，バランスのとれた栄養を摂取するために，栄養素の特徴が類似している食品を6群に分類し，具体的にどのような食品をどのように組み合わせて摂取するかを示したものである［1981（昭和56）年3月2日衛発第157号］．

　食品の分類と意義は，第1群：魚，肉，卵，大豆，大豆製品（良質なたんぱく質の供給源），第2群：牛乳・乳製品，海藻，小魚（カルシウムの供給源），第3群：緑黄色野菜［主としてカロテン（ビタミンA）の供給源］，第4群：その他の野菜，果物（主としてビタミンCの供給源），第5群：穀類，いも類，砂糖類（炭水化物の供給源），第6群：油脂，脂肪の多い食品（脂肪の供給源）となっている．文部科学省「食生活学習教材（中学生用）」の「6つの食品群」の教材を図7-7に示した．

2)　三色食品群（栄養三色運動，社団法人栄養改善普及会）

　三色食品群は，広島県庁の岡田正美技師が1952（昭和27）年に提唱し，社団法人栄養改善普及会が栄養三色運動として普及させたものである．栄養素の働きの特徴から，3つの食品グループに分けたものであり，分類数が少ないので，幼児や低学年の児童，栄養素の知識のない人，複雑な指導が困難な人などに受け入れられやすい．三色食品群は，赤（おもに体をつくるもとになる食品：肉，魚，卵，大豆・大豆製品，牛乳・乳製品），黄（おもにエネルギーのもとになる食品：穀類，いも類，油脂，砂糖），緑（おもに体の調子を整えるもとになる食品：野菜，果物，きのこ類）の三色に分類され，組み合わせてとることを勧めるものである（図7-8）．

d　栄養成分表示

　栄養成分表示は，食品表示基準の中の1つであり，食品表示法（2013年6月公布，2015年4月施行）第4条第1項の規定に基づき，一般の消費者に販売する加工食品などに表示することが義務づけられている．

　義務表示は，熱量，たんぱく質，脂質，炭水化物，食塩相当量（ただし，ナトリウム塩を添加していない食品にのみナトリウムの量を併記することが

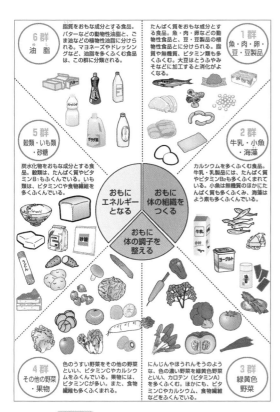

図 7-7 「6つの食品群」の教材例

［文部科学省：食生活学習教材（中学生用）（https://www.mext.go.jp/a_menu/shotou/eiyou/1288146.htm）（最終アクセス 2020 年 11 月 30 日）より引用］

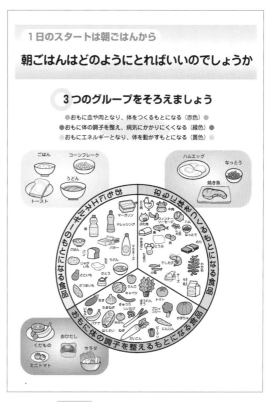

図 7-8 「三色食品群」の教材例

［文部科学省：食生活学習教材（小学校高学年用）　食生活を考えよう―体も心も元気な毎日のために―（https://www.mext.go.jp/a_menu/shotou/eiyou/06050810/001.pdf）（最終アクセス 2020 年 11 月 30 日）より引用］

7

栄養教育の目標設定と計画立案

名称	●●菓子
原材料名	準チョコレート（パーム油（大豆を含む），砂糖，全粉乳，ココアパウダー，乳糖，カカオマス，食塩），小麦粉，ショートニング（牛肉を含む），砂糖，卵，コーンシロップ，乳又は乳製品を主要原料とする食品，ぶどう糖，麦芽糖，加工油脂，カラメルシロップ，食塩
添加物	ソルビトール，酒精，乳化剤，膨張剤，香料
内容量	●●グラム
賞味期限	欄外上部記載
保存方法	直射日光，高温多湿を避けて保存して下さい．
販売者	日本○○○○食品株式会社 東京都△区南△南 00-00

栄養成分表示 1 袋（○○g）あたり	
熱量	●kcal
たんぱく質	▲g
脂質	■g
炭水化物	★g
食塩相当量	◎g

図 7-9 食品表示の例（栄養成分表示例を含む）

［消費者庁：「新しい食品表示制度」パンフレットを参考に筆者作成］

できる）の5つである．義務表示の対象ではない任意表示（推奨）は，飽和脂肪酸，食物繊維，任意表示（その他）は，糖類，糖質，コレステロール，ビタミン・ミネラル類であり，任意表示を表示するかどうかは食品関連事業者に任される（**図 7-9**）．

栄養成分表示は，学習者の健康の維持・増進のために栄養・食生活管理に寄与することが可能となり，加工食品の選択や摂取の仕方を栄養教育する際に有効な実物教材となる．

F　プログラムの作成

❶ 学習者の決定

> 学習者が最終的に特定された時点で，栄養教育計画の確認，見直しを行う

　学習者は，栄養教育の計画を作成し始める時点ですでに決まっている場合と，計画が先に作成されてから募集するなどして決まる場合がある．前者の例は，保育所や小・中学校における児童・生徒を対象とした食育の授業や，臨床現場で医師からの指示による患者への栄養食事指導などである．後者の例には，職場の健康診断結果をふまえた食生活改善を目的に栄養教育計画を作成してから，該当するハイリスク者に声がけする場合や，地域の健康課題に基づいて市町村保健センターで栄養教育計画を立案し，広報で参加者を募集する場合などが該当する．

　前者の場合は，学習者のアセスメントが適切に行われたうえで計画が作成されていれば，実施途中で計画に大きな変更が必要になることは少ない．しかし，後者の場合は，学習者が想定外の特徴や課題を有していて，時間配分や教材の修正や変更が必要になったり，予定した人数が集まらないために計画したグループワークを変更したり，といった事態が生じることもある．

　いずれにせよ，管理栄養士は，学習者が最終的に特定された時点で改めて，学習者と栄養教育計画の適合を確認する．これは企画評価の一部といえる．そのうえで，計画の修正が必要であれば修正し，より質の高い栄養教育を実施できるよう入念な準備を行う必要がある．

❷ 全体計画の作成

> 全体計画は企画段階から関係者を巻き込んで作成することが望ましい

　全体計画とは，設定した目標の達成を目指す一定期間内に行う栄養教育全体の計画であり，その中に各回の個別計画がある．

　全体計画では，期間，時期(季節)，頻度，時間，場所などを設定する．全体計画の作成は，管理栄養士だけで行うのではなく，企画段階から組織内外の関係者を巻き込むことが望ましい．企画段階から栄養教育の目標や内容を共有しておくことで，実施や評価の際の協力が得られやすいからである．

　たとえば，学校の食育であれば，学年主任や教務主任，養護教諭など，児童・生徒の健康や食生活に直接，間接にかかわる教職員と意見交換しながら全体計画を作成する．市町村保健センターの介護予防事業における栄養教育

であれば，施設内の保健師や事務職，地域包括支援センターの介護支援専門員や社会福祉士などを巻き込んで企画を行うことで，地域住民のニーズに合った実現可能性の高い計画となる．

a 期間・時期・頻度・時間の設定

期間と時期の設定は，目標の達成を見込む期間と評価時期を考慮して行う．学校であれば学期をまたぐのか学期内とするのか，事業所であれば定期健診の時期や業務の繁忙期を考慮するなど，制度や組織の状況に合わせて設定する．また，体重や食生活には**季節変動**があることも考慮して，実施と評価の時期を決めることが必要である．

効果が見込める頻度や期間，時間の設定は，学習者個人や組織の状況に合わせて判断する．先行事例，先行研究を参考にするとよい．管理栄養士には，学術誌や専門誌に報告された栄養教育介入の先行研究を探索し，選択し，読みこなす力が必要である．

1回の時間の長さは，学習者の年齢，健康状態，ライフスタイル等を考慮して決定する．成人であっても，忙しい集団であれば短時間で効率のよい計画を立案すべきである．また，高齢者では途中で休憩をとる必要性も考慮して時間と配分を決める．

b 場所の選択と設定

栄養教育の場の選定は，学習者の参加しやすさ（アクセスがよいか）と，参加人数，計画した学習活動ができる広さや設備，予算（借用する場合）を考慮して決める．

新型コロナウイルス感染症対策の一環として，栄養教育においてもオンラインによる実施が模索されている．オンラインの場合は，参加者のアクセスを考慮しなくてよいので，比較的広範囲から参加してもらえるという利点がある．

c 教育担当者の決定とトレーニング

栄養教育の実施に複数の者がかかわる場合は，事前に栄養教育の目標と計画の共有を徹底しておく．そのために，関係者で打ち合わせを行い，必要に応じてトレーニング（訓練や研修）を行う．各自の役割分担についても，事前に十分理解し，不測の事態が生じた場合にも適宜対応できるように万全の準備を行って当日に臨む．

また，栄養教育担当者である管理栄養士は，参加者にとって食生活実践のロールモデルでもある．体調を整え，清潔感のある身だしなみで参加者の前に立つことを心がける．

栄養教育当日の振舞いについては，第8章A（☞133頁）を参照されたい．

❸ 個別計画（指導案）の作成

指導案は，関係者全員が学習の流れと要点がわかるように具体的に示す

　個別計画は，全体計画の各回の栄養教育が，何を目標に，どのように進められるかを具体的に示すもので，表 7-10 のような**指導案** *（教育分野では**学習指導案**という）として表現される．

　指導案には，その回の到達目標，過程と時間配分，学習者の活動，支援者の活動，教材・教具などを明記する．学習の過程は，一般的には，導入・展開・まとめから構成される．学習者の活動では，学習者が具体的に何を行うかがわかるように示す．支援者側の活動では，学習が円滑に進むように，また目標達成に向けて効果的な支援とするための具体的な工夫を示しておく．**表 7-10** は，「活用する技法」として，行動科学理論・モデルの構成概念や行動技法の活用を明記した例である．

＊指導案　指導案の形式は教育を行う実施主体によって少しずつ異なる．ライフステージ別の栄養教育の中で，乳・幼児期（☞169頁，176頁，178頁），学童期（☞193頁，196頁），高齢期（☞239〜246頁）の例が示されている．

表 7-10　指導案の例

学習者：A 大学にて「栄養学」の授業を選択した大学生 80 名.

①本時の目標（今回の学修で，目標のうちの何をどこまで達成しようとしているのか）
食事バランスガイドの考え方と SV の数え方を理解し（学修目標：知識），自分の食事のセルフチェックができる（学修目標：スキル）

②指導（学習）の展開

過程	時間（分）	学習のポイント	学習者の活動	支援者の活動	活用する技法等	教材・教具
導入	5 分	「何をどれだけ食べたらよいか」の料理レベルの基準であることを理解する	小・中学校で学修した三色食品群，6 つの基礎食品を思い出し，それらとの対応で食事バランスガイドの位置づけを理解する	講義		パワーポイント
展開1	35 分	食事バランスガイドの特徴と基本を理解する	● 全体的な特徴を理解する ● 5 つの料理区分とヒモ（菓子・嗜好飲料）を理解する ● SV（つ）の数え方を，料理カードを見ながら理解する	講義 ↓ 料理カードをグループごとに配布		パワーポイント 実物大料理カード
展開2	15 分	自分の昨日 1 日の食事をセルフチェックする	● 食事別に食事内容を記入し，5 つの料理区分の SV 数を数える ● 複合的な料理の SV の数え方を理解する ● 1 日の目標 SV 数を確認し，自身の合計 SV 数と比較する	ワークの方法説明 ● 個別質問に対応 ● 質問に対応する形で複合的料理についての講義 ● 個別質問に対応	体験学習	ワークシート
展開3	25 分	セルフチェックの結果を小グループ（8 名）で共有，自身の課題を考える	小グループ内でセルフチェックの結果を報告し合い，課題を話し合う	グループを巡回，質問に対応，適宜コメントをする	モデリング，グループダイナミクス	
まとめ	10 分	自身の改善目標を設定する（目標を実践する意欲をもつ）	個人ワークとグループワークをふまえ，今後 1 ヵ月間の改善目標を設定し，ワークシートに記入する	具体的な行動目標の設定を指示．1 ヵ月間に 3 回以上のセルフチェックを行うように指示	セルフモニタリング	セルフチェック用ワークシートの配布

　指導案は，栄養教育の実施にかかわる者だけでなく，企画にかかわる者も含め，誰が見ても学習の流れと要点がわかるように作成することがポイントである．

 練習問題

7-A，B

1. メタボリックシンドローム予備群の会社員を減らすための健康教室を計画している．目標とその内容の組み合わせである．最も適当なのはどれか．1つ選べ．
(1) 行動目標 ── 減量のための食事づくりに協力する家族の割合が，現状の10%から，教室修了時には70%になること．
(2) 結果目標 ── 減量のために食後に会社の周りを15分間歩く社員が，現状の5%から，教室開始後には60%になること．
(3) 学習目標 ── BMIが25 kg/m²以上の社員の割合が，現状の40%から，教室修了時には10%になること．
(4) 環境目標 ── アルコールや菓子類のエネルギー量を把握している社員の割合が現状の20%から，教室開始後には80%になること．
(5) 実施目標 ── オンライン個別相談と対面グループワークを組み合わせることで，参加者の満足度が80%以上になること．

2. 減量が必要な若年男性が設定する行動目標である．最も適当なのはどれか．1つ選べ．
(1) 低エネルギー食品の選択ができるようになる．
(2) 揚げ物の摂取量を減らす．
(3) 家族に低エネルギーの料理を作ってもらう．
(4) ご飯を毎食1膳までにする．
(5) 1ヵ月間で1kg減量する．

7-C，D

以下の記述について，正しいものに○，誤っているものに×をつけよ．
(1) バズセッションや座談会は，学習者が自由に発言を行い，最後にまとめや結論を得ることを目的としない．
(2) 栄養教育では，教育内容や方法に一貫性をもたせるため，1つの学習形態や方法で実施することを推奨している．

7-E

教材の種類とその説明や特徴についての組み合わせである．誤っているのはどれか．1つ選べ．
(1) リーフレット ── 1枚刷りで要点が記載されており，短時間で読むことができる
(2) パネル ── ポスターをベニヤ版や専用のケースに入れ耐久性があり，普及活動などに活用できる
(3) 食生活指針 ── 何をどれだけ食べたらよいかをイラストでわかりやすく記載した教材
(4) 食品模型（フードモデル） ── 合成樹脂などで作られた実物大の食品や料理の立体模型

8 栄養教育の実施と評価

学修目標

❶ 栄養教育の実施において，当日の準備と実施記録作成の必要性を説明できる．
❷ 栄養教育の評価の種類と方法を説明できる．
❸ 適切な研究デザインを用いて評価計画を作成できる．
❹ 評価結果を用いて，栄養教育プログラムを見直し，改善する方法を説明できる．

A 栄養教育の実施

❶ 計画（Plan）から実施（Do）へ

計画をふまえつつ，よりよい栄養教育の実施を目指す

　計画（Plan）で優れた計画を立てても，実施（Do）の段階で適切に実施されなければその効果は半減してしまう．一方，計画にこだわりすぎて融通が利かないのも好ましくない．臨機応変に対応することも必要である．栄養教育の実施において重要なのは，効果が高まるよう最善を尽くすことである．

❷ 栄養教育当日の心構えとミーティング

ミーティングを行ってスタッフ間で共通認識をもつ

a 心構えと身なり

　栄養教育は，原則，対人サービスである．また，他職種と連携することもある．そのため，第一印象は重要である．暗い雰囲気よりも明るい雰囲気のほうが望ましい．相手に好印象をもってもらうためにはあいさつや笑顔，相手にきちんと伝わるように話すことなどに気をつけたい．服装や身だしなみは清潔感が感じられるようにする．職場によっては多少カジュアルな装いも認められるが，ジーンズなどのラフな格好やだらしなく見える服装は避けるべきである．また，よりよい栄養教育を実施するためには体調管理も重要である．

　一方，いくら第一印象がよくても誠実で確実な対応ができなければ信用を得ることはできない．また，一度失った信用を回復することは容易ではない．相手のためにベストを尽くすといった誠実な対応をしつつ，時間を守る，同じミスを繰り返さないといった社会人としてあたりまえのこと，専門家として誤った情報を提供しないことなども心がけるべきである．

表 8-1 当日のミーティングにおける確認事項

確認事項	内容
1. スタッフの体調	● 体調不良者がいる場合はスタッフ配置の変更などの対応をとる ● 感染症の可能性がある場合は適切な対処をする
2. 教育計画の変更点	● 前回の打ち合わせ以降に変更になった点があれば説明する ● 重要な変更については当日のミーティングではなく，事前に共有しておく
3. 当日のスケジュールと 　役割分担	● 当日のスケジュールについては流れと重要ポイントの確認程度とし，時間をかけすぎ 　ることがないように留意する ● 工程が複雑でスタッフ間の連携が重要な場合は再度確認しておく ● 誰が担当者なのかあいまいな業務があれば明確にする
4. 前回の反省事項や 　トラブルへの対処法	● 前回の反省事項を再確認し，同じ失敗を繰り返さないようにする ● 過去の事例などをもとに，予想されるトラブルとその具体的な対処法を再確認する

b 当日のミーティング

　複数のスタッフで構成する教育チームの場合は，当日にもミーティングを実施する．たとえば栄養教室や料理教室，食育イベントなどが想定される．ミーティングにおける確認事項を**表 8-1**に示す．あいまいな点や疑問点があればその場で解消しておく．そうすることでミスを減らし，円滑に栄養教育が実施できる．

❸ モニタリング

モニタリングを行ってプログラム改善に活用する

　モニタリング(monitoring)は「監視」と訳されることが多いが，日本語の意味合いとしては「観測」や「観察」といったとらえ方のほうが栄養教育におけるモニタリングの意味に近い．測定については，計画の段階で設定した評価指標についてデータを収集する．プログラムの実施期間中であっても必要に応じてプログラムの改善を行う．栄養教育実施期間中に必要なモニタリングは，学習状況に関するモニタリングと運営に関するモニタリングの大きく2つに分けられる．

●モニタリング

a 学習状況に関するモニタリング

　学習目標で設定した，知識，態度，スキルなどの学習者の習得状況についてモニタリングを行う．具体的には各回の栄養教室などの終了時に調査票などを用いて測定する．介入前のデータと比較することで変化を測定できる．

　自己効力感は態度の一部である．学習者の自己効力感が高まっていれば一定の教育効果があったとみなせるが，変わらない，あるいは低下している場合は注意が必要である．可能であれば個別に聞き取りを行ってケアしたい．

　教育プログラムが中長期にわたるものであれば，中間で行動変容が生じていることや，健康・栄養指標に改善がみられる可能性がある．そのような場合は行動目標や結果目標で設定した指標についても測定することが考えられる．

表 8-2　教育実施側の運営に関するモニタリング

項目	内容
1. 教材の良否	●効果的・魅力的な教材であったか ●教材として改良したほうがよい点はあるか
2. 教材選択の適否	●高齢者が対象の場合は文字の大きさなど ●子どもが対象の場合は発達段階に適していたか
3. 学習形態・学習方法	●人数は適切であったか ●選択した学習方法は効果的であったか
4. 施設・設備	●広さや収容人数は適切であったか ●エアコンなどで適切な室温管理などができていたか ●会場への案内掲示などは適切であったか
5. スタッフの役割分担	●人数に過不足はなかったか ●適材適所の人員配置ができていたか ●事前のスタッフ研修に不足はなかったか
6. タイムスケジュール	●経過時間を記録しておき，次回のタイムスケジュールに反映させる
7. 発生したトラブルと対処法	●トラブルへの対処法は適切であったか

b　運営に関するモニタリング

　教育実施側の栄養教育の実施・運営状況によって学習効果は左右される．よって，運営に関する事項についてもモニタリングしておく（表 8-2）．運営に関するモニタリング項目は集計やデータ処理する必要のないものが多いため，直後の反省会で検討して次への改善に資する．

④ 実施記録・報告

実施記録と報告でノウハウを蓄積する

　栄養教育の実施記録を残すことは，栄養教育プログラムを改善させていくうえで欠かせない．特に，新たに運用するプログラムでは失敗や反省が生じることが多い．記録を残すことによって教育チーム内で情報が共有される．そのノウハウが蓄積されていき，栄養教育プログラムの改善とともに教育担当者の熟達度も向上していく．

　たとえば，実施直後の反省会ではまず問題点を列挙し，次に課題別に解決方法の話し合いを全員で行う．スタッフ全員が発言できるように配慮することも重要であり，ふとした発言から誰も気づかなかったことに気づくきっかけとなることもある．反省会の記録内容は詳しくてもよいが，報告書を作成する際はポイントを押さえて簡潔にまとめる．冗長なものや結論が不明瞭なものは好ましくない．

⑤ 他部署との連携

円滑な連携にはコミュニケーションが重要である

　栄養教育を実施するにあたり，他部署の協力を得たい場合がある．そういっ

表8-3 他部署とのコミュニケーションに用いられる手段

コミュニケーション手段	メリット	デメリット
1. 電子メール	●内容を文字として残すことができ，日時も記録できる ●じっくりと内容を考えることができる ●相手の業務に割り込まない ●複数の相手へ一斉送信できる ●電子データを添付できる	●いつ開封されるかは相手次第 ●ニュアンスが正しく伝わらないことがあり，トラブルになることがある ●顔が見えないため，厳しい言葉が混じってしまうことがある ●メール作成に時間がかかる ●まれではあるが，送信エラーのリスクがある
2. 電話	●リアルタイムでやりとりができる ●声のトーンなどを交えた準言語コミュニケーションが可能	●やり取りが残らないため，あとで言った言わないのトラブルになることがある ●電話口に相手を呼び出す行為であり，必ずしも丁重な手段とはいえない ●電話に対して苦手意識があると緊張する
3. 面会	●資料を提示しながらリアルタイムでやりとりができる ●表情などを含んだ非言語コミュニケーションが可能	●約束をとると丁寧ではあるが，相手に時間を確保してもらう必要がある ●約束がない場合は会えないことがある ●遠方の場合は時間と費用がかかるため会うのが難しい
4. オンラインミーティング	●電話よりもより面会に近いコミュニケーションが可能 ●移動によって生じたであろう時間，費用，労力を削減できる ●パソコン上に表示する画面を共有できる ●スマートフォンでも実施できる	●webカメラやマイク，インターネット環境などを整える必要がある ●機器操作に不慣れな場合やインターネット回線の不調など，接続トラブルのリスクがある

た際に他部署から抵抗を受けることがある．理由としては説明不足や利害関係が一致しないといったことが考えられる．協力を得たいならば事前に説明し，理解を得る努力を怠ってはならない．また，教育プログラム終了後はお礼の言葉も欠かさないように注意する．逆に他部署から協力依頼があった際には極力協力する．他部署との連携を円滑にするためには，普段からの協力関係が欠かせない．

　コミュニケーションツールとして電話や電子メールなどが活用されるが，その利用方法にも気をつけたい．それぞれにメリットとデメリットがあるため，適切に使い分けるスキルが必要である（**表8-3**）．電子メールでのやりとりではうまくコミュニケーションがとれない場合は，面会するのがよい．会うのが難しい場合は電話でもよい．話せばわかるということは往々にしてある．また，直接会うことが難しい状況下ではオンラインミーティングも活用される．

B　栄養教育の評価 ━━━━━━━━━━━━━━

❶ 評価の意義

> **評価とは目標に対し，それが達成されたか比較し検討することである**

　評価の目的は，設定された栄養教育プログラムの結果目標ならびに，これ

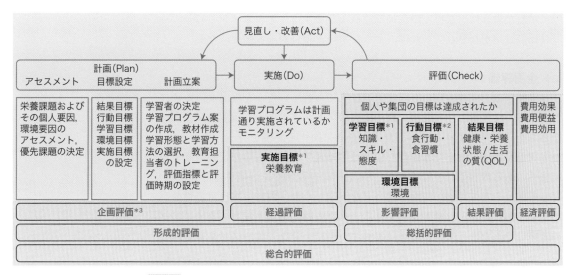

図 8-1 栄養教育マネジメントにおける目標と評価の関係

▨▨▨ 栄養教育のマネジメント，▨▨▨ 目標と評価について

*1「学習者の知識」等は学習目標に対する評価指標（影響評価）になる．一方，「指導内容に対する理解度」等は，実施目標に対する評価指標（経過評価）となる．

*2 プログラムによっては，食行動や食習慣などの望ましい食生活への変容（行動目標）が，プログラムの最終目標になる．

*3 企画評価は，栄養教育の計画が適切に立てられたかを評価する．企画評価に対応する目標はないが，経過評価で栄養教育に課題があった場合，企画評価も同時に実施する．

［石川みどり：栄養教育のマネジメントサイクル．栄養教育―理論と実践，武見ゆかり，赤松利恵（編），医歯薬出版株式会社，p53, 2018 を参考に筆者作成］

を達成するための行動目標，学習目標などが達成できたかどうかを判定し，プログラムの有効性を検討するとともに，プロセスを評価し見直すことにある．評価は目標と対になっていることから，評価の方法と内容は計画の段階で検討し決定しておかなければならない．また，適切な方法で評価を行うことにより，どのようなプログラムが，どのような学習者に，どのような影響を与えるのかの根拠が蓄積され，効果的な栄養教育の理論構築につながる．

❷ 評価の種類

🥕 目標との関係で評価の種類を整理することができる

　評価の種類は，**図 8-1** に示したように栄養教育の効果を評価する影響評価と結果評価，効果に影響を及ぼす栄養教育の計画や実施状況について評価する企画評価と経過評価，そして栄養教育にかかった費用と効果等の関係を評価する経済評価などがある．

　評価を適切に行うためには，系統的な目標の設定が欠かせない．そのため，まず，アセスメントの結果をふまえ，プログラムが最終的にねらう結果目標（結果評価）を立てる．次に，その改善に必要とされる行動目標（影響評価），行動変容に必要な学習目標（影響評価または経過評価），これらの目標を達成するために必要な環境目標（影響評価）を立てる．そして，栄養教育の実施にかかわる実施目標（経過評価）を設定する（☞図 7-1，107 頁）．同時に，括弧

内に示したように，目標との関係で評価を整理する．アセスメントに基づいた目標の設定がなされていれば，そこで用いた項目が評価指標になる．

a 企画評価

企画評価は，栄養教育の企画が適切に立てられていたかを検討するために行われる．学習者の個人要因，環境要因のアセスメントから重要な栄養課題をとらえ，以下のようなプログラムの企画に関する評価を行う．たとえば，優先課題が適切に決定できたか，目標はアセスメントの内容を反映させ実現可能性のある内容や目標値であったか，目標の達成状況を評価する評価指標，評価基準，そして評価の時期や担当者を決定したか，内容は実行可能性の高いものであったか，目標が達成できるような教材の準備と配布のタイミングの確認はできたか，教育担当者は実施するのに十分な知識やスキル等を身につけるための事前トレーニングを行ったか，実施するのに必要な人・関係者・組織等との連携について検討を行ったか，などである．

●企画評価

b 経過評価

経過評価とは，プログラムの実施と並行して行う教育実施に関する評価と，学習者の習得状況に関する評価を合わせたものである．前者は，プログラムが計画通りに実施されたかを評価するものである．たとえば，参加者数50名，時間を60分として計画した栄養教育に，実際にその人数が集まったのか，予定した時間内におさまったか，などを評価することになる．後者は，学習者に内容が届いているのかについて評価する．たとえば，学習者は教材として配布されたリーフレットを見たか，読んだか，内容を理解できたか，などを評価することになる．経過評価の結果に基づき，随時計画を見直す．

●経過評価

c 形成的評価

形成的評価とは，プログラムを評価するものであり，企画評価と経過評価を含めた評価である．たとえば，参加者の満足度が低かった理由の1つに，内容がわかりにくかったことがあがったとする．その場合，配布した教材は適切であったか（経過評価），教育担当者の話し方など，事前のトレーニングは十分だったか（企画評価）を併せて検討することで，プログラムの見直し・改善へとつながる．

●形成的評価

d 影響評価

影響評価では，結果評価である栄養状態・健康状態や生活の質（QOL）に影響を及ぼす要因が変化したかどうかを評価する．すなわち，学習目標，行動目標は達成されたか，環境目標は達成されたかを評価することである．

●影響評価

e 結果評価

結果評価とは，最終的にねらった目標がどの程度達成されたのかを評価することである．栄養状態や健康状態は改善したのか，QOL の向上はみられ

●結果評価

たのかを評価する.

　なお，プログラムによっては最終的な目標として，結果目標を設定せず，行動目標をプログラムの最終目標にすることがある．その場合には，行動目標に対応する評価が最終的なプログラムの評価となる.

f 総括的評価

　総括的評価は，影響評価と結果評価を要約した評価である．プログラムによる学習者の変化を全体として評価する.

●総括的評価

g 経済評価

　経済評価は，プログラムの実施に要した費用とその効果の関係を検討したもので，費用効果分析，費用便益分析，費用効用分析がある．**表8-4**に，減量目的のプログラムの経済評価例を示した.

　減量を目的とした2つのプログラムを実施したと仮定し，6ヵ月後の体重減少と費用との関係を検討した．費用効果分析を行った結果，体重1kg減量するためには，ヘルシーメニューの提供と栄養情報の提供が行われた「食環境介入プログラム（以下，プログラムA）」より，食事バランスガイドを用いた学習の機会も提供された「栄養教育と食環境介入の統合プログラム（以下，プログラムB）」のほうが費用対効果は高いと判断できる.

　費用便益分析の結果，プログラムAもBも総費用より総便益のほうが大

●経済評価

表8-4 減量を目的とした栄養教育プログラムの経済評価の例

	プログラムA 食環境介入プログラム （ヘルシーメニューの提供と栄養情報の提供を6ヵ月）	プログラムB 栄養教育と食環境介入の統合プログラム （食事バランスガイドを用いた栄養教育＋食環境介入を6ヵ月）
30人ずつ参加したプログラムに要した総費用（食環境づくり2万円/1ヵ月，栄養教育3万円/1ヵ月）	2万円×6＝12万円	（2万円＋3万円）×6＝30万円
目標を達成した人数	8人	25人
6ヵ月後の減量効果	平均6kg減	平均8kg減
費用効果分析[*1] 達成できた1人あたりの費用	12万円÷8（人）＝1万5,000円	30万円÷25（人）＝1万2,000円
体重1kg減量に必要な費用	12万円÷（6×8）kg＝2,500円	30万円÷（8×25）kg＝1,500円
肥満により糖尿病を発症した場合の通院による生産性損失と医療費を考慮する（プログラム終了後1年間の経過）〈生産性損失の抑制〉通院により1人10万円/年の生産性損失があると仮定〈医療費の抑制〉糖尿病治療費としてかかる治療費のうち事業主支払いが1人5万円/年抑制されると仮定	●目標達成した8人は損失分を取り戻せると考えて：10万円/年×8人＝80万円/年 ●事業主支払いの医療費抑制分：5万円/年×8人＝40万円/年 ●総便益：80万円＋40万円＝120万円/年	●目標達成した25人は損失分を取り戻せると考えて：10万円/年×25人＝250万円/年 ●事業主支払いの医療費抑制分：5万円/年×25人分＝125万円/年 ●総便益：250万円＋125万円＝375万円/年
費用便益分析[*2] 純利益（＝総便益−総費用）	120万円−12万円＝108万円/年	375万円−30万円＝345万円/年

[*1] 費用効果分析：目標を達成した1人あたりの費用，体重1kg減量に必要な費用を比較すると，プログラムBはプログラムAに比べ経済効率がよいと評価できる.
[*2] 費用便益分析：純利益を比較すると，プログラムBはプログラムAに比べ経済効率がよいと評価できる.
［長島万弓：経済評価. 栄養教育論，第3版，春木　敏（編），医歯薬出版株式会社，p135，2014を参考に筆者作成］

きく，双方とも意義のあるプログラムである．しかし，どちらのプログラムが有益であるかを検討すると，純利益の大きいプログラムＢが選択され，費用効果分析と同様の結果が得られた．

1)　費用効果分析

ある一定の効果を得るために必要となった費用を分析する方法．

例)体重減量プログラムの場合：体重1kgを減らすのにかかった費用

2)　費用便益分析

プログラムの効果(便益)を金額で表し，実際に要した費用を差し引いて求める方法．

便益の代表的な指標：生産性損失(生産性便益)や医療費(医療費便益)がどれくらい抑制されたか．

3)　費用効用分析

費用効果分析の効果の代わりに，個人あるいは社会が結果に対してもつ望ましさ(効用)を用いる方法．

効用の代表的な指標：質を調整した生存年数(quality-adjusted life year：QALY)

h　総合的評価

●総合的評価

総合的評価とは，企画評価，経過評価，影響評価，結果評価，経済評価などからプログラム全体を多面的に総合的に行う評価のことである．

結果目標として設定した学習者の健康状態の改善がみられたとしても，経過評価の結果として学習者の満足度が低く，経済評価の結果として多額の費用がかかっていたのであれば，プログラムの総合的評価は低くなる．

❸ 評価指標と評価基準の設定

評価指標や評価基準は，計画段階で決める

表8-5に栄養教育と食環境介入の統合プログラムの評価指標と評価基準の例を示した．

目標は，アセスメントの結果に基づき「○○を増やす」，「△△を減らす」のように，評価する方向性を示す．

評価指標は，目標の達成状況をどのような「ものさし」を使って評価するかを示したものである．たとえば，行動目標が「主食・主菜・副菜を組み合わせた食事が1日2回以上の日がほぼ毎日の者を増やす」であれば，「『主食・主菜・副菜を組み合わせた食事が1日2回以上の日がほぼ毎日』と回答した社員の割合」を評価指標とし，目標の達成状況を評価する．評価指標を用いて現状値を確認し，目標値(これまでの推移や他調査の結果を参考に実施可能性のある値)を設定する．プログラム実施後に目標値と実績値を比較し，目標の達成状況を評価する．

評価基準は，目標をどの程度達成しているかを測定する際の指標であり，

表8-5 減量を目的とした栄養教育と食環境介入の統合プログラムの目標，評価指標，評価基準の例

	目標	評価の種類	評価指標	具体的項目	現状値	目標値	実績値	評価
結果目標	18.5 kg/m² 以上，25.0 kg/m² 未満の社員の割合を増やす	結果評価	BMI	18.5 kg/m² 以上，25.0 kg/m² 未満	75.5%	85.5%	92.0%	A
行動目標	主食・主菜・副菜を組み合わせた食事が1日に2回以上の日がほぼ毎日の者を増やす	影響評価	「主食・主菜・副菜を組み合わせた食事が1日に2回以上の日がほぼ毎日」の社員の割合	1. ほぼ毎日	40.0%	60.0%	55.0%	B
行動目標	会社のカフェテリアでヘルシーメニューを2回に1回以上選択する者を増やす	影響評価	「会社のカフェテリアでヘルシーメニューを2回に1回以上選択する」社員の割合	1. 毎回選択する / 2. 2回に1回選択する	50.0%	70.0%	90.0%	A
学習目標	自身にとって1日に必要なエネルギーの目安がわかる(知識)者を増やす	影響評価	「自分にとって1日に必要なエネルギーの目安がわかる」社員の割合	1. よくわかる / 2. まあわかる	75.8%	100.0%	88.0%	B
学習目標	自分にとって1日に必要な5つの料理群別のSV(サービング)数がわかる(知識)者を増やす	影響評価	「自分にとって必要な5つの料理群別のSV(サービング)数がわかる」社員の割合	1. よくわかる / 2. まあわかる	25.0%	75.0%	76.0%	A
学習目標	主食・主菜・副菜が揃った食事を食べたいと思う(態度)者を増やす	影響評価	主食・主菜・副菜が揃った食事を食べたいと思う社員の割合	1. とてもそう思う / 2. そう思う	50.0%	65.0%	75.0%	A
学習目標	体重の管理をしようと思う(態度)者を増やす	影響評価	体重の管理をしよう思う社員の割合	1. とてもそう思う / 2. そう思う	60.0%	75.0%	70.0%	B
学習目標	食事バランスガイドを用いて自分が食べた料理のSV(サービング)を算出できる(スキル)者を増やす	影響評価	食事バランスガイドを用いて自分が食べた料理のSV(サービング)を算出できる社員の割合	1. できる / 2. まあできる	45.0%	65.0%	46.0%	C
学習目標	会社のカフェテリアで提供されるメニューの栄養表示を自分の必要量との対応で活用できる(スキル)者を増やす	影響評価	会社のカフェテリアで提供されるメニューの栄養表示を自分の必要量との対応で活用できる社員の割合	1. できる / 2. まあできる	25.0%	60.0%	40.0%	B
環境目標	ヘルシーメニューの提供回数を増やす	影響評価	ヘルシーメニューの提供回数	提供回数	月1回	週1回	週1回	A
環境目標	卓上メモによる健康・栄養情報の提供回数を増やす	影響評価	卓上メモによる健康・栄養情報の提供回数	提供回数	年4回	年12回	年12回	A

A：目標値に達した，B：目標値には達していないが，改善傾向にある，C：変わらない，D：悪化している(目標とは逆の方向に変化した)

量的あるいは段階的に示したものである．表8-5は，段階的に評価基準を設けた例を示した．現状値，目標値，実績値を比較し，(実績値が)目標値に達した：A，(実績値は)目標値には達していないが，(現状値と比べると)改善傾向にある：B，(現状値と実績値が)変わらない：C，悪化している(目標とは逆の方向に変化した)の基準を示した．また，実績値の評価基準を，1：80%以上(できた)，2：70〜80%(おおむねできた)，3：60〜70%(あまりできなかった)，4：60%以下(できなかった)のように量的に示すこともある．いずれも実績値の評価基準は，あらかじめ関係者と話し合って決めておく必要がある．

❹ 評価の質を高める

評価のための研究デザインによって，科学的根拠のレベルが異なる

ⓐ 評価のための研究デザイン

　実践現場では，プログラムの前後で学習者のアセスメントを比較する前後比較デザインが用いられることが多いが，より精度の高い評価を行うためには，比較群または対照群を設定したデザインを用いることが望ましい．栄養教育の評価のためのデザインについて**図8-2**に示した．

　ランダム化比較試験は，栄養教育の効果を判定するうえで最も強力で信頼性の高い研究デザインであり，平行法と交差法がある．**平行法**は，同一基本的属性の学習者で構成された教育介入群と教育しない対照群を無作為に割り付ける（群分けする）．**交差法**は学習者の割り付け方法は同じだが，評価終了後に対照群にも同じ教育介入を行う．これにより，対照群への倫理的配慮が担保される．

　いずれのデザインでも，無作為に学習者を割り付けることにより，開始時点での学習者のさまざまな特性（性別，年齢，身体的特徴，生活習慣など）を両群で揃えることができるため，介入の効果を偏りなく評価することができる．

　非ランダム化比較試験は，同一基本的属性の集団について，教育介入群と教育を実施しない比較群（対照群）を設定する．無作為割り付けではないため，

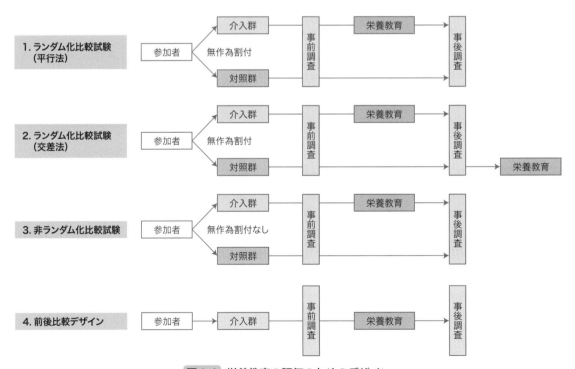

図8-2　栄養教育の評価のためのデザイン

学習者の選択バイアスによる差異が生じる.

　前後比較デザインは, 教育介入群のみを設定し, 教育介入前後で比較する. 仮に, 教育前に比べ教育後に食行動の頻度が高くなったとしても, 教育だけでなく, その期間に開催されていたキャンペーン, 宣伝や広告などさまざまな要因が影響したのではないかと考えられ, 前後の変化を教育介入の効果とすることは困難になる.

b 測定や手法の信頼性と妥当性

1) 信頼性

　データを用いてプログラムの有効性を評価する際, 用いる調査方法(たとえば質問紙)の信頼性が求められる. 信頼性とは繰り返し評価を行ったときに得られる結果の安定性をいう. 一般的には, 短期間(5 〜 10 日後)に同一の調査を行う(再検査法). 両調査結果の相関係数により尺度の時間的安定性を, クロンバックの α 係数により尺度の内的整合性を確認する.

2) 妥当性

　「測定しようとしていることをどの程度測定できているか」を表すのが測定の妥当性である. 測定項目に必要な測定内容が盛り込まれているかどうかを内容的妥当性, 測定によって行動や特性をどの程度予測できるかを基準関連妥当性, 抽象的な概念を説明するために構成された構成概念をどの程度説明できるかを構成概念妥当性という. このように, 信頼性と妥当性が確認された評価尺度を用いることで, 他結果との比較が可能になる.

3) 評価の妥当性

　得られた効果が妥当なものであるかどうかは, 評価において重要なことである. 評価の妥当性を脅かすものとして, バイアス, 偶然, 反応効果やテスト効果があるとされている.

　バイアス(偏り)は, 評価にあたって生じる系統的な誤差または差異をいう.

　①選択バイアス:介入群と対照群にみられる性・年齢・居住地などの基本的属性による差異である(無作為割付の場合を除く). 両群の基本的属性を一致させるマッチングによってある程度コントロールできる.

　②情報バイアス:介入群と対照群の測定条件が異なる場合に生じる誤差をいう.

　③交絡バイアス:測定している因子以外の背景要因によって結果が影響を受ける場合の要因をいう.

　偶然による誤差とは, 系統的ではない. 偶然による誤差は, 真の値から大小両方向に均等に, すなわち系統的ではなく, ばらついて起こる. 評価には, 程度の差こそあれ, 偶然による誤差が含まれている. しかし, 偶然による誤差は, サンプル数を増やすことにより小さくすることができる.

　反応効果とは, 学習者, 支援者, 評価者のかかわりから生じる反応のことで, 評価の妥当性に影響を与えるものである. 支援者が効果を期待するあまり, 学習者に対して意図せず積極的な行動をとることで, 効果に影響が生じる, などが一例である. 学習者に介入群であるか対照群であるかわからない

表8-6　内的妥当性・外的妥当性に影響を与える要因

<table>
<tr><th colspan="3">要因</th><th>具体的内容</th></tr>
<tr><td rowspan="7">内的妥当性に影響を与える要因</td><td colspan="2">時間経過の影響</td><td>評価が長期にわたると，対照集団の社会的環境などが変化し，学習者がその影響を受け，プログラムとは別に，評価結果に影響を与えることがある</td></tr>
<tr><td colspan="2">成熟による効果</td><td>時間経過に伴い，学習者の成長や経験，独立などが結果に反映されることをいう</td></tr>
<tr><td colspan="2">評価方法による影響</td><td>質問紙の様式や方法が変わる(たとえば，集合調査法から郵送法へ)ことや，評価基準が途中で変更されることは評価結果に影響する</td></tr>
<tr><td colspan="2">平均への回帰</td><td>ある標本集団の平均値が母集団の平均値と大きく離れていた場合，1回目に比べ2回目の測定の平均値は母集団の平均値に近づくことをいう</td></tr>
<tr><td colspan="2">脱落</td><td>プログラム実施途中で多くの脱落者が出た場合，脱落者を除いた評価は妥当性が低くなる</td></tr>
<tr><td colspan="2">選択</td><td>介入群と対照群の割付が無作為ではない場合，たとえば介入群の意欲が事前においてすでに高いことがある</td></tr>
<tr><td colspan="2">テスト効果</td><td>評価データを得るために調査を繰り返すことにより，学習者が調査項目から知識を得たり，この行動が望ましいということがわかるようになったりすることが回答に反映される</td></tr>
<tr><td rowspan="3">外的妥当性に影響を与える要因</td><td rowspan="2">対象者の一般化に関する要因</td><td>抽出バイアス</td><td>無作為抽出の場合を除いては，標本から得られた結果を母集団全体に一般化することは不適切である</td></tr>
<tr><td>推理の誤り</td><td>標本調査による結果を標本の属する母集団以外(異年齢集団など)に提供したり，評価研究を実施した条件(季節など)以外に適用したりすることは，統計的推論ではなく推論である</td></tr>
<tr><td>予備調査から本調査への一般化に関する要因</td><td>反応効果</td><td>予備調査と本調査の条件(たとえば，調査実施者が異なる場合，評価方法の習熟度)が同一でない場合，予備調査の本調査への一般化には課題がある</td></tr>
</table>

ようにする盲検法などを用いることで，反応効果を軽減することができる．また，評価データを得るために調査を繰り返すことによって，学習者が調査項目から知識を得たり，望ましい行動がわかったりすることで，それが調査の回答結果に反映されるテスト効果などがある．

4）内的妥当性と外的妥当性

　内的妥当性とは，評価結果が実施された教育によるものであるかどうかにかかわる妥当性のことであり，外的妥当性とは，教育実施によって得られた結果を一般に適用できるかどうかにかかわる妥当性である．**表8-6**にあげた要因などによって影響を受けるとされている．

❺ 栄養教育の評価から見直し，改善へ

適正に評価し，プログラムの見直し，改善を行う

　評価結果をふまえてプログラムを見直し，改善点について検討する．その際，客観的な評価資料を作成し，関係者間で目標の達成状況等についての共通理解を図ることが重要である．

　資料の作成では，まず，プログラムの目標を設定した背景を説明する．そして，実態把握の結果に基づいて設定した目標，評価指標と目標値を示す．

　次に，プログラムの内容について説明する．プログラムは，6W1H1B［実施時期や時間など(when)，実施場所(where)，実施者(who)，学習者(whom)，内容(what)，目標(why)，教材・学習形態(how)，予算(budget)］で示すとわかりやすい．

表 8-7　減量を目的とした栄養教育と食環境介入の統合プログラムの実施目標，評価，見直し・改善の例

目標		評価の種類	評価指標	評価結果	見直し・改善
実施目標	新入社員研修会で社員の健康づくりのためのカフェテリアの取り組みについて話をする	経過評価	新入社員研修会で社員の健康づくりのためのカフェテリアの取り組みについて話をすることができたか	予定通り実施することができた．新入社員 100 名中，90 名が参加した	継続して実施する
	毎週，ヘルシーメニューのコンセプトについてポスターを貼り替える		毎週，ヘルシーメニューのコンセプトを貼り替えたか	予定通り実施することができたが，内容について改善が必要	繁忙期は準備に時間がかけられないため，計画的に情報収集を行い作成する
	毎日，カフェテリアで提供する料理に食事バランスガイドを活用した SV（サービング）の表示を行う		毎日，カフェテリアで提供する料理に SV（サービング）の表示が行えたか	予定通り実施することができた	継続して実施する
	カフェテリアで提供される料理の SV（サービング）表示の内容を理解する		社員はカフェテリアで提供される料理の SV（サービング）表示を見ているか	「わかりやすい表示だ」や「表示をもっと大きくして欲しい」などのコメントが寄せられ，見ている者が多いことがわかった．表示の大きさを検討する	継続して実施するが，大きさや内容を工夫し，わかりやすい表示にする（すぐに対応した）
			社員はカフェテリアで提供される料理の SV（サービング）表示を理解できたか	「研修会に参加したときはわかったと思っていたが時間が経過するとわからなくなった」とコメントがあり，プログラムの見直しが必要	カフェテリアでよく提供される料理を例に，SV 数のカウントをする演習を行う

（計画通りに実施されたか／学習者に届いたか は「評価の種類」列内の細分項目として記載）

また，表 8-7 に示したように，プログラムが計画通りに実施されたか等の実施状況（経過評価）も説明する．たとえば，新入社員を学習者とした「○○研修会」を行った際の参加率（何人に声をかけ，何人が参加したか）がこれにあたる．参加率が高かったにもかかわらず結果がみられなかった場合は，教室の内容に問題がなかったかなどを考察できる．一方で，参加率が低かった場合は，募集方法や研修開催時期など企画自体に問題があったのではないかと考察ができる．

評価では，好ましい結果の有無にかかわらず，最初に示した評価指標について，実績値を目標値に対応させた形で示す．実施者の意見は入れず，図表を活用して結果を客観的に示す．

最後に，今後の課題をまとめる．今後の課題は，評価に基づきプログラムを全体的に考察する．数値目標が達成できた場合は，どのような内容が達成につながったのかを考察する．そして，次期に向けて目標値を上げるか，あるいは他の目標に変えるかの提案を行う．一方で，達成できなかった場合は，評価指標やプログラム内容に課題がなかったか，改善すべき点はないかを振り返り，次の計画に反映させる．表 8-8 に評価をふまえた改善例を示した．

表8-8　評価をふまえた目標の見直し・改善例

評価指標	目標値	実績値	評価		見直し・改善例
会社のカフェテリアで「ヘルシーメニューを2回に1回以上選択する」と回答した社員の割合	80%	90%	目標値を達成した	新たな評価指標に変更する	この結果を受け，次年度は，「ヘルシーメニューが提供された日は毎回選択する」と回答する者の割合を増やすという目標に変更する（現状値の把握が必要）
	80%	80%		目標値を上げる	この結果を受け，次年度は，目標値を90%以上とする
	80%	98%		評価指標からはずす	この結果を受け，次年度の評価指標からはずし，他の評価指標を設定する．ただし，現状維持を確認するため，実態把握は行う
食事バランスガイドを用いて「1日に食べた料理のSV（サービング）を算出できる」と回答した社員の割合	65%	48%	目標値を達成しなかった	評価指標を変更する	「1日に食べた料理のSV（サービング）を算出できる」の1日としたことに難しさがあった．まず，1食の料理とし「昼食に食べた料理のSV（サービング）を算出できる」と回答した者の割合に評価指標を変更する
	65%	55%		目標値を下げる	現状値からは改善されたものの，65%は高い値であった．次年度の目標値を60%に下げる

 練習問題

8-A

以下の記述について，正しいものに○，誤っているものに×をつけよ.

(1) プログラムの実施期間中であっても必要に応じてプログラムの改善を行う.

(2) 学習者の習得状況を把握するため，結果目標で設定した評価指標について測定する.

(3) 報告書は細かな点まで余さず詳述するのが望ましい.

8-B

栄養教育プログラムの評価に関する記述について，正しいものに○，誤っているものに×をつけよ.

(1) 学習者が記録した毎日の歩数で，行動の実行を確認することは，影響評価にあたる.

(2) 学習者が書いた感想で，講義内容の理解度を確認することは，企画評価にあたる.

(3) 栄養教育を行うグループの介入群と行わない対照群に無作為に割り付けるランダム化比較試験は，最も妥当性の高い評価のデザインである.

(4) 栄養教育の総費用は，240,000円，学習者は60人であった．学習者のうち，教育の結果評価である「体重を5%以上減少」を達成できた者は50%であった．結果目標達成者1人あたりを効果の単位とした場合の費用便益は，4,000円であったと計算できる.

(5) 評価では効果のあった評価のみを示し，次のプログラムにフィードバックする.

9 ライフステージ別の栄養教育の展開

A 妊娠・授乳期 —————————————————

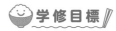 学修目標

❶ 妊娠・授乳期の栄養・食に関する主体的な意思決定を尊重するための支援の方法を説明できる.
❷ 妊娠・授乳期の母子やその家庭を支援する他職種との連携・協働について説明できる.

❶ 妊娠・授乳期の母子を取り巻く現状

> 妊娠・授乳期の母子の現状をふまえた専門職種連携による支援を行う

　妊娠・授乳期の栄養教育では，母親とその子どもの両者が主な対象になる．妊娠・授乳期の女性の特徴として，10歳代〜40歳代と年齢の幅が広く，出産や育児の経験数，家族構成，生活習慣，就業状態や社会経済状況が異なるため，1人ひとり抱える課題が異なることがあげられる．また，このライフステージは，妊婦と胎児，産褥期の母親と新生児，授乳期の母親と乳児というように，約2年の間に母親と子どもそれぞれの心身に大きな変化がある．

　母子を取り巻く環境として，子どもの父親や祖父母など母子を支える家族への配慮も欠かすことはできない．さらに上のきょうだいの赤ちゃん返りや家事の負担など，家族全体に起こる生活の変化に対する支援が必要である．近年は核家族が増え，子育てを気軽に相談できず，子どもの育児に1人で悩みを抱える母親が増え，母親のうつ病，虐待等につながるケースもある．母子とその家族を取り巻く地域では，母親と子どもが孤立しないためにさまざまな専門職種による包括的な支援が行われている．

　健やか親子21は，21世紀の母子保健の主要な取り組みを提示したビジョンであり，関係者，関係機関・団体が一体となって推進する国民運動計画である．2001（平成13）年から開始され，2014（平成26）年に最終評価と次期計画の検討が行われ，2015（平成27）年より第2次の取り組みが始まっている．現在の日本の出産・子育ての課題をふまえた基盤課題と重点課題が掲げられ，親子が健やかに過ごすことができるよう国全体で子育て世代を支えようとしている（**図9-A-1**）．

　2016（平成28）年には，母子保健法が改正され，親子を妊娠期から出産，その後の子育て期を通して切れ目なく支援できるよう，各区市町村に**子育て世代包括支援センター**の設置が定められた（**図9-A-2**）．子育て世代包括支援センターは，母子にかかわる専門職種が妊産婦等からの相談に対応し，健診等の「母子保健サービス」と地域子育て支援拠点等の「子育て支援サービス」

●健やか親子21

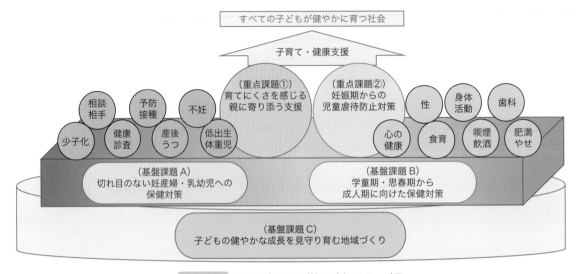

図 9-A-1 健やか親子 21（第 2 次）イメージ図

［厚生労働省：健やか親子 21（第 2 次）(http://sukoyaka21.jp/about)（最終アクセス 2020 年 12 月 1 日）より引用］

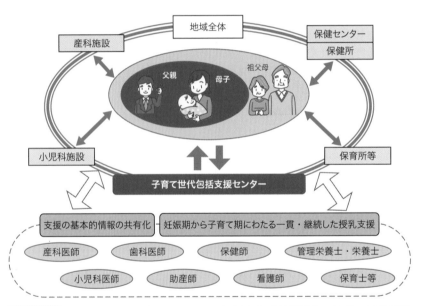

図 9-A-2 子育て世代包括支援センターの役割と各関係機関との連携，母子保健サービス

［厚生労働省：授乳・離乳の支援ガイド（2019 年改定版）(https://www.mhlw.go.jp/content/11908000/000496257.pdf)（最終アクセス 2020 年 12 月 1 日）より引用］

を一体的に提供し，情報提供，各関係機関の調整や支援プランの策定等を行っている．本サービスが運営されることにより，地域の中で親子が孤立せずに同じ場所に支援を求めることができ，安心して子育て・子育ちをすることができる．

　近年では世界保健機関（WHO）等で**プレコンセプション（妊娠前）ケア**が提唱されている（**図 9-A-3**）．コンセプションは受胎を意味しており，妊娠前か

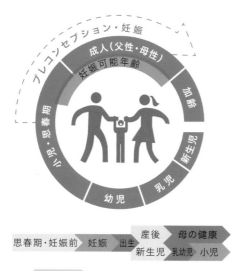

図 9-A-3　プレコンセプションケア

［国立成育医療センタープレコンセプションケアセンターホームページ（https://www.ncchd.go.jp/hospital/about/section/preconception/index.html）（最終アクセス 2020 年 12 月 1 日）より引用］

らのケアをさしている．将来の妊娠を考え，女性やカップルが自身の生活や健康に向き合い，妊娠前から準備ができるような教育や支援が求められている．つまり，生活リズムや食事，酒，たばこ等について，妊娠を考える女性やその家族へ妊娠前から支援を行うことが重要である．

　このように，各専門職種が協同的に同じ学習者について継続的に支援を行っていくための仕組みが重要であり，その仕組みをより充実できるように，専門職として携わることが求められる（**表 9-A-1**）．

❷ 妊娠・授乳期の特徴と栄養教育

> 期の特徴を理解したうえで，個人の特性や状況に応じた支援を行う

ⓐ 妊娠期の特徴と支援

1）　妊娠期の心身の変化

　妊娠期間は，最終月経の初日から 40 週（280 日）で考えられるため，その期間は**妊娠初期**（〜 13 週 6 日），**中期**（14 週 0 日〜 27 週 6 日），**後期**（28 週 0 日〜）として 3 区分に分けて考えられる．妊娠初期の母親では，多くの人がつわりを経験するが，中にはその症状がひどい場合，妊娠悪阻となり入院する人もいる．つわりの状況や終わる時期は人によってさまざまであるため，1 人ひとりの状態に合わせた支援が必要である．さらに期間が進むと体内の血液循環量の増加によって便秘や貧血も起こりやすくなる．妊娠後期では，お腹が大きくなり，全体的に動作が鈍くなったり上下運動が苦手になったりと家事や子育ての負担感が変化する．さらに胃を圧迫して 1 回に食べられる

表 9-A-1 妊娠期から乳・幼児期にかかわる主な支援体制の概要

		妊娠	出産・新生児	乳児	幼児
情報提供		● 授乳の種類 ● 母乳(育児)の利点 ● 妊産婦のための食生活指針 ● 食物アレルギー	● スキンシップ ● 授乳環境等 ● 子どもの抱き方等 ● 授乳のリズムの確立 ● 食物アレルギー ● 育児用ミルクの使用方法 ● 相談場所等	● 離乳の開始時期 ● 離乳の進め方 ● 乳児ボツリヌス症 ● 食物アレルギー ● 鉄欠乏 ● ビタミンD欠乏 ● 手づかみ食べ	
支援		● 母親等の気持ちや感情を受け止めた寄り添い支援 ● 親子関係の促進へ ● 授乳に関する意思決定を尊重 ● 食育の支援へ ● 食事のバランスや禁煙等の生活全般の改善を促す支援			
			● 授乳確立までの悩み等に対する寄り添い ● 授乳期のかかわりに関する支援 ● 授乳量及び離乳食の量の評価,発育確認と個別の状況に応じた支援 ● 家族の理解促進へ ● 仲間づくりへ		
				● 離乳の開始と進行の悩み等に対する寄り添い ● 食事や生活リズムをふまえた生活習慣の形成へ	
		● 医療機関内における情報共有,連携へ ● 医療機関と地域関係機関との情報共有,連携へ			

主な母子保健事業

妊娠の届出・母子保健手帳の交付	妊婦健診		産婦健診	乳幼児健診(3〜4ヵ月,1歳6ヵ月,3歳)
	妊婦訪問 妊婦相談	新生児訪問		
		乳児家庭全戸訪問		
	母親学級 両親学級	産後ケア事業		離乳食教室
	育児相談			
	養育支援訪問(要支援家庭への支援)			

相談・支援機関

子育て世代包括支援センター

保健センター,地域子育て支援拠点

産科施設,小児科施設,助産所等

[厚生労働省:授乳・離乳の支援ガイド(2019年改定版)(https://www.mhlw.go.jp/content/11908000/000496257.pdf)(最終アクセス2020年12月1日)より引用]

量が減る場合もある.

　出産は,在胎週数37〜41週で起こる場合に**正期産**といわれ,それより前を**早産**という.また新生児の出生時体重が2,500 g以上4,000 g未満のときにその後の成長・発育が最もよいといわれる.妊娠時の母親の栄養状態が胎児にも影響を与えるといわれていることから,妊娠前の母親の体格別に妊娠中の体重増加指導の目安が示されている(**表9-A-2**).適正な体重増加は妊娠高血圧症候群や妊娠糖尿病の予防にもなる.

2） やせ志向と低出生体重児

　近年の日本では,若年女性のやせ志向により,妊婦の**体重増加不良**と**低出生体重児**が問題となっている.健やか親子21ではこの課題を取り上げ,低

● 低出生体重児

表 9-A-2 妊娠中の体重増加指導の目安*

妊娠前の体格**	BMI	体重増加量指導の目安
低体重	18.5 未満	12～15 kg
普通体重	18.5 以上 25.0 未満	10～13 kg
肥満 (1 度)	25.0 以上 30 未満	7～10 kg
肥満 (2 度以上)	30 以上	個別対応 (上限 5 kg までが目安)

*「増加量を厳格に指導する根拠は必ずしも十分ではないと認識し，個人差を考慮したゆるやかな指導を心がける.」産婦人科診療ガイドライン編　2020 CQ 010 より
**体格分類は日本肥満学会の肥満度分類に準じた.
[厚生労働省：妊娠前からはじめる妊産婦のための食生活指針, 2021 より引用]

　出生体重児の減少を目標に掲げて全国的に取り組みが行われてきた．その結果，健やか親子 21(第 2 次)中間報告では，第 2 次開始時点より低出生体重児はわずかではあるが減少していることが報告された．大きな流れとして低出生体重児は増加傾向であったが，2007(平成 19)年の 9.65％をピークに若干の減少に転じている傾向にある．減少の要因には，早産の割合が若干減り，正期産かつ単産の平均出生体重がわずかではあるが増加したことがあげられる．

　低出生体重児は乳児死亡率が高い．さらに子宮内で低栄養環境下に適応するため，出生後に相対的な過剰栄養になり，生活習慣のリスクが追加されることで生活習慣病を発症しやすくなるといわれている［生活習慣病胎児期発症説(DoHAD* 説)］．このように，母親の妊娠・出産を通して体型が変化することを望まないという認知が児の健康状態に影響を与える場合がある．体格が「ふつう」の人であっても約半数が「よりやせたい」という願望を抱いているという報告があるように，母親となる年齢の女性が多くもつ認知である．このことから，妊娠前の段階からの適切な情報提供と妊娠中のケアが重要である．

*DoHAD　developmental origins of health and disease の略.

3) 妊娠期前，妊娠期の支援

　母子保健法では，すべての妊婦が**妊婦定期健康診査(妊婦健診)**を受診することが推奨されている．妊娠初期～23 週までは 4 週間に 1 回，24 週～35 週までは 2 週間に 1 回，36 週以降は週 1 回程度行われ，母子の状態によって適宜短縮される．母子の変化について，各医療機関では，妊婦の体重，体重増加量，尿糖，尿蛋白，血圧，子宮底長，腹囲の測定，浮腫の確認が基本的に毎回行われ，血液検査やエコー，胎児心音等を測定して母子の健康状態を母子手帳(正式には母子健康手帳)に記録する．このような検査を通して，妊娠高血圧症候群や妊娠糖尿病を発見し，治療につなげている．この経過の記録は，たとえいつどのような状態の変化が起こり妊婦健診に通っていない病院に運ばれたとしても，他機関の医療従事者が妊娠の経過をすぐに理解できることに役立つ．

　妊婦健診の受診は，母親，胎児ともに健全な妊娠・分娩のために推奨され

るが，さまざまな理由により出産までに受診しない場合もある．そのため，各地方自治体では，妊娠届を提出しに来た妊婦に対し，母子手帳の発行と同時に妊婦健診の補助券を渡して金銭的負担を減らし，受診を促している場合が多い．また，健やか親子 21 の評価指標の 1 つに「妊娠届時にアンケートを実施する等して，妊婦の身体的・精神的・社会的状況について把握する」自治体の増加がある．妊娠，出産，育児を見通し，母親，子ども，家族が安心して出産を迎え，出産後も暮らせるように支援者が情報を把握し，各家庭の支援の必要性とあり方を関係機関で共有し，連携を図っていくことが求められる．

4） 栄養教育の教材・場・内容

教育教材としては，「妊産婦のための食事バランスガイド」（**図 9-A-4**）や「妊娠前からはじめる妊産婦のための食生活指針」（**表 9-A-3**）がある．妊娠前からはじめる妊産婦のための食生活指針（厚生労働省）では，妊娠期，授乳期を通して，母親の健康と子どもの健やかな発育を目指して，望ましい食生活を実践するための生活の指針がわかりやすく示されている．さらに，これには，何をどれだけ食べればよいかの目安量を示した「**妊産婦のための食事バランスガイド**」と「**妊娠中の体重増加指導の目安**」が記載されている．

集団教育の場として，市区町村の保健センターや産院，育児商品販売店舗等におけるマタニティ教室や両親学級などがある．妊娠前期には，妊娠期間を通した体の変化や食生活で気をつけることに関する教育がある．また，妊娠後期になると，出産を迎えるための準備等がある．特に初めて子どもを迎える家族には不安も大きいため，両親学級では父親も参加し，生まれた子どもを想定した育児の練習などもある．また，地域で開催された場合，同じ地域の妊産婦のコミュニティづくりにもなり，母親の孤立を予防するねらいもある．その他，祖父母となる人向けの教室もある．昔の育児の常識は，近年変わっていることもあり，母子だけでなく祖父母を含め，子育てをサポートする人への教育も欠かすことはできない．昔の育児でよくいわれていたこととしては，泣いている子どもをすぐに抱っこすると抱き癖がつく，離乳食は果汁から始めるなどがあるが，それぞれ科学的根拠がなく，今では用いられていない考え方である．

教育内容では，妊娠期に不足しがちな栄養素を補うための食事の工夫や，とりすぎに気をつける栄養素とそれを含む食材に関する情報提供などがある．特に妊娠初期では，生肉を食すことによるトキソプラズマ症，葉酸の不足による神経管閉鎖障害，水銀を多く含む魚の摂取による聴覚の反応遅延等の胎児の発育への影響，レバーを多く食べることによるビタミン A 過多による奇形，たばこ，飲酒など，食生活で注意が必要な情報を提供する必要がある．また，これらの内容は妊娠の可能性がある妊娠前より意識しておくプレコンセプションケアでも重要である．たとえば，妊娠を考える女性向けの広報媒体を活用した伝達，女子大学生や中学・高校等の教育時間の活用，地域では，地域の健康まつりなどで企画するなど，広く周知できる機会を設ける．自身の体が将来赤ちゃんを育てる大切な場所であること，自分の生活が

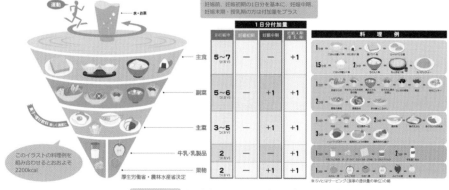

図 9-A-4　妊産婦のための食事バランスガイド

[厚生労働省：妊娠前からはじめる妊産婦のための食生活指針，2021 より引用]

表 9-A-3　「妊娠前からはじめる妊産婦のための食生活指針」の項目

- 妊娠前から，バランスのよい食事をしっかりとりましょう
  若い女性では「やせ」の割合が高く，エネルギーや栄養素の摂取不足が心配されます．主食・主菜・副菜を組み合わせた食事がバランスのよい食事の目安となります．1 日 2 回以上，主食・主菜・副菜の 3 つをそろえてしっかり食べられるよう，妊娠前から自分の食生活を見直し，健康なからだづくりを意識してみましょう．
- 「主食」を中心に，エネルギーをしっかりと
  炭水化物の供給源であるごはんやパン，めん類などを主材料とする料理を主食といいます．妊娠中，授乳中には必要なエネルギーも増加するため，炭水化物の豊富な主食をしっかり摂りましょう．
- 不足しがちなビタミン・ミネラルを，「副菜」でたっぷりと
  各種ビタミン，ミネラルおよび食物繊維の供給源となる野菜，いも，豆類（大豆を除く），きのこ，海藻などを主材料とする料理を副菜といいます．妊娠前から，野菜をたっぷり使った副菜でビタミン・ミネラルを摂る習慣を身につけましょう．
- 「主菜」を組み合わせてたんぱく質を十分に
  たんぱく質は，からだの構成に必要な栄養素です．主要なたんぱく質の供給源の肉，魚，卵，大豆および大豆製品などを主材料とする料理を主菜といいます．多様な主菜を組み合わせて，たんぱく質を十分に摂取するようにしましょう．
- 乳製品，緑黄色野菜，豆類，小魚などでカルシウムを十分に
  日本人女性のカルシウム摂取量は不足しがちであるため，妊娠前から乳製品，緑黄色野菜，豆類，小魚などでカルシウムを摂るよう心がけましょう．
- 妊娠中の体重増加は，お母さんと赤ちゃんにとって望ましい量に
  妊娠中の適切な体重増加は，健康な赤ちゃんの出産のために必要です．不足すると，早産や SGA（妊娠週数に対して赤ちゃんの体重が少ない状態）のリスクが高まります．
  不安な場合は医師に相談してください．日本産科婦人科学会が提示する「妊娠中の体重増加指導の目安」を参考に適切な体重増加量をチェックしてみましょう．
- 母乳育児も，バランスのよい食生活のなかで
  授乳中に，特にたくさん食べなければならない食品はありません．逆に，お酒以外は，食べてはいけない食品もありません．必要な栄養素を摂取できるように，バランスよく，しっかり食事をとりましょう．
- 無理なくからだを動かしましょう
  妊娠中に，ウォーキング，妊娠水泳，マタニティビクスなどの軽い運動をおこなっても赤ちゃんの発育に問題はありません．新しく運動を始める場合や体調に不安がある場合は，必ず医師に相談してください．
- たばことお酒の害から赤ちゃんを守りましょう
  妊娠・授乳中の喫煙，受動喫煙，飲酒は，胎児や乳児の発育，母乳分泌に影響を与えます．お母さん自身が禁煙，禁酒に努めるだけでなく，周囲の人にも協力を求めましょう．
- お母さんと赤ちゃんのからだと心のゆとりは，周囲のあたたかいサポートから
  お母さんと赤ちゃんのからだと心のゆとりは，家族や地域の方など周りの人々の支えから生まれます．不安や負担感を感じたときは一人で悩まず，家族や友人，地域の保健師など専門職に相談しましょう．

[厚生労働省：妊娠前からはじめる妊産婦のための食生活指針，2021 より引用]

子に影響を与えることを伝えられる教育とする.

　また, 妊娠中は出産後の母乳育児に向けた乳房の準備なども始まっていく. さらに妊娠が進むにつれ身体の動きが制限される中での家事, 食事づくりの方法なども重要である. 特にきょうだいがいる場合や働いている場合の妊娠は身体的に負担が大きくなる. このように, 子育てを支援してくれたり, 相談に乗ってくれる人が近くにいるか, 母親が就業しているかなど, 母子を取り巻くさまざまな状況をふまえ, それぞれに合わせた教育が必要である.

b 授乳期の特徴と支援
1) 授乳期の心身の変化

　授乳期は, 新生児・乳児に母乳または育児用ミルクを与える期間をいう. その期間の中でも出産後から母親の体が妊娠前の状態に戻るまでの約6〜8週間を産褥期と呼ぶ. 分娩後は母親の身体を回復させる重要な時期である. 分娩後から授乳が始まり, 母親自身の母体の回復とともに子どもに栄養を与える役割が始まる. 授乳のために胸の張りが起こるなど乳房が変化し, 乳児の吸啜(きゅうてつ)がうまくなり母乳分泌量も次第に増えていく. 母親の体型では, 胎児を守るためについた皮下脂肪が出産後も残っている. しかしその変化した体型を気にして妊娠前の体型に早く戻そうと無理な食事制限等を行うと, 授乳分泌量などに影響が生じる. そのため産後も適切な体重管理が必要である.

　また, 出産によって生じるホルモンバランスの急激な変化も加わり, **マタニティブルー**や**産後うつ病**が発症する可能性がある. 前者は一過性のものであるが, 後者は**重症化**すると自殺などのリスクが生じる. 出産後1年未満の自殺例についての検討では, 初産婦, 高齢出産, 経済状況等が関係していたと報告されている. また, 児童虐待のリスク因子としてもあげられており, 母子ともに健やかな生活を送るためにも, 専門職による家族全体を支えるしっかりとした支援が必要となる.

　2015(平成27)年度乳幼児栄養調査の結果によると, 妊娠期に母乳で子どもを育てたいと考えていた母親は9割を超えていた. このことから多くの母親は母乳育児の利点を知っていると考えられる. 出産施設における母乳育児の支援として, 早期母子接触の実施が行われている施設が約9割ある. 妊娠中にどのような出産や育児をしたいかのバースプランを立て, 施設が対象者の希望を聞くという取り組みを行っている場合もある. また, 母子の状態に問題がない場合は原則として終日母子が同室で過ごせるようにしている施設が約8割あり, 子どもが欲しがるときにいつでも母乳を飲ませるという支援が約7割の施設で行われているという報告がある. このように, 出産前, 出産後において母乳育児のための支援が行われている.

　乳児の身体発育では, 体重増加は月齢が進むにつれて緩やかとなるため, 期待される体重増加量が時期によって異なる. 生後1ヵ月に行われる乳児健診では, 出生時からではなく産科施設退院時からの体重増加量を計算し, 1日あたりの平均体重増加量を算出する. 増加量が25g未満/日であれば, 母乳や育児用ミルクの回数, 授乳時間が十分か, 授乳方法は適切かなどをアセ

スメントする．また，生後1年で身長は約1.5倍，体重は約3倍に成長する．

　生後間もなくの乳児は，まだ昼夜の睡眠リズムが整っておらず，昼夜を通して授乳と睡眠を繰り返し，成長するにつれて少しずつ授乳，睡眠のリズムができあがっていく．授乳リズムの確立は生後6～8週以降といわれているが，この期間には個人差があり，子どもそれぞれの個性で授乳回数や泣きの回数，時間等は異なる．母親は自身の回復期でもあることから，心身の不調や育児不安を抱きやすくなる．そのため母子の状態をしっかりと把握し，母親の感情を受け止め，授乳リズム確立に向けた支援を行う．また，授乳は，栄養方法にかかわらず，体が密着した母子のスキンシップの役割を果たす．愛着形成に重要な時期であることから，授乳を栄養摂取の目的とするだけでなく，親子の関係づくりとしてもとらえる．

2）　授乳期の支援，栄養教育の内容・場

　授乳期の支援では，「乳汁の種類にかかわらず，母子の健康の維持とともに，健やかな母子・親子関係の形成を促し，育児に自信をもたせる」ことが基本である．近年，育児雑誌やインターネット等から育児に関する情報を入手して悩みを解決しようとする人が多いが，個々の子どもに適用できるとは限らない．特に授乳・離乳期は，母子の愛着形成に重要な時期である．母親と子どもがかかわりながら，お互いに子育てと子育ちに慣れていくことを念頭におき，その過程で生じる不安等に支援者が寄り添い適切に対応することで，母親自身が実践する中で自信をもてるように支援する．

　教育の場としては，妊婦健康診査や**両親学級**，**3～4ヵ月健康診査**等の母子保健事業等，各医療施設での**マタニティ教室**や**母乳外来**などがある．妊娠期からの切れ目のない支援が各期，個人に合わせて行われている．また，市区町村では，寄り添った相談と孤立感や育児不安の軽減を目的とした産前・産後サポート事業や産後の保健指導やケアを行う産後ケア事業が実施されている．病院，助産所や産後ケアセンターを利用する短期入所（ショートステイ）型，保健センター等で実施される通所（デイサービス）型（個人または集団），学習者の居宅を訪問してケアを行う居宅訪問（アウトリーチ）型があり，学習者に合わせた支援が行われる．

　教育の内容としては，授乳に関して約8割の母親が悩みを抱え，多くの人が「母乳が足りているかわからない」ことに困ったと回答している．特に混合栄養を生後1ヵ月で選択した約9割の人が悩みをもっていた．母乳育児をしたいと考えていても，順調に授乳が行えるかまたは継続できるかは，それぞれの学習者によって異なる．母親の気持ちに寄り添いながら，子どもの状態，個性や体質，母親の状態や家庭環境等を考慮し，乳児の成長にとって適切な授乳の選択が行われる必要がある．

　子どもの発育の評価として体重が重要な指標の1つとなるが，子どもそれぞれの個性もあるため，**乳幼児身体発育曲線**を活用し，発育経過をとらえたうえで，授乳回数，授乳量，排尿排便回数や機嫌等に応じた支援を行う．「授乳・離乳の支援ガイド」に記載されている授乳等の支援のポイントにもあるとおり，授乳支援は妊娠期から始まっている．また，母子ともに授乳の姿勢，

タイミング等に慣れる期間である授乳開始期，その後の授乳リズムの確立を経て授乳が進行していく．各時期に合わせ，母乳の場合，育児用ミルクを用いる場合（混合栄養も含む）の支援を個々に合わせて適切に行っていく（**表9-A-4**）.

また，母親が早期に就業に戻ることが近年増えているが，2015（平成27）

表9-A-4 妊婦・授乳期を通した各期の授乳支援

※混合栄養の場合は母乳の場合と育児用ミルクの場合の両方を参考にする.

	母乳の場合	育児用ミルクを用いる場合
妊娠期	●母子にとって母乳は基本であり，母乳で育てたいと思っている人が無理せず自然に実現できるよう，妊娠中から支援を行う. ●妊婦やその家族に対して，具体的な授乳方法や母乳（育児）の利点等について，両親学級や妊婦健康診査等の機会を通じて情報提供を行う. ●母親の疾患や感染症，薬の使用，子どもの状態，母乳の分泌状況等の様々な理由から育児用ミルクを選択する母親に対しては，十分な情報提供の上，その決定を尊重するとともに，母親の心の状態に十分に配慮した支援を行う. ●妊婦及び授乳中の母親の食生活は，母子の健康状態や乳汁分泌に関連があるため，食事のバランスや禁煙等の生活全般に関する配慮事項を示した「妊産婦のための食生活指針」を踏まえた支援を行う.	
授乳の開始から授乳のリズムの確立まで	●特に出産後から退院までの間は母親と子どもが終日，一緒にいられるように支援する. ●子どもが欲しがるとき，母親が飲ませたいときには，いつでも授乳できるように支援する. ●母親と子どもの状態を把握するとともに，母親の気持ちや感情を受けとめ，あせらず授乳のリズムを確立できるよう支援する. ●子どもの発育は出生体重や出生週数，栄養方法，子どもの状態によって変わってくるため，乳幼児身体発育曲線を用い，これまでの発育経過を踏まえるとともに，授乳回数や授乳量，排尿排便の回数や機嫌等の子どもの状態に応じた支援を行う. ●できるだけ静かな環境で，適切な子どもの抱き方で，目と目を合わせて，優しく声をかける等授乳時の関わりについて支援を行う. ●父親や家族等による授乳への支援が，母親に過度の負担を与えることのないよう，父親や家族等への情報提供を行う. ●体重増加不良等への専門的支援，子育て世代包括支援センター等をはじめとする困った時に相談できる場所の紹介や仲間づくり，産後ケア事業等の母子保健事業等を活用し，きめ細かな支援を行うことも考えられる.	
	●出産後はできるだけ早く，母子がふれあって母乳を飲めるように支援する. ●子どもが欲しがるサインや，授乳時の抱き方，乳房の含ませ方等について伝え，適切に授乳できるよう支援する. ●母乳が足りているか等の不安がある場合は，子どもの体重や授乳状況等を把握するとともに，母親の不安を受け止めながら，自信をもって母乳を与えることができるよう支援する.	●授乳を通して，母子・親子のスキンシップが図られるよう，しっかり抱いて，優しく声かけを行う等暖かいふれあいを重視した支援を行う. ●子どもの欲しがるサインや，授乳時の抱き方，哺乳瓶の乳首の含ませ方等について伝え，適切に授乳できるよう支援する. ●育児用ミルクの使用方法や飲み残しの取扱等について，安全に使用できるよう支援する.
授乳の進行	●母親等と子どもの状態を把握しながらあせらず授乳のリズムを確立できるよう支援する. ●授乳のリズムの確立以降も，母親等がこれまで実践してきた授乳・育児が継続できるように支援する.	
	●母乳育児を継続するために，母乳不足感や体重増加不良などへの専門的支援，困った時に相談できる母子保健事業の紹介や仲間づくり等，社会全体で支援できるようにする.	●授乳量は，子どもによって授乳量は異なるので，回数よりも1日に飲む量を中心に考えるようにする.そのため，育児用ミルクの授乳では，1日の目安量に達しなくても子どもが元気で，体重が増えているならば心配はない. ●授乳量や体重増加不良などへの専門的支援，困った時に相談できる母子保健事業の紹介や仲間づくり等，社会全体で支援できるようにする.
離乳への移行	●いつまで乳汁を継続することが適切かに関しては，母親等の考えを尊重して支援を進める. ●母親等が子どもの状態や自らの状態から，授乳を継続するのか，終了するのかを判断できるように情報提供を心がける.	

[厚生労働省：授乳・離乳の支援ガイド（2019年改定版）(https://www.mhlw.go.jp/content/11908000/000496257.pdf)（最終アクセス2020年12月1日）より引用]

年度乳幼児栄養調査では，母乳栄養を選択する人が働いていた人，働いていなかった人ともに2005（平成17）年度よりも増えていた．出産後1年未満に職場に復帰して働いていた人の出産後3ヵ月の栄養方法は母乳栄養が約半数で，育児休暇中や働いていない人では約6割が母乳栄養であった．就業しながら母乳栄養を継続するため，保育施設における冷凍母乳の預かりなど，母乳栄養の支援が行われている．

 コラム　インターネット等で販売される母乳の購入の危険性

　近年，母乳で育てることの利点が妊娠期に伝わるようになり，母乳で育てたいと考える母親が増えている．しかし，さまざまな原因で実際に自身の母乳を与えられない場合や足りないということが起こる．そのような母親が，インターネットで他者が搾乳した母乳を購入し，子どもに与えているという社会的問題が起きた．インターネット等で販売される母乳を購入して子どもに与えることにより，母乳を介して搾乳した者の病原体に曝露したり，保管等の衛生管理が正しく行われておらず食中毒になる可能性もある．そのため，2015（平成27）年に厚生労働省よりこの課題に対し，保健所等に対して地域の母親への注意喚起の依頼が出された．各自治体で実施している事業の妊産婦訪問，新生児訪問等や各教材を通じて学習者に情報を伝えていく必要があると示された．母親の気持ちに寄り添いながら，健やかな親子の育ちを支援する仕組みが重要である．

 コラム　乳児用液体ミルク

　2018年8月，日本では乳児用液体ミルクが健康増進法に基づく特別用途食品としての表示を認められることとなった．それまで海外では製造されていたが，日本に輸入されても乳飲料として扱われ，乳児用として許可されていなかった．国内で製造販売が許可されるようになった背景として，度重なる災害による避難所での授乳課題があげられる．調乳をすることも不可能な状況下で，そのまま与えられる乳児用液体ミルクの必要性の声が高まり，国内製造への整備が行われた．2019年3月から国内2社より紙パックと缶の2種の販売が開始された．店舗等では，災害時への備えだけでなく，外出先や夜間の授乳での使用も謳われるようになっている．

ディスカッションテーマ

以下の問題について話し合ってみよう.

(1) 個人における身体状況, 栄養状態および病態に応じた適切な栄養補給, 食事に関するマネジメント

保健センターに勤務する管理栄養士である. 母親学級に参加した妊婦から, 個別栄養相談の申し込みがあり, 担当することとなった.

対象は, 32歳, 女性, 経産婦(第二子). 妊娠36週.
身長：158 cm, 体重：61 kg(妊娠後の体重増加量10 kg), 妊娠前のBMI：20.4 kg/m², 子宮底長：32 cm, 腹囲：96 cm, 血圧：収縮期135 mmHg, 拡張期87 mmHg, 尿たんぱく：−, 尿糖：＋, 浮腫：＋, 便秘, 既往歴：なし, 服薬なし, 喫煙, 飲酒習慣なし

産前休暇(産休)取得中(デスクワークを中心とした職業), 第一子は男児2歳で保育園通い. 夫は仕事が忙しく, 深夜に帰宅. 実家は地方で遠く, 出産・入院時には実家から母親が手伝いに来る予定.

女性に面談で現在の食生活状況を聞いたところ, 以下の回答が得られた.
- 朝食(7時頃)：チーズトースト, コーンスープ, ヨーグルト, 果物
- 昼食(12時頃)：家で残り物か麺類, 近所の弁当屋で購入して簡単に済ませる.
- 夕食(18時頃)：オムライス, スパゲティなどとスープ類を食べることが多い. 現在は産休中のため, 16時頃に保育園に子どもを迎えに行き, 夕食を作ってから食べる. 産休前は19時半頃に食べていた.
- 間食：産休に入り, チョコレート, せんべい, 和菓子, ケーキ等種類問わず菓子類をよく食べるようになった(3〜4回).

第一子が活発であり, さらに赤ちゃん返りも始まり, 抱っこなどの要求があるなど身体の負担が大きい. また, 夫は帰りが遅く, 平日の子育てはほぼ1人でこなしているため, これからの出産に向けた不安も募っている. 産休に入ってから活動量が減り, 隙間時間に口寂しくなって間食をよくするようになった. また, お腹が大きくなって家事がしづらくなり, 朝食や夕食はできるだけ簡単に作れて男児も好きなメニューになってしまう. 胎児のことも考えた食事にしたいと思うが, 日々疲れを感じてしまい, 料理をする気力が起きない. また, 体重増加量や浮腫, 血圧についても本人もまずいと思っている.

1. 母親の相談内容からみた課題は何か？　さらに確認するとよいと考えられる内容は何か？
2. 課題に対してどのような目標設定が考えられるか？　また, 母親が目標を実現するための具体的な方法等は何か？　さらに, そのための支援として必要と考えられる他専門職種や機関とどのような連携をとっていくことが求められるか？

（2）　特定の集団における人々の健康・栄養状態や社会資源に応じた適切な食事や食生活の支援に関するマネジメント

　都市近郊のB保健センターに勤務する管理栄養士である．母子手帳交付時や昨年度の両親学級時の質問紙調査をもとに両親学級のプログラムを見直すことになった．

● B地域の母子手帳交付時の質問紙調査結果
・平均年齢：28歳
・実家が遠方で頼る人がいない：45%
・妊婦に就業あり：50%
・初産：60%
・主食・主菜・副菜を組み合わせて1日2回以上食べる頻度
　　ほぼ毎日：45%　　　　週2〜3日：20%
　　週4〜5日：30%　　　ほとんどない：5%
・食事づくりが得意ではない：45%

● 昨年度の両親学級の質問紙調査結果
・出産後，B地域での子育てがイメージできましたか？
　　とてもできた：40%　　　　あまりできなかった：20%
　　まあできた：30%　　　　　全くできなかった：10%
・妊娠・授乳期に適した食事づくりはできそうですか？
　　とてもできると思う：30%　　あまりできないと思う：25%
　　まあできると思う：30%　　　全くできないと思う：15%
・自由記述
　　出産後，育休を取らずに職場復帰をするため，母乳のための食事も聞いたが，できるか不安．
　　地域の子育て広場がある情報がもらえ，子育ての不安が少し減った．
　　母乳育児のよさもわかり，母乳で育てたいと思った．母乳には食事が大切だとわかったが，実際に育児をしながら食事づくりができるか心配．

1．本集団における栄養教育の優先課題は何か？
2．優先課題をふまえ，どのような両親学級の目標とプログラムが考えられるか？

9

ライフステージ別の栄養教育の展開

B　乳・幼児期

学修目標

❶ 乳幼児の成長・発達過程をふまえた栄養教育の目的を説明できる.
❷ 自治体保健事業における乳幼児を対象とした栄養教育の特徴を説明できる.
❸ 保育所,認定こども園,幼稚園における栄養教育の方法と特徴を説明できる.

❶ 乳幼児の成長・発達を重視した栄養教育の特徴と課題

乳・幼児期の栄養教育は成長・発達過程を十分に把握する

　乳・幼児期は成長と発達が著しい時期である.成長のためには栄養的に満たされた食事が不可欠である.子どもの発達とは,さまざまな体験をもとにして環境に働きかけ,環境との相互作用を通して,豊かな心情,意欲および態度を身につけ,新たな能力を獲得していく過程である.運動機能の発達をみると,1歳頃から立位・歩行が開始され,走る,飛ぶなどの機能の成熟に伴い,エネルギー消費量も増加する.家庭中心の生活から保育所・幼稚園等の集団生活へと広がることにより,さまざまな影響を受けながら,生活習慣・生活リズムの基礎が確立されていく.こうした成長・発達の全体像をとらえた栄養教育が必要である.

　栄養教育の場としては,産院での産後健診,自治体の保健センター等での乳児健診や離乳食教室等,児童館・地域子育て支援センター等の子育て支援活動の場,保育所・認定こども園・幼稚園等があげられる.乳・幼児を対象とした栄養教育では知識やスキルの習得以上に,哺乳そして離乳を通して安心と安らぎの中で食べる心地よさを味わい,食べる意欲を培い,食に関する体験を積み重ねることが重要である.同時に,保護者や保育者・教諭を対象とした栄養教育では,そうした体験ができる環境を構成し,発達援助することを目標としていく.評価については,乳幼児の単に「わかる」「わからない」,「できた」「できない」といった表出する能力や,望ましくない食行動の変容に目を向けるだけでなく,子どもの食の育ち(発達)についての評価と,大人の発達援助や環境構成*のあり方についての評価の双方が大切である.

[a]　食機能・食行動の発達をふまえた栄養教育

　口唇から食道までの食べる機能にかかわる器官は,その発達に応じて変化をとげる.乳歯は6ヵ月頃から萌出し,3歳頃に生え揃い,5歳頃から永久歯に生え変わる.歯の萌出は口腔や咽頭腔を広げ,哺乳から咀嚼への機能的変化に適した器官となる.また,哺乳反射が減弱する生後5〜6ヵ月ぐらいからは離乳を進めることができ,3歳頃には大人の咀嚼や嚥下に近いところまで発達し,さまざまな食品の摂取が可能となっていく.

　一方,9ヵ月頃から子どもは自分で食物に手を伸ばし,口に入れようとす

＊環境構成　乳幼児の教育の環境には,教諭,保育士,管理栄養士や子どもなどの人的環境,施設や遊具などの物的環境,さらには自然や社会の事象などがある.したがって,こうした人,物,場などの環境が相互に関連し合い,子どもの生活が豊かなものとなるよう,計画的に環境を構成し,工夫して発達援助を行うことが大切である.たとえば,子ども自らが食べ物を育てたり,買い物をしたり,調理にかかわったり,一緒に食べたりする場で,子どもが思わずふれたくなるような,魅力ある環境を構成していく(食育の環境については,172頁参照).

るようになる．次第に手指の巧緻性も発達し，目と手と口とを協調させ1歳半頃には手づかみ食べから，食物を入れる茶碗，皿，コップなどの食器，そして，スプーン，フォーク，箸などの食具を操作することもできるようになる．"食べさせてもらう"受け身の行動から，"自分で食べる"能動的な行動へと発達し，食行動が自立していく．そのため，保護者・保育者に向けては，食材の選択はもちろんのこと，食物の味，色彩，盛り付け，食器，食具を工夫し，子どもの食べる意欲を大切にし，食べたいものを増やすことができる環境を整えることを目標とした栄養教育が必要である．

b 人とのかかわりを通した味覚の発達，嗜好形成を重視した栄養教育

　子どもは，最初に特定の大人との愛情あるかかわりによって，安心感や信頼感を育んでいく．これらは欲求の満足だけでなく，感情や認知，そして自我の発達，および社会化を援助し，子どもが主体的に環境にかかわる基盤となる．この関係を起点として，次第に他の大人や子どもとの間でも相互に働きかけ，人への信頼感と自己の主体性を形成していく．そのためには，子ども自らが環境に働きかける自発的な活動や，五感など身体感覚を伴う直接的な体験が大切である．子どもが人，物，自然などにふれ，興味や関心を広げていくことは，子どもにさまざまな心情をもたらし，自らかかわろうとする意欲を促していく．こうした感覚を伴った多様な経験を積み重ねていくことにより，子どもは自らの生活を楽しみながら，環境とかかわる姿勢や態度を身につけていく．食事の場面においても，子どもが親との間に情緒的きずなを形成し，さらに，そのきずなをきょうだいや祖父母等の家族，そして保育者や友達へと広げ，五感を通して食事を楽しむ体験を積み重ねていくことが重要である．

　味覚については，乳児期の初期段階から甘味および塩味，うま味が好まれる．甘味は総じて，心地よく，楽しく，うれしいという快の感情を喚起させる．エネルギー源になる甘味や，人の生存にとって重要なナトリウムを含む塩味は生命保持のために不可欠である．一方，苦味と酸味は緊張感や不安・恐怖といった不快感情を喚起させ，嫌われる傾向にある．毒性をもつ食物の苦味や，腐敗した食物の酸味は，生存を危うくする食物の摂取を回避させる役割をもつ．子どもはこのような感情体験と並行して，一度口に入れたものを出して確認する行為を通して口の中にあるものが何であるのか認知しながら，「おいしい」「まずい」といった言葉で言語化しつつ，味の評価体験をしていく．さらに，情緒が分化し，喜び，怒り，恐れ，不安などの感情が表出してくると，さまざまな食物の味，形，色，口あたりなどを経験することで，味覚，視覚，触覚が刺激され，食物への好奇心がいっそう増してくる．子どもは保護者や保育者の行動を模倣して新たな行動等を獲得し（モデリング），「おいしいね」と共感してコミュニケーションを発達させていくとともに，食嗜好を形成していくのである．

9

ライフステージ別の栄養教育の展開

c 食事のリズムの形成を重視した栄養教育

　子ども，特に乳児は空腹感を「泣く」ことで表出し，お腹いっぱい飲んで空腹感を満たし，満腹感と満足感を得ていく．幼児期には，十分に遊び，1日3回の食事とおやつを規則的にとる環境を整えることで，お腹がすくリズムを繰り返し経験することができ，生活リズムを形成していくことができる．こうした乳幼児の食機能や食行動，嗜好の発達や，食事のリズムの形成の機序を保護者が十分に理解できるように，栄養教育の内容を構成することが大切である．

❷ 乳幼児の食生活の現状と栄養教育のためのアセスメント

> アセスメントは乳幼児の食生活の現状をふまえる

a 乳幼児の食生活の現状

1）子どもの生活リズムの乱れ

　全国の4歳未満の子どもを対象に10年ごとに実施されている厚生労働省の乳幼児栄養調査（平成27年度）によると，朝食を欠食する子どもは6.4％であり，「ほとんど食べない」子どもも0.9％みられる．朝食習慣と就寝時刻との関連をみると，就寝時刻10時以降で欠食がみられる子どもの割合が高い．子どもが，食事，就寝，排泄といった生理的欲求からくる自分の気持ちを安心して表し，それが満たされる心地よさを感じる体験を積み重ねていくことが必要である．

2）食卓を囲む親子のかかわりの減少

　食事は家族団欒のひとときであり，食事どきに食卓を囲まなければ，それだけ，親と子のかかわる機会は少なくなる．近年では，子育て世代の親の朝食の欠食も目立つ．前述の調査によれば，朝食を欠食する子どもの割合は，親が「毎日朝食を食べる」場合では4.6％と低いが，親が「ほとんど食べない」「全く食べない」場合には約20％前後と高くなる．食事内容とともに，食卓を構成する人的な環境である親の存在に目を向ける必要がある．

3）授乳や食事への保護者の不安感・負担感の増大

　保護者の授乳や食事についての不安感・負担感を前述の調査からみると，出産直後が最も高く，次に，離乳開始の時期にあたる4〜6ヵ月，さらに，手づかみ食べが始まる1歳前後で再び高くなる．親が工夫して食事を作っても，子どもが食べなければ自信を失う．そして，これが日常的に頻繁に繰り返されると，育児の負担感が増すことになりうる．核家族が多く，子育ての知識や技術とともに，食に関する知識・技術が十分に蓄積されておらず，親世代がそれを学ぶ機会も乏しい．このような課題をもつ時代だからこそ，家庭を支えていく社会的な支援が必要である．

　親の生活に目を向けると，育児や仕事に追われる慌ただしい毎日が見受けられ，子育てに困難を感じている者も少なくなく，育児不安の軽減が大きな課題である．保護者にとって不安感が強いこの時期こそ，食への関心も高い

ことを考えると，適切な支援によって子育てへの自己効力感を高めることが期待される．

b 乳・幼児期の栄養教育のためのアセスメント

　乳・幼児期のアセスメントは，乳幼児と保護者の双方が対象となる．アセスメントの方法も，子どもの身体計測や行動観察以外は，保護者や保育者への面談，質問紙調査となる．具体的なアセスメントの場面は，産科病院等での1ヵ月健診や，小児科病院での乳児健康診査，保健センターでの1歳6ヵ月健診や3歳児健診等の場面や，保育所への入所時の面談や栄養相談等の場面がある．乳幼児の発育・発達面，また，保護者の子育ての状況等のアセスメントは保健師や保育士が担当することもある．しかし，栄養教育のアセスメントのためには，これらに加えて管理栄養士が乳幼児自身の心情，意欲，態度，また，保護者の知識やスキルの程度を判定し，栄養教育の準備性を把握し，さらに，栄養教育の実施後にはその評価をしていく必要がある．そのためには，乳幼児を取り巻く生活構造を**生態学的モデル**（☞第1章C，9頁）を用いてとらえ，乳幼児である個人内レベル，家族などの個人間レベル，保育所・幼稚園などの組織レベル，保健センターなどのコミュニティレベル，環境レベルといった多層構造から位置づけながら実施する．

1) 乳幼児に関するアセスメント

　基礎的事項として，子どもの年齢，出生体重，在胎週数，出産の状況，家族構成等があげられる．身体状況として，身長，体重，運動・言語・社会性等の発達状況，歯の萌芽状況，齲蝕の有無などの確認が必要である．乳幼児の成長・発達，栄養状態の評価については，**乳幼児身体発育曲線**やカウプ指数，および幼児の**肥満度判定曲線**を用い，個々の乳幼児の発育曲線の経過を，身長と体重のバランスで評価していく．さらに，ライフスタイルに関する内容として，乳幼児の起床時刻，就寝時刻，排便習慣等の生活習慣や，朝食時刻，夕食時刻，食事内容や量，間食の時刻や内容等の食物摂取にかかわる事項，食行動の発達状況，食に関する心情・意欲・態度にかかわる子どもの姿（実態）を確認しておく必要がある．

2) 保護者に関するアセスメント

　第一に年齢，出生順位，居住環境，健康状態，育児への自信やサポート体制，第二に家庭での子どもの食育状況，保護者の食行動，食知識・態度・食スキル等があげられる．保護者の子育て全般への多面的な情報の収集も必要である．また，客観的なアセスメントとともに，重要なのが教育担当者の主観的なアセスメントである．1人ひとりの保護者や保育士・幼稚園教諭等の保育者の気持ちを受け止め，子どものどのような姿が気になるか，どのような姿を目指しているのか等を十分にニーズアセスメントしていくことで，潜在的な課題やその背景を探ることができ，教育の方向や支援方法を導き出すことができる．これらのアセスメントの過程を丹念に行っていくことで，保護者や保育者の自己決定力の形成を支援し，養育力の向上に資することが望まれる．

❸ 乳・幼児期の栄養教育の目標

食を営む力の基礎を培うことを目標とする

　次代を担う子どもが心身ともに健やかに育つために，乳・幼児期にはどのような食べる力の育成が必要であろうか．厚生労働省雇用均等・児童家庭局では2004（平成16）年2月に「楽しく食べる子どもに～食からはじまる健やかガイド～」により，その考え方をまとめている．その最も基礎となるのが乳・幼児期であり，授乳期・離乳期には「安心と安らぎの中で食べる意欲の基礎づくり」を，幼児期には「食べる意欲を大切に，食の体験を広げる」ことが望まれる．

a 乳幼児の栄養教育の目標—「食を営む力」の基礎を培う観点から—

　「楽しく食べる子どもに～保育所における食育に関する指針～」（平成16年3月）の食育の目標には，「現在を最もよく生き，かつ，生涯にわたって健康で質の高い生活を送る基本としての『食を営む力』の育成に向け，その基礎を培うこと」が掲げられている（後述）．現在，そして，将来の生活の質（QOL），健康状態の向上，すなわち，健やかな育ちを支える「食を営む力」の基礎を培うことが結果目標となる．そのためには，0～6歳までの乳・幼児期に，子どもの発達過程に応じて栄養教育の目標を設定し，具体的な計画を立案していくことが必要である．

　目標達成のための具体的な「ねらい」の設定にあたっては，食べ物の名前や栄養素の働き等の食に関する知識や，調理技能の習得のみを掲げるのではなく，日常的な体験を積み重ね，豊かな心情，意欲および態度を身につけていくことに重点をおく学習・行動目標を設定する．乳幼児の場合，知識や態度が形成され，それにより行動が引き起こされることばかりではない．環境が整っていれば知識や態度が明確でなくても行動を促すことになる．そうした意味で保護者や保育者の環境づくりが大きな意味をもつことを忘れてはならない．特に，幼児期後半において，学童期への連続性を考慮しつつも，学童期の栄養教育の先取りにならないように，日々の生活と遊びの中で豊かな心情・意欲・態度を培うことができるよう，「どのような食にかかわる体験によって何を育てたいか」を考え，学習目標や行動目標を設定する．

b 保護者の栄養教育の目標—食を通した子育て支援の観点から—

　乳幼児が「食を営む力」を培うための環境づくりを担う保護者も，栄養教育の対象となる．保護者自身が今までの食生活をふりかえって見直し，子育てを通して親育ち*ができるよう，子育て支援の観点を重視した栄養教育が重要である．したがって，保護者1人ひとりがライフスタイルに応じた食物選択能力および食行動の自己決定力を構築していくことが学習目標となる．それにより，養育力を向上させ，子育て不安を軽減することなどが結果目標となる．これは同時に乳幼児にとっては自身の行動を形作る環境を保護者が

*親育ち　保護者が子育て体験を通して，親として成長すること．

作り出すこととなり，環境目標として設定できる．

④ 乳・幼児期の栄養教育の内容

> 教育内容は，乳幼児が積み重ねることが望まれる経験内容を組み立てる

　乳・幼児期の栄養教育は0～6歳までの子どもを対象とするため，栄養教育の場も，病院から市町村保健センター，保育所，幼稚園，**地域子育て支援センター，子育てひろばや児童館**と，多岐にわたる（**表9-B-1**）．管理栄養士・栄養士が常勤で配置されている場合もあるが，出張講座等で出向いて栄養教育の場をつくることもある（**アウトリーチ**＊）．いずれも管理栄養士・栄養士以外の職種との連携が不可欠である．

＊アウトリーチ　対象者のいる場所まで積極的に出向いて働きかけること．

　乳汁期には，母乳のみで栄養補給が可能かどうかについての授乳支援が中心となる．出産した母親の多くは「できれば母乳で育てたい」と願うが，「ぐっすり寝てくれない」「体重が増加しない」「母乳が出ているのかわからない」という母乳不足感をもつ母親も多い．母乳不足かどうかの判定は難しい．乳児の尿・便の量や活気があるか，体重の増加量があまりに少なくないか，母親側では授乳間隔を少しあけても乳房が張るか，飲ませて射乳反射が起こるかなどを総合的に判断し，母親の意向を受け止め，助産師などとの連携による継続的な支援が必要である．WHOとUNICEFは2018年，赤ちゃんにやさしい病院運動（baby friendly hospital initiative：BFHI）の25年間の活動を見直して，「母乳育児成功のための10ヵ条」（**表9-B-2**）の改訂とそれに伴う実践のガイダンスを出し，母乳育児の推進を呼びかけている．ただし，保護者が母乳を重視しすぎて，乳児が脱水症状を起こしているにもかかわら

9

ライフステージ別の栄養教育の展開

表9-B-1 乳・幼児期の栄養教育の場と内容

時　期	教育場面	教育の場所	栄養教育の内容（食を通した子育て支援を含む）
乳汁期	1ヵ月児健康診査 産後健康診査	病院	授乳支援 生活リズムの生成
	3～4ヵ月児健康診査	市町村保健センター	授乳支援（母乳・人工栄養） 5～6ヵ月以降の離乳開始支援
離乳期	離乳食教室	市町村保健センター 保育所 地域子育て支援センター 子育てひろば	歯の萌芽と咀嚼・嚥下の発達に応じた離乳指導 食物アレルギーのための食事に関する情報の提供 生活リズムに関する情報の提供や相談・助言
幼児前期	1歳6ヵ月児健康診査 育児相談	市町村保健センター 保育所 地域子育て支援センター 子育てひろば・児童館	●食事の量と内容に関する情報の提供や相談・助言 ●スプーン・箸，食器の使用行動の発達と与え方，遊び食べ，ちらかし食い等の食事援助の相談・助言 ●咀嚼の発達と歯磨き指導 ●食を通した交流の場の提供 ●地域の子どもの食育活動に関する情報の提供
幼児後期	3歳児健康診査 育児相談 就学前健診	市町村保健センター 保育所・幼稚園 地域子育て支援センター 子育てひろば・児童館	●食習慣の形成に関する情報の提供や相談・助言 ●食事の量と内容に関する情報の提供や相談・助言 ●間食のとり方・弁当の作り方等に関する情報の提供 ●食を通した交流の場の提供（調理体験を含む） ●地域の子どもの食育活動に関する情報の提供

表 9-B-2　母乳育児成功のための 10 ヵ条（10 ステップ）（2018 年改訂）

1a.　母乳代替品のマーケティングに関する国際規準（WHO コード）と世界保健総会の決議を遵守する
1b.　母乳育児の方針を文章にして，施設の職員やお母さん・家族にいつでも見られるようにする
1c.　母乳育児に関して継続的な監視およびデータ管理のシステムを確立する
2.　医療従事者が母乳育児支援に十分な知識，能力，技術をもっていることを確認する
3.　すべての妊婦・その家族に母乳育児の重要性と方法について話し合いをする
4.　出生直後から，途切れることのない早期母子接触を進め，出生後できるだけ早く母乳が飲ませられるように支援する
5.　お母さんが母乳育児を始め，続けるために，どんな小さな問題でも対応できるように支援する
6.　医学的に必要がない限り，母乳以外の水分，糖水，人工乳を与えない
7.　お母さんと赤ちゃんを一緒にいられるようにして，24 時間母子同室をする
8.　赤ちゃんの欲しがるサインをお母さんがわかり，それに対応できるように授乳の支援をする
9.　哺乳びんや人工乳首，おしゃぶりを使うことの弊害についてお母さんと話し合う
10.　退院時には，両親とその赤ちゃんが継続的な支援をいつでも利用できることを伝える

［一般社団法人 日本母乳の会が WHO/UNICEF 共同声明を，ユニセフ東京事務所の承認を取って翻訳，2018.10.23］
［日本母乳の会 HP（http://www.bonyu.or.jp/index.asp）（最終アクセス 2020 年 12 月 28 日）より引用］

ず，母乳以外の水分，糖水，人工乳を与えないということがないよう，指導する必要がある．2019 年に厚生労働省が公表した「**授乳・離乳の支援ガイド**」を参考に，授乳から離乳までの連続した支援を通して，1 人ひとりの子どもの成長・発達の過程を尊重し，親子のかかわりを形成していくことが大切である．

　離乳期には，乳児の咀嚼・嚥下機能の発達に応じて離乳の進め方についての適切な支援が必要である．離乳とは母乳または乳児用調整粉乳等の乳汁栄養から幼児食に移行する過程をさし，食の自立へのスタートとなる．乳児の咀嚼・嚥下の発達段階に応じてどのような調理形態の食事を与えることが望ましいのか，また，どのように安全な食材を確保すればよいのかなど，保護者のニーズは大きい．離乳支援の内容としては，①口腔機能の発達と離乳の意義，②離乳の開始・進め方・完了の時期，③離乳食の食品の選定と調理形態とその試食，④離乳食と乳汁（母乳・乳児用調整粉乳・牛乳）のバランス，⑤食事援助の方法などがあげられる．母子健康手帳にも掲載されている「授乳・離乳の支援ガイド」（**図 9-B-1**）を参考に，実際の離乳食を提示したり，調理実習等による実践力をつけながら，進めていくことが有効である．また，保護者は他の乳児の摂食状況を観察する経験が少ないため，発達の全体像を予測し，現在の発達状況を判断する力が十分でない場合がある．保育所などでは乳児の食事場面を保護者が参観し，発達過程の観察のポイントと，それに対応した食事提供の方法を，ある程度の順序性とともに個別性をふまえて提案できるであろう．離乳食は乳汁に比べ，家族の食事との結びつきが大きくなる．したがって，乳児の発達段階に応じた離乳の進め方を発信するのみならず，家族全体の食を見直す機会としていくことが大切である．

　幼児期には，保護者に対する食習慣の形成に関する情報の提供，相談・助言が中心となる．同時に，保護者同士のかかわりを深めるために，食事を作ったり，食べたり，情報交換をするなど，保護者同士の交流の場の提供や促進を図っていくことで，食に対する意識が高まり，保護者の育児不安も軽減するなどの成果も期待される．

	離乳の開始 ➡ 離乳の完了			
	以下に示す事項は、あくまでも目安であり、子どもの食欲や成長・発達の状況に応じて調整する。			
	離乳初期 生後5〜6か月頃	離乳中期 生後7〜8か月頃	離乳後期 生後9〜11か月頃	離乳完了期 生後12〜18か月頃
食べ方の目安	○子どもの様子をみながら1日1回1さじずつ始める。 ○母乳や育児用ミルクは飲みたいだけ与える。	○1日2回食で食事のリズムをつけていく。 ○いろいろな味や舌ざわりを楽しめるように食品の種類を増やしていく。	○食事リズムを大切に、1日3回食に進めていく。 ○共食を通じて食の楽しい体験を積み重ねる。	○1日3回の食事リズムを大切に、生活リズムを整える。 ○手づかみ食べにより、自分で食べる楽しみを増やす。
調理形態	なめらかにすりつぶした状態	舌でつぶせる固さ	歯ぐきでつぶせる固さ	歯ぐきで噛める固さ
1回当たりの目安量				
Ⅰ 穀類（g）	つぶしがゆから始める。 すりつぶした野菜等も試してみる。 慣れてきたら、つぶした豆腐・白身魚・卵黄等を試してみる。	全がゆ 50〜80	全がゆ 90〜軟飯80	軟飯80〜 ご飯80
Ⅱ 野菜・果物（g）		20〜30	30〜40	40〜50
Ⅲ 魚（g）		10〜15	15	15〜20
又は肉（g）		10〜15	15	15〜20
又は豆腐（g）		30〜40	45	50〜55
又は卵（個）		卵黄1〜 全卵1／3	全卵1／2	全卵1／2〜 2／3
又は乳製品（g）		50〜70	80	100
歯の萌出の目安		乳歯が生え始める。	1歳前後で前歯が8本生えそろう。 離乳完了期の後半頃に奥歯（第一乳臼歯）が生え始める。	
摂食機能の目安	口を閉じて取り込みや飲み込みが出来るようになる。	舌と上あごで潰していくことが出来るようになる。	歯ぐきで潰すことが出来るようになる。	歯を使うようになる。

※衛生面に十分に配慮して食べやすく調理したものを与える

図 9-B-1　離乳食の進め方の目安

［厚生労働省：授乳・離乳の支援ガイド（2019年改定版）（https://www.mhlw.go.jp/content/11908000/000496257.pdf）（最終アクセス2020年12月1日）より引用］

❺ 市町村母子保健事業における栄養教育

乳幼児の健康の保持および増進を図ることを目標とする

　日本の母子保健は，出産に関連する疾患や障害，肺炎等の感染症による乳児死亡を減少させることを目標にスタートした．現在では，思春期における母性の涵養（育み）から乳幼児の健全育成まで，21世紀の母子保健の主要な取り組みのビジョンを示す「健やか親子21」等の事業や，虐待対応，次世代育成支援のための各施策との整合性をもった展開が期待されている．

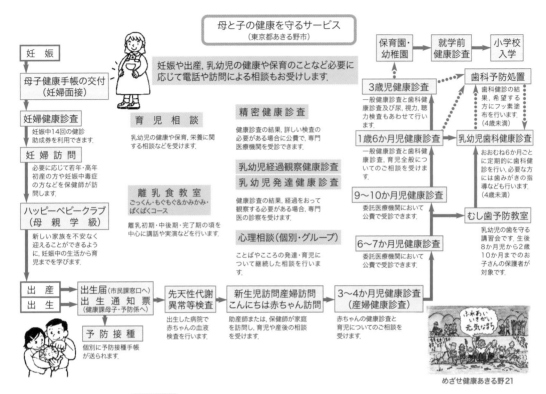

図 9-B-2 市町村保健センターでの母子保健サービスの流れ
［「めざせ健康あきる野 21」パンフレットより引用］

a 市町村保健センターでの母子保健サービス

　自治体には,「母性並びに乳児及び幼児の健康の保持及び増進に努めること(母子保健法第 5 条)」が求められ, 市町村において**図 9-B-2** のような**母子保健サービス**が展開されている. 栄養摂取については「市町村が妊産婦又は乳児若しくは幼児に対して, 栄養の摂取につき必要な援助をするように努める(同法第 14 条)」ものとされ, 健康診査等(同法第 12 条), 母乳・人工栄養や離乳食, 幼児食に関する知識の普及(同法 9 条)等の指導が実施されている.

　次頁に市町村の保健センターでの離乳食教室の事例を示した(**事例Ⅰ**). 乳幼児の発育・発達状況, そして, 食の育ち, すなわち, 食機能・食行動の発達, 味覚の発達, 嗜好の形成等についてアセスメントを行い, 乳幼児自身, また, その保護者のために, 食を通した子育ち・子育ての観点から栄養教育を実施している.

●事例Ⅰ　市町村保健センターでの離乳食教室（東京都あきる野市）

●離乳食教室の目的●

児の成長に応じた適切な離乳食づくりを通して食習慣の確立を支援する

教室の位置づけ：母子保健法に基づくとともに，本市の健康増進計画「めざせ健康あきる野21」に伴う教室

各離乳食教室のプログラム

コース名	対象	学習目標	内容	時間	担当
①にこにこ離乳食教室「ごっくんコース」	概ね5〜6ヵ月児の保護者16組程度	子どもが母乳（ミルク）以外の食べ物の味・舌ざわりに慣れ，飲み込むことができるような離乳食を大人の食事からとりわけできる方法を知る	離乳食の講話と実演と試食	10:30〜11:30	健康課栄養士1〜2名，非常勤栄養士1名，事務
②にこにこ離乳食教室「もぐもぐ＆かみかみコース」	概ね7〜11ヵ月児の保護者16組程度	離乳食初期（1回食）で獲得した食べ物を飲み込む食行動とさらに子どもの成長をとげられるように食材の選び方，固さや調理方法を知る	離乳食の講話と実演と試食	10:30〜11:30	健康課栄養士1〜2名，非常勤栄養士1名，保育士3名程度，事務
③にこにこ離乳食教室「ぱくぱくコース」	概ね1歳〜1歳2ヵ月とその保護者16組程度	子どもが自立して食べることの確立に向けて，自食行動を起こしやすいように望ましい食環境を整える大切さを知る	幼児食の講話と情報交換と試食	10:30〜11:30	健康課栄養士1〜2名，非常勤栄養士1名，保健師1名，歯科衛生士1名，事務
④ぱくぱくコースフォロー実習「親子料理教室」	概ね2歳児とその保護者16組程度	2歳頃に親子で食体験を通して，楽しく食べることや食べ物に触れる楽しさを覚え，さらに食の興味を深める	親子ふれあい食体験実習（親子料理実習）	10:30〜12:00	健康課栄養士1〜2名，非常勤栄養士2名，事務

周知方法：各健康診査および教室にてちらし配布する．広報にて一般公募する．申し込みは原則電話申し込み（健康課母子・予防係）

③にこにこ離乳食教室「ぱくぱくコース」の構成

1. 学習目標
- 子どもが自立して食べることの確立に向けて，自食できるように望ましい食環境を整える大切さを理解する
- 安心して自信をもって子育てができるよう，食を通して育児の喜びや大変さを親同士で共感し，育児不安を解決していく

2. 本教室の必要性
　離乳完了期は「介助食べ」から「自食」へ移行する時期である．本教室により，親がこの時期に「手づかみ食べ」ができる環境を整えるための知識とスキルを修得することで，子どもが食具を用いて「自分で食べること」を支援するために実施している．

3. 方法，教材の選定理由
●母子健康手帳の活用方法
　　出席のスタンプを押し，出席記録を残す．
●手づかみ食べに適した食品の選定
　　手づかみ食べに適した食品については，手にもちやすいこと，前歯でかじりとりができるやわらかさであること，簡単に作れる（身近な食材である）こと等の観点から食品の選定をした結果，「簡単フライパンフルーツクレープ包み」を採用している．

● **グループワークを取り入れている理由**

　情報交換，参加者同士で共感を得ることで育児不安の解消につなげる．また，教室参加者同士の交流を通じて，自分に合った実践方法や今まで実践してきたことを確認し合うために実施している．

4. 学習過程

時間	内容	学習者の活動	教材	担当者(人数)
10:00	受付　母子健康手帳に出席印を押す			事務(1)
10:30	教室開始　1)担当あいさつ(教室参加に対しての感謝の意)，スタッフ自己紹介(車座形式) 2)教室の主旨と流れ，施設案内	●教室の主旨の説明から，ねらいを把握する		常勤栄養士(1)
10:35	導入 (講話)　1)離乳の完了に向けて，子どもが健やかに成長するために食環境が整っているか確認する 　①5〜6，7〜8，9〜11ヵ月までの離乳食のふりかえり 　②1歳〜1歳6ヵ月ごろの成長・発達と食事	●子どもが健やかに成長するためには発達や成長に合った食環境づくりが大切であることを確認する	「離乳食の進め方カレンダー」パネル使用	進行 常勤栄養士(1)
10:40	展開 (講話)　2)自食に向けて子どもの発達や成長に合った食環境づくり(栄養士による対話方式) 　①子どもの現在の食生活の確認 　・朝食，昼食，夕食の三食喫食しているか 　・主食，副菜，主菜が揃っているか 　・おやつの賢い取り入れ方 　②自食に向けて(食具使用の発達過程) 　　手づかみ食べ→スプーン食べ→フォークへと発達過程の説明 　③味覚の発達に適した調味の方法 　　発達の個人差があるため，個別相談を推奨(丸のみ，ためこむ，早食い等)	●現在の食生活をふりかえる ●「手づかみ食べ」の意義を理解する ●食育の使用の発達と与え方について理解を深める ●味覚の発達のプロセスを理解する ●子どもの口腔機能の発達に合った食事づくりの重要さを理解する		
10:50	(実習)　3)手づかみ食べの実践 家庭で簡単にできる手づかみ食べに適したおやつの提示と試食(親は試食のおやつを，子どもは持参したおやつを食べる) ※スタッフは，食行動の発達の観点から子どもの食べる様子やもってきたおやつの内容を確認する 　①テーブルを拭き，親は子どもの手を拭く 　②用意できたら「いただきます」をして食べ始める 　③食べている間は，子どもを親のひざにのせて食べるようにする 　④食べ終わったら，全員で「ごちそうさま」をする 　※管理栄養士・保健師・歯科衛生士は，試食中，子育て，歯科，日頃の食生活についての相談を受ける	●「手づかみ食べ」に適した食事・おやつの意義を理解し，実際に試食をすることで手づかみ食べに適した食材，大きさ，固さに気づく ●他の親子とのかかわりをもちながら，一緒に食べる楽しさを味わう	実物:メニュー「簡単フライパンフルーツクレープ包み」	非常勤栄養士(1) 保健師(1) 歯科衛生士(1)
11:10	グループディスカッション　1グループ概ね5〜6人で2グループを構成し，参加者同士が情報交換をする(ファシリテーターはスタッフ) 〈テーマ〉 「自分で食べたい意欲の必要性と食事時間の工夫」 参加者同士の自己紹介 グループインタビューの内容 質問1　食事のときに手が出てきたときの思い 質問2　手づかみで食べているときのお子さんの表情 質問3　楽しく「食べる」ためにできそうなアイデアは？ 　(今できること，今後できそうなこと) グループワーク終了後，保健師，歯科衛生士から食に関連したワンポイントアドバイスをする 　4)質疑応答・アンケートの配布 　　①教室開催の情報源 　　②参加の動機 　　③教室の内容への参考度 　　④おやつの時間の理解等 　5)今後の母子保健事業のご案内 　　育児相談・ぱくぱくフォロー講座「親子料理教室」・むし歯予防教室等	よりよい食環境を整えるために，子どもの成長に合わせた食べ方を考える ①手づかみで食べる過程が自分で食べる意欲や児の食行動の発達に大切であることを知る ②手づかみ食べが盛んでも，形にとらわれすぎず，親子で楽しく食べることがこれからの子どもの成長の過程で必要であることを知る ③親子で食事時間を共有する大切さがわかる 今後の子どもの発達課題と支援事業の内容を把握する	記録シート(スタッフがグループワークの内容を記録としてまとめる) 参加者の学習評価アンケート テキスト「離乳食教室ぱくぱくコース」事業の案内ちらし	ファシリテーター: 常勤栄養士・保健師 記録: 歯科衛生士 非常勤栄養士 常勤栄養士(1)
11:25	まとめ　6)母子健康手帳返却 　7)参加者の学習評価アンケート回収			常勤栄養士(1)

5. 評価

経過評価：本教室終了時のアンケートやグループワークで出された参加者の意見から，平均94%が「参考になった」と回答していた．「個別に相談できて，普段気になっていることを聞けてよかった」「情報交換できてとてもよかった」「食事のたびに，イライラしたりすることもありましたが，今日お話を聞いて，手づかみもすすんでさせようと思った」等の評価を得ている．

総括的評価：1歳6ヵ月健診等の後日の健診や育児相談等でその後の食行動の発達状況や，家庭での環境づくりの実態，親子のかかわり等を確認し，次年度以降の教室の内容に反映させている．

b 母子健康手帳の活用

2012（平成24）年に，発行70年目を迎えた「**母子健康手帳**」の10年に1度の改正が行われた．母子健康手帳は，1942（昭和17）年に世界で初めての妊産婦登録制度が創設され，妊娠の早期届出や，妊婦の健康管理のための手帳である「妊産婦手帳」から始まっている．1948（昭和23）年には小児期まで拡大した「母子手帳」と改められ，1965（昭和40）年には母性の保護や，乳幼児が健全な成長をとげるうえで欠くことのできない保健の充実を目的に母子保健法が制定され，それに伴って「母子手帳」は「母子健康手帳」という名称となり，健康診査や保健指導等の体系が整っていった．母子健康手帳の交付は徐々に増加してきており，妊娠11週未満での届出は2009（平成21）年には86.9%となり，その活用は母子保健サービスにおける要となっている．

母子健康手帳は，妊娠期から産後まで，新生児期から乳・幼児期まで一貫した健康の記録を，必要に応じて医療関係者が記載・参照し，また保護者自らも記載し管理できるよう工夫された，非常に優れた母子保健のツールである．

多くの母子保健サービスの記録が1つの手帳に記載されるため，異なる場所で異なる時期に異なる専門職がこれまでの記録を参照し，継続性・一貫性のあるケアを提供できるメリットがある．さらに，手帳の後半には妊娠期から乳・幼児期までに必要な信頼できる情報が記載されており，0〜18歳までの身長・体重の成長曲線，授乳・離乳の進め方の情報も活用することができる．健康診査や予防接種を受けるときだけではなく，小児科や歯科を受診する際にも持参したり，家庭や保育所・幼稚園などで測定した身長・体重なども積極的に記入することで，家族の子育て期の記録，子育て支援ツールとしてかけがえのないものとなる．支援者側としては，母子健康手帳を通して，管理栄養士を含めた保健医療従事者と，保護者が子育てについての情報共有を図ることができるように努めていく必要がある．

表9-B-3のように，栄養・食に関する事項も多く掲載されている．管理栄養士はこれらの栄養・食に関する事項とともに，成長・発達，子育てに関する全般的な事項を確認し，相互の関連と経過を観察する力が大切である．

9

ライフステージ別の栄養教育の展開

表 9-B-3 母子健康手帳に掲載される栄養・食に関する事項［2012（平成 24）年度版］

年齢	健康診査	保護者の記録
1 ヵ月	栄養状態：良・要指導 栄養法：母乳・混合・人工乳	
3～4 ヵ月	栄養状態：良・要指導 栄養法：母乳・混合・人工乳	
6～7 ヵ月	栄養状態：良・要指導 栄養法：母乳・混合・人工乳 離乳：開始・未開始 歯：　　　　　本	離乳食を始めましたか　　　　　　　　　　　　　　　　　はい／いいえ （離乳食を始めて 1 ヵ月くらいしたら 1 日 2 回食にし，食品の種類を ふやしていきましょう．7，8 か月頃から舌でつぶせる固さにします）
9～10 ヵ月	栄養状態：良・要指導 離乳食：　　　　　回／日 歯：　　　　　本	離乳は順調に進んでいますか　　　　　　　　　　　　　　はい／いいえ （離乳食を 1 日 3 回食にし，9 ヵ月頃から歯ぐきでつぶせる固さにし ます）
1 歳	栄養状態：良・要指導 母乳：飲んでいない・飲んでいる 食事：　　　　　回／日 間食（おやつ）：　　　　　回／日	1 日 3 回の食事のリズムがつきましたか　　　　　　　　はい／いいえ （食欲をなくさぬよう，また，むし歯予防のために，砂糖の多い飲食 物を控えましょう）
1 歳 6 ヵ月	栄養状態：良・要指導 母乳：飲んでいない・飲んでいる 離乳：完了・未完了	自分でコップを持って水を飲めますか　　　　　　　　　　はい／いいえ 哺乳ビンを使っていますか　　　　　　　　　　　　　　　いいえ／はい （いつまでも哺乳ビンを使って飲むのは，むし歯につながるおそれが あるので，やめるようにしましょう） 食事や間食の時間はだいたい決まっていますか 　　　　　　　　　　　　　　　　　　　　　　　　　　はい／いいえ 歯の仕上げみがきをしてあげていますか　　　　　　　　はい／いいえ
2 歳	栄養状態：太り気味・普通・やせ気味	スプーンを使って自分で食べますか　　　　　　　　　　　はい／いいえ 肉や繊維のある野菜を食べますか　　　　　　　　　　　　はい／いいえ 歯の仕上げみがきをしてあげていますか　　　　　　　　はい／いいえ
3 歳	栄養状態：太り気味・普通・やせ気味	よくかんで食べる習慣はありますか　　　　　　　　　　　はい／いいえ
4 歳	栄養状態：太り気味・普通・やせ気味	食べ物の好き嫌いはありますか　　　　　　　　　　　　　いいえ／はい
5 歳	栄養状態：太り気味・普通・やせ気味	家族と一緒に食事を食べていますか　　　　　　　　　　　はい／いいえ
6 歳	栄養状態：太り気味・普通・やせ気味	朝食を毎日食べていますか　　　　　　　　　　　　　　　はい／いいえ

※すべての時期の健康診査には，身長・体重の項目が入る.

⑥ 保育所，認定こども園，幼稚園を拠点とした食育*

> 食を通して，子どもが現在を最もよく生き，望ましい未来を作り出す力の基礎を培うことを目標とする

　保育所では生後 8 週以降の子どもが原則 8 時間，幼稚園では満 3 歳以上の子どもが 1 日 4 時間を過ごすため，食を通したかかわりの意義は大きく，長期的な食育が可能である．学校と比較して，保護者が毎日送り迎えをするなど，保護者との接点も大きく，家庭を巻き込んだ食育が展開できる．

　2005（平成 17）年の食育基本法の公布に先駆けて，2004（平成 16）年 3 月には厚生労働省から「楽しく食べる子どもに～保育所における食育に関する指針～（以下，**食育指針**）」が通知され，保育所での食育のあり方，特に，食事場面の教育的役割が明示された（**図 9-B-3**）．2008（平成 20）年の改定を経て，2017（平成 29）年の改定においても告示された「保育所保育指針」および「幼稚園教育要領」，「幼保連携型認定こども園教育・保育要領」においても食育の内容が盛り込まれ，家庭と同様に，保育所・認定こども園・幼稚園における食育への期待が高まっている．

＊保育所，認定こども園，幼稚園における食育　従来から管理栄養士が重視していた栄養教育の趣旨が，保育，幼児教育の一環として位置づけられるとき，栄養教育より食育という表現が一般的に用いられる．生活と切り離した学習の場面ではなく，生活と遊びの中で子どもが主体的に，意欲的にかかわる体験を積み重ねること，また，そのための環境を構成し，支援することを食育としている．そのため，この節では「栄養教育」という用語ではなく，「食育」を用いる．そこでは，管理栄養士が，全職員による活動を進めるためのコーディネーター役を担うことが望まれる．

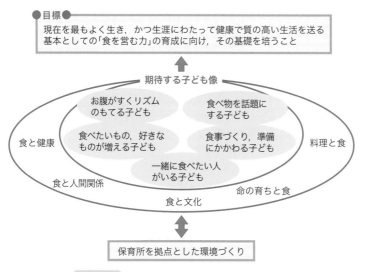

●目標●
現在を最もよく生き，かつ生涯にわたって健康で質の高い生活を送る基本としての「食を営む力」の育成に向け，その基礎を培うこと

期待する子ども像

食と健康

お腹がすくリズムのもてる子ども

食べ物を話題にする子ども

食べたいもの，好きなものが増える子ども

食事づくり，準備にかかわる子ども

料理と食

一緒に食べたい人がいる子ども

食と人間関係

命の育ちと食

食と文化

保育所を拠点とした環境づくり

図 9-B-3　保育所における食育の目標と内容

［酒井治子ほか：保育所における食育の計画づくりガイド，2007（平成18年度児童関連サービス調査研究等事業　財団法人こども未来財団）より引用］

＊養護と教育　保育所の保育は，環境を通して，養護および教育を一体的に行うことを特性としている．ここでいう「養護」とは，子どもの生命の保持および情緒の安定を図るために保育士等が行う援助やかかわりである．「教育」とは，子どもが健やかに成長し，その活動がより豊かに展開されるための発達の援助であり，健康・人間関係・環境・言葉・表現の5領域から構成される．この5領域は小学校以上の教育の教科のように独立しているのではなく，発達を探る窓口としてとらえ，具体的な活動はこの5領域の視点を子どもの発達に応じて織り交ぜ，総合的に展開していくものである．乳・幼児期の教育は教科カリキュラムではなく，経験カリキュラムとして組み立てていく．

表 9-B-4　保育所保育指針に示される食育

(1)保育所の特性を生かした食育	ア	保育所における食育は，健康な生活の基本としての「食を営む力」の育成に向け，その基礎を培うことを目標とすること．
	イ	子どもが生活と遊びの中で，意欲をもって食にかかわる体験を積み重ね，食べることを楽しみ，食事を楽しみ合う子どもに成長していくことを期待するものであること．
	ウ	乳幼児期にふさわしい食生活が展開され，適切な援助が行われるよう，食事の提供を含む食育計画を全体的な計画に基づいて作成し，その評価および改善に努めること．栄養士が配置されている場合は，専門性を生かした対応を図ること．
(2)食育の環境の整備等	ア	子どもが自らの感覚や体験を通して，自然の恵みとしての食材や食の循環・環境への意識，調理する人への感謝の気持ちが育つように，子どもと調理員等とのかかわりや，調理室など食に関わる保育環境に配慮すること．
	イ	保護者や地域の多様な関係者との連携および協働のもとで，食に関する取り組みが進められること．また，市町村の支援のもとに，地域の関係機関等との日常的な連携を図り，必要な協力が得られるよう努めること．
	ウ	体調不良，食物アレルギー，障害のある子どもなど，1人ひとりの子どもの心身の状態等に応じ，嘱託医，かかりつけ医等の指示や協力のもとに適切に対応すること．栄養士が配置されている場合は，専門性を生かした対応を図ること．

［厚生労働省：保育所保育指針（平成29年告示），第3章2食育の推進より引用］

　「保育所保育指針」では第3章「健康及び安全」に「食育の推進」（**表 9-B-4**）を位置づけ，前述の「食育指針」も参考にしつつ，施設長の責任のもと，保育士，調理員，栄養士，看護師など全職員が協力し，各保育所の創意工夫のもとに食育を推進することが盛り込まれた．保育所の保育は，子どもが現在を最もよく生き，望ましい未来を作り出す力の基礎を培うために行われる．食育が日常的な保育活動と連動するように，保育の内容，すなわち，**養護的側面（生命の保持・情緒の安定）と教育的側面（健康・人間関係・環境・言葉・表現）**＊の双方の視点を盛り込む重要性が提示されている．また，保護者に対する食を通した支援の重要性が示され，子育て支援の一環としての位置づ

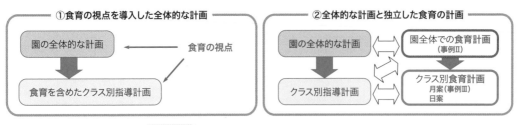

図9-B-4 保育所での「食育の計画」パターン

けが明確になっている.

　管理栄養士は以上のような主旨を十分にふまえて，食育について保育所内外の連絡調整の役割を担っていかなければならない.

a 保育所における食育の目標

　食育の計画にあたっては，食育をどのようにとらえ，何を目標とするかが要になる.「食育指針」では保育所における食育の目標を，現在を最もよく生き，生涯にわたって健康で質の高い生活を送る基本としての「食を営む力」の育成に向け，その基礎を培うこととし，**図9-B-3**の5つの子ども像の実現を目指すこととしている. 各園で掲げる食育の目標が保育目標と独立しているのではなく，保育目標を達成するために，必要な食を通した活動として食育の目標を設定していくことが重要である.

b 保育所における食育の計画

　子どもが生活と遊びの中で，意欲をもって食にかかわる体験を積み重ね，食べることを楽しみ，食事を楽しみ合う子どもに成長していくためには，食育の計画が必要である. **表9-B-4**にあるように，食育を日常的な保育活動に組み込んでいくためには，全体的な計画に食育の視点を盛り込んでいく. この場合，**図9-B-4**に示したように，食育の視点を全体的な計画に盛り込んで独立して作成するか否かで，大きく2つの形式の計画が可能である.

　食育の視点を加味した全体的な計画を施設長を中心に作成すれば（**図9-B-4**①），入所から修了までの保育カリキュラムにおける子どもの経験を見通し，園の保育目標に即した食育実践の基本的な方向性，言い換えれば食育実践の羅針盤とすることができる. 食育の視点を盛り込んだ全体的な計画の作成にあたっては，6年間の発達過程を見通し，保育のねらいと内容の系統化を図り，保育目標と食にかかわる体験とのつながりに注目していく.

　全体的な計画とは別に，**事例Ⅱ**のように，食育のみの独立した計画を作成すると（**図9-B-4**②），0〜6年間の長期的な発達の全体の見通しをもって食育を計画でき，管理栄養士を含めた全職員で共有することができる. しかし，クラス担当の保育士にとっては，食育の単独計画では日常的な保育とかけ離れがちであるため，指導計画である年間案，月案，週日案にも食育の内容を入れ込んでいくことが大切である. **事例Ⅱ**（幼児）は，食育と保育を連動させやすいように，食に関する内容を，教育の5領域（健康，人間関係，環境，

表 9-B-5 食育のねらいの構成

❶できるだけ多くの種類の食べ物や料理を味わう.	心情面
❷自分の体に必要な食品の種類や働きに気づき，栄養バランスを考慮した食事をとろうとする.	意欲面
❸健康，安全など食生活に必要な基本的な習慣や態度を身につける.	態度面

[厚生労働省：楽しく食べる子どもに〜保育所における食育に関する指針，2004 より引用]

表 9-B-6 食育の内容の 5 項目

食と健康	食を通じて，健康な心と体を育て，自ら健康で安全な生活を作り出す力を養う
食と人間関係	食を通じて，他の人々と親しみ支え合うために，自立心を育て，人とかかわる力を養う
食と文化	食を通じて，人々が築き，継承してきたさまざまな文化を理解し，作り出す力を養う
いのちの育ちと食	食を通じて，自らも含めたすべてのいのちを大切にする力を養う
料理と食	食を通じて，素材に目を向け，素材にかかわり，素材を調理することに関心をもつ力を養う

[厚生労働省：楽しく食べる子どもに〜保育所における食育に関する指針，2004 より引用]

言葉，表現)で構成し，3〜6歳までを通した食育の目標，発達区分ごとのねらいと内容を示している.

　一方，食育の視点を加味した「指導計画」は，保育士，栄養士や調理員などが連携しながら，子どもの実態をふまえて経験・活動を予測して仮説的に作成する. 保育の年間案，月案，週日案の計画に食育の視点を組み込んだり，調理体験活動のように衛生・安全面等の配慮も必要な場合には，指導案を別に作成していくこともできる(**事例Ⅲ**). 計画はあくまでも仮説であるため，固定的ではなく，子どもの興味・関心に即して常に柔軟に対応することを前提とする.

1) 食育のねらいと内容

　「ねらい」は食育の目標をより具体化するものである. 子どもの**心情・意欲・態度***を培う観点から，「食にかかわるどのような体験によって何を育てたいか」を考えていく(**表 9-B-5**). この「ねらい」は子どもが身につけることが望まれる姿として，子どもを主語として示していく.

　そのために必要な食育の内容を組み立てるにあたっては，「食と健康」「食と人間関係」「食と文化」「いのちの育ちと食」「料理と食」の5項目の観点から，子どもが環境にかかわる経験の種類や幅を考えて，総合的な活動として計画していく(**表 9-B-6**). 食育指針のように，3歳未満児はその発達の特性からみて各項目を明確に区分することが困難な面が多いため，この5項目に配慮しながら一括して計画していくこともできる. ここで重要なことは，子どもが多様な体験をするだけでなく，体験の連続性，すなわち，子どもの学びの連続性を重視し，食にかかわる活動での学びと他の活動での学びとの関係性に配慮していくことである.

*心情・意欲・態度　小学校以降の教育が知識・技能・態度を身につけることを目標に行われるのに対して，保育所における保育は具体的な経験を通して心情・意欲・態度を培うことをねらいとしている. 食育においても，乳幼児の場合，心情的なものがすべてに大きく影響を与えることから，第一に心情面のねらいをまず優先的に考える必要があり，そのことが土台になって第二の意欲面のねらいが達成に向かう. その結果，第三の態度などが養われることにつながる. したがって，特定の活動によって即座に達成されるものではなく，体験の積み重ねの結果，次第に達成されるものとして計画する.

● **事例Ⅱ　0〜6歳までの食育の全体計画事例（乳児，幼児）**

《乳　児》

結果目標	おいしく楽しく食べる子ども			
年齢	6ヵ月未満	6ヵ月〜1歳3ヵ月	1歳3ヵ月〜2歳未満	2〜3歳
ねらい（行動目標）（学習・）	○保育士の愛情深いかかわりのもと空腹を感じたときに乳（母乳・ミルク）を飲みたいだけ飲み，満足感を味わう	○身近な大人との安定したかかわりの中で，食の満足感と人の温もりの心地よさを味わう	○大人の温かで適切なかかわりのもと自分から進んで食べようとする ○新しい行動の獲得により，自信をもち自発性を高める	○お腹がすいたときに，一緒に食べたい人とおいしく食べる ○友だちとのかかわりの中で自然や身近な事物などへの関心を広げる
内容 生活	●よく遊び，よく眠る ●お腹がすいたら泣く ●保育士にゆったり抱かれて乳を飲む ●授乳してくれる人に関心をもつ ●清潔に過ごす	●よく遊び，よく眠り，満足するまで乳を吸う ●お腹がすいたら泣き，喃語で催促する ●さまざまな食べ物の味，形，色，口あたりを味わう ●保育士からの温かな援助の中で，摂取できる食品の量や種類を少しずつ増やし，手づかみや食具を使って自分で食べようとする ●ゆったりとした雰囲気の中，食べさせてくれる人に関心をもつ ●保育士と一緒に食前，食後のあいさつをする	●よく遊び，よく眠り，食事を楽しむ ●食前，食後のあいさつをする ●安心できる保育士のもとで，コップ，スプーン，フォークを使い1人で食べようとする ●昼食や間食を楽しい雰囲気の中で食べる ●清潔に過ごす心地良さを味わう ●身近な人の興味ある行動を模倣し，自分の活動に取り入れようとする ●甘い，すっぱい，しょっぱい味に気づく	●戸外でたくさん遊び，お腹がすく健康な生活リズムをつくる ●食前の手洗いや，食前，食後のあいさつを自らする ●好きな食べものをよく噛んでおいしく食べ，嫌いなものも少しずつ挑戦する ●「もっと欲しい」「もういらない」の意思表示ができる ●保育士や友だちとの会話を楽しみ，食事をする ●箸に興味をもち，使って食べることを喜ぶ ●多い，少ない，高い，低い等の量・空間を認識する ●こぼしたときは拾い，教えるなど，きれいにする心地よさを味わう ●幼児ランチへの移行準備を始める
内容 遊び	●やさしく語りかけられ，泣き声や喃語に応えてもらいながら保育士とのかかわりを楽しむ ●保育士のかかわりのもと，スキンシップや，さまざまなおもちゃの色合い，音色，肌触りを楽しんで遊ぶ	●保育士に見守られ，身の回りの物やおもちゃにふれ，つまむ，たたく，引っ張るなどして遊ぶ ●保育士と一緒にきれいな色彩のものを見たり，身近なものの絵本を見る ●大人の動作を見て，模倣する喜びを味わう ●食べものや生活に関する，楽しい歌，手遊びを歌ってもらい，体を動かして楽しむ	●さまざまなものを見る，ふれる，たたく，つまむ，転がすなどして手や指を使う遊びを楽しむ ●保育士と一緒に歌ったり，簡単な手遊びをしたり模倣して体を動かして遊ぶ ●生活や遊びの中で，食器，食材，食具の名称に関心をもつ ●園庭遊びや散歩等で，作物や店先の品物を見て楽しむ ●給食室から漂ってくるにおいに気づき，食事を楽しみにする ●保育士と一緒に，調理をする人とふれあう	●保育士と，手や指を使う遊びを十分に楽しむ ●身近な野菜や果物にふれ，色，におい，形，感触を味わう ●季節や食に関する歌，手遊びを覚え，歌ったり踊ったりして楽しむ ●絵本，紙芝居などでいろいろな食材，献立，調理用品に親しむ ●食材から調理されたときへの変化，野菜等の切り口の美しさに気づく ●給食室から漂ってくるにおいに気づき，食事を楽しみにする ●調理する人とのやりとりを楽しむ ●散歩に行き，畑や店先の野菜，食品を見て関心をもつ ●園や家庭で伝統行事に参加し，食文化にふれる ●調理する人とのやりとりを楽しむ
配慮事項	●1人ひとりの生活リズムを大切にしていく ●1人ひとりの発育・発達状態を適切に把握し，家庭と連携をとりながら個人差に配慮する ●愛情豊かな特定の大人との継続的で応答的なかかわりが，人への信頼，愛情の基盤となるように配慮する	●1人ひとりの生活リズムを大切にしていく ●1人ひとりの発育・発達状態を適切に把握し，家庭と連携をとりながら個人差に配慮する ●子どもの咀嚼や嚥下機能の発達に応じて，食品の種類，量，調理形態（大きさ，固さ）に配慮する ●子どもが自分から食べようとする意欲や行動を大切にしながら，適切な援助を行う	●1人ひとりの生活リズムを大切にしていく ●1人ひとりの発育・発達状態を適切に把握し，家庭と連携をとりながら個人差に配慮する ●食事は，1人ひとりの子どもの健康状態に応じ，無理に食べさせないようにし，自分でしようとする気持ちを大切にする ●噛むまねを見せたりして，噛むことの大切さをつたえる ●食欲や食事の好みに偏りが現われやすい時期であるため，日常の心身の状態を把握して，無理なく個別に対応する	●1人ひとりの生活リズムを大切にしていく ●1人ひとりの発育・発達状態を適切に把握し，家庭と連携をとりながら個人差に配慮する ●食事の場面だけでなく生活全体を充実させ，食欲を育む ●子どもの自立心を育て，友だちとかかわりながら食生活に必要な身の回りの清潔や安全の習慣，マナーを身につけられるよう配慮する ●保育士や友だちとテーブルを囲んで，楽しくゆったりと食事を進める雰囲気づくりに配慮する

《幼　児》

結果目標	おいしく楽しく食べる子ども		
学習目標	○身近な人と一緒に食べる楽しさを味わう ○食を通じて，自らも含めたすべてのいのちの大切さを知る		
年齢	3〜4歳	4〜5歳	5〜6歳
健康	●お腹がすく健康な生活リズムを身につける ●さまざまな食べものを進んで食べる ●保育士の手助けにより，手洗い・うがいの大切さを理解し，進んで行う ●食べものと体の関係に関心をもつ	●自分の体の状態や活動により空腹を感じ，食べられる量を調節する ●慣れないものや苦手なものでも食べてみようとする ●手洗い・うがい・歯がきの大切さを知り，自分で行う ●正しい姿勢，箸，皿のもち方に気をつけ食事をする ●食べものの種類や働きと自分の体に必要な栄養に気づき，食の大切さを考える	●自分の体の状態や活動により空腹を感じ，食べられる量を調節する ●慣れないものや苦手なものでも食べてみようとする ●手洗い・うがい・歯みがきの大切さを知り，自分で行う ●正しい姿勢，箸，皿のもち方に気をつけ食事をする ●自分の体に必要な栄養を理解し，健康や病気との関係に気づき，食の大切さを知る
人間関係	●保育士や友だちと一緒に食べる楽しさを味わう ●食事するうえでの決まりや約束の大切さを理解し，守る ●調理する人に関心をもつ ●調理する人や地域の人とのふれあいを通して，愛情や信頼感をもつ	●保育士や友だちと一緒に食べる楽しさを味わう ●食事するうえでの決まりや約束の大切さを理解し，守る ●当番活動をする ●調理する人や食生活を支える人に関心をもち，交流を通して感謝の気持ちをもつ	●保育士や友だちと一緒に食べる楽しさを味わう ●保育士や友だちとのかかわりの中で他者の存在に気づき，相手を尊重し，思いやりの気持ちからマナーを守ろうとする ●当番活動をする ●調理する人や食生活を支える人に関心をもち，感謝の気持ちをもつ
環境	●身近な動植物や自然事象に興味をもち，見たりふれて親しみ，成長・変化に感動する ●地域・郷土の食文化に関心をもち，伝統的な食事を味わう	●身近な自然の美しさや不思議さに気づき，興味や関心をもつ ●身近な動植物や自然事象に興味をもち，見たりふれて親しみ，成長・変化に感動する ●栽培や散歩などで食材の旬の時期を知る ●食事づくりの過程の中で，大人の援助を受けながら，自分でできることを増やす ●地域・郷土の食文化に関心をもち，伝統的な食事を味わう	●動植物の飼育や栽培を通し，成長・変化に感動し，命の大切さに気づく ●栽培や散歩などで食材の旬の時期に気づく ●食事づくりの過程の中で，自分でできることを増やす ●地域・郷土の食文化に関心をもち，伝統的な食事を味わう
言葉	●あいさつや返事など生活や遊びに必要な言葉を使う ●知っている食材の数が増える ●食材に関する絵本，紙芝居に関心をもち，楽しむ	●あいさつや返事など生活や遊びに必要な言葉を使う ●いろいろな献立名や食材の名前が言える ●買い物や食事場面で食材や食べ方について話題にしたり，絵本，図鑑，紙芝居，体験を通して食べ物への関心を深める	●あいさつや返事など生活や遊びに必要な言葉を使う ●いろいろな献立名や食材の名前が言える ●買い物や食事場面で食材や食べ方について話題にしたり，絵本，図鑑，紙芝居，体験を通して食べ物への関心を深める
表現	●身近な食べ物に直接ふれたり，扱ったりして，驚いたり感動する経験が広がる ●調理の簡単な手伝いを楽しむ	●植物の生長過程をよく観察し，いろいろな素材で形や色を表現する ●保育士や友だちと協力し，調理することを楽しみながら，調理器具の使い方を学び，安全で衛生的な使用法を身につける ●友だちと協力したり，助け合ったりして表現することを楽しむ	●植物の生長過程をよく観察し，いろいろな素材で形や色を表現する ●保育士や友だちと協力し，調理することを楽しみながら，調理器具の使い方を学び，安全で衛生的な使用法を身につける ●友だちと協力したり，助け合ったりして表現することを楽しむ
家庭との連携	※子どもの「食を営む力」の育成を目指し，情報提供し家庭と連携・協力して進めていく ●園での子どもの食事の様子や食に関しての取り組みを伝え，家庭での食育の関心を高める ●家庭からの食に関する相談に応じ，助言・支援を積極的に行う		

9　ライフステージ別の栄養教育の展開

2) 食育の環境構成と支援のあり方

　具体的に設定したねらいや内容を，子どもが経験できるよう，物，人，自然事象，時間，空間等の環境とともに，適切な援助方法を計画していく．食に関する環境として，子どもの五感を引き出すことができるよう子どもと食事をともにする保育士や食事を作る栄養士・調理員等の人的な環境や，給食として提供される食事自体，食器・食具等，調理室，食物の栽培・収穫の場，教材等の物的な環境を構成していく．食育の観点から食事提供のあり方が提案された「**保育所における食事の提供ガイドライン**」［2012（平成24）年］を

● **事例Ⅲ　保育所の 4 歳児の食育計画（11 月の月案と記録）**

対　　象	4 歳児		月	11 月
場	4 歳児の保育室・菜園		実施者	担任保育士，管理栄養士

学習目標		●身近な自然の美しさや不思議さに気づき，興味や関心をもつ ●友だちと協力したり，助け合ったりして表現することを楽しむ ●正しい姿勢，箸，皿のもち方に気をつけ食事をする
子どもの姿		●さつまいも，かぶの収穫時に「大きいー！」と言いながら，友だち同士見せ合い，大きさ，色，形などを観察する姿がみられる ●戸外でたっぷり遊び，散歩などに行ったあとは「早く給食，食べたい」などの声が聞かれ食事が楽しみとなる ●どんぐりや落ち葉などの自然物を使い，友だち同士工夫しながら遊んでいる ●先月はホットケーキを作り，友だちと協力しながら，調理する楽しさに気づく経験ができている

ねらいと内容	健康と食	○げんきボードを通して，食べ物と体の関係に興味をもつ ○「にんじんが入っているよ」「これはじゃがいもからできているんだって」など給食に入っている食材に興味をもち会話が広がる
	人間関係 食と	○小学生に稲の刈り方を教えてもらい，保育士と一緒に行う ○5 歳児の食事当番の手伝いを楽しみにし，3 歳児も誘い積極的に行う
	文化と食	○食事のあいさつの大切さがわかり，年下の子どもに教える ○正しい姿勢，箸，皿のもち方の大切さを知り，自分から身につけようとする ○脱穀，もみすりのやり方を知り，友だちと一緒に行う
	命の 育ちと食	○稲刈り，脱穀，もみすりなどを行う中で，米の大切さに気づく ○水やりをして育ててきたサツマイモの成長に感動し，命の大切さに気づく ○友だちと協力して，水やりなどの世話を積極的に行う
	料理と食	○自分たちで育てた小松菜を給食の中に見つけ，味わって食べる ○家庭でも料理の手伝いをする ○自分の食べたいものをリクエストする ○収穫したサツマイモを使って，すいとんづくりに興味をもち，楽しんで作って食べる ○保育士や友だちと協力し，調理することを楽しみながら，調理器具の使い方を学び，安全で衛生的な使用法を身につける

指導上の留意事項	保育者の援助	○一緒に食事をする中で，マナーの大切さを知らせ，自分で気づき，直せるようにしていく ○園でも家庭の食事のことを話題にし，親子で食事づくりにかかわれるようにする ○鎌の使い方をしっかりと説明し，危険のないように配慮する ○食に関する絵本などを活用し，食に対する興味が深まるようにする
	環境構成	○収穫した野菜，稲の感触，においなどを十分に楽しむことができるように時間，場所を確保する ○稲刈りの体験ができるように，小学校と連携をとり，計画を立てる ○家庭でも話題が広がるように，園でのクッキングの様子などを廊下の見やすいところに掲示する

| 反省 | | ●保育週間中は子どもたちの大好きな行事がたくさん続き，毎日喜んで行事に参加していた
●若松小の稲刈りや南中との交流など，地域の人とのふれあいにより収穫したサツマイモを使ったすいとんを作り，一緒に作ったり，食べたりする楽しみを味わう経験ができた
●異年齢の友だちとの食事も楽しむようになり，さりげなくマナーを伝える場面がみられるようになってきた
●中旬頃より発表会の練習を本格的に始める．子どもたちの好きな絵本だったので，とても楽しみながら行っている |

参考にしていく．保育所保育指針［2017（平成 29）年改定］で，子ども同士，保育士や栄養士・調理員など，また，保護者や地域の人々などと一緒に食べたり，食事を作ったりする中で，子どもの「**人とかかわる力**」が育まれるように環境を整えていくことの重要性が明示されたことは大変画期的なことである．

c 食育の評価

　食育の評価にあたっては，計画には位置づけられていなかった点や，日々の活動の中で気づきにくくなっている点にも目を向け，計画-実践-評価，そして再計画という保育活動の循環的なプロセスの一環の中で行っていく．日常的な食育の評価には，「指導計画」に位置づく食育の計画に掲げた「ねらい」，すなわち，**心情・意欲・態度**の観点を用いる．長期的な視点からの評価とし

表 9-B-7　保育所の食育の評価のポイント

- 評価の対象は，子どもの育ち（子どもがどんなことに気づいたのか，発見があったのかなど）をとらえる評価と，食育を実践した栄養士を含めた保育者の活動のあり方（ねらいや内容の設定），環境構成や援助のあり方をとらえる評価の両面がある
- 評価の方法として，子どもの栄養素等摂取量をはじめ，身長・体重など目に見える変化のような量的評価と，数値では表しにくい保育のねらいである「心情・意欲・態度」など，子ども1人ひとりの育ち，"食を営む力の基礎"についての質的評価の両面から検討する
- 日常的な評価の視点は，「指導計画」に位置づく食育の計画の「ねらい」を用いる
- 長期的な子どもの評価は，「保育課程」に位置づく食育の計画，および国の指針に示された各年齢別の心情・意欲・態度の3側面の「ねらい」を活用する
- 計画の評価・改善にあたっては，記録を通した実践の丁寧な把握が必要となる

［酒井治子ほか：保育所における食育の計画づくりガイド，2007（平成18年度児童関連サービス調査研究等事業　財団法人こども未来財団）より引用］

て，保育課程に盛り込んだ発達過程区分ごとの食育のねらいを年度の区切りごとに評価し，今年度の重点指導事項と，次年度に指導すべき事項を記載することで，子どもの育ちと食育のふりかえりをつなげ，次年度の再計画に役立てていく．各園での目標をふまえて評価の観点を整理し，評価項目を設定し，園全体で食育をとらえる力を高めていくことが重要である（**表 9-B-7**）．これによって，食育のねらいや内容，そのための環境構成や援助のポイントなどがより明確になっていく．

d 食を通した保護者への支援

　子どもの食を考えるとき，保育所だけでなく，家庭と連携・協力して食育を進めていくことが不可欠である．食に関する子育ての不安・心配を抱える保護者は決して少なくなく，「家庭での食」に目を向けることは，不適切な養育の兆候の発見・予防にもつながる．管理栄養士は保育所保育指針の第4章「子育て支援」を参考に，保護者への栄養指導の視点以上に食を通した子育て支援の視点を重視していく必要がある．

　具体的取り組みとしては，毎日の送迎時での助言，家庭への通信，連絡帳，給食の保育参観や試食会での食事の与え方などの**行動見本の提示**や行事などの食を通した交流が考えられ，これらを「食育の計画」や「保育課程」「指導計画」に盛り込んでいく．保護者に食育の計画・評価のプロセスを伝えることで，子どもの食を通した発達への理解を助け，家庭での食育の広がりも期待できる．

　保護者に対する栄養教育というと，1つの望ましい食事パターンを提示しがちであるが，1人ひとりの保護者のライフスタイルや気持ちを傾聴・受容し，さらに共感しつつ，いくつかの選択肢を提示する中で，保護者1人ひとりが自己決定し，養育力を向上していくことができるような支援姿勢が大切である．

　また，保育所に入所している園児の保護者だけでなく，保育所を利用していない地域の**子育て家庭**への支援も，大きな役割の1つである．食を通して子どもへの理解を深め，子育ての不安を軽減し，家庭や地域の養育力の向上

9

ライフステージ別の栄養教育の展開

につなげることができるよう保育所の調理室等を活用し，食生活に関する相談・支援を行うことが大切である．

 ## ディスカッションテーマ

以下の問題について話し合ってみよう．

(1) 個人における身体状況，栄養状態および病態に応じた適切な栄養補給，食事に関するマネジメント

> 　H市保健センターに勤務する管理栄養士である．母子保健指導・栄養相談を担当している．
> 　対象は1歳7ヵ月の男児．発育状況を「乳幼児身体発育曲線」と比較してみると，身長が79cmで10～25パーセンタイル，体重が8.5kgで3パーセンタイル以下，胸囲が45cmで3～10パーセンタイル，頭囲が47cmで25～50パーセンタイルであり，肥満度は−15.8%であった．特に，離乳後期から体重の増加速度が緩やかであり，1歳6ヵ月健診で，個別栄養相談の対象となった．
>
> 　歩行は1歳2ヵ月ぐらいから．母親が外遊びのときに，ほかのお子さんの動き等をみていると，あまり活発なほうではないと思っている．歯の萌芽状態は上下6本ずつであった．家庭での食行動を聞いてみると，小食，集中して食べない，コップ・スプーンで自食を促しているが，手づかみか，食べさせてくれるのを待っていることがあるため，母親が食べさせてしまうことが多いという．牛乳をわざとこぼす等の遊び食べも，母親が気にしている．生活状況を聞くと，半年前に父親の転勤で引っ越してきており，居住環境がマンションであることもあり，室内遊びが多くなってしまうため，外に出るようにしているが，外でおやつを食べると，袋菓子やジュースになる．父親の帰りが遅いため，夜ひと眠りしたあとの両親の夕食時に何か欲しそうで，夜食を食べることがある．母親は何を与えてよいのかわからないとのことであった．
> 　昨日の食物摂取状況を聞き取ったところ，以下の回答が得られた．
> ●朝　食(9時)：ロールパン，牛乳
> ●おやつ(10時)：幼児向けスナック菓子，ジュース
> ●昼　食(12時)：うどん
> ●おやつ(15時)：幼児向けスナック菓子，ヨーグルト
> ●夕　食(19時)：ごはん，ぶた肉のトマト煮，ポテトサラダ
> ●夜　食(22時)：冷やっこ(父親のつまみ)

1. 男児の課題は何か？　さらに確認しておきたいことは何か？
2. 男児の保護者への栄養教育を実施するにあたり，行動目標を提案するとしたら何が適当か？
　　また，目標を実現するための具体的な方法や対策(社会資源，人間関係，実現しやすい方法，など)は何か？

(2) 特定の集団における人々の健康・栄養状態や社会資源に応じた適切な食事や食生活の支援に関するマネジメント

A保育所に勤務する管理栄養士である．在園児は0～5歳児クラス，計60名の園である．園は都市部に位置し，マンションの1階部分にあり，園庭がなく，散歩等は近隣の公園を利用している．登園時刻も7時頃と早い園児がいる一方で，9時半近くの園児もみられる．

表は4～5歳児クラスの5月の身体計測の結果である．

園での給食は子どもの主体性を育む観点から，ランチルームで実施されている．4～5歳児クラスでは園児が食事量を決定していくバイキングスタイルを実施しているが，管理栄養士は配膳時にかかわってはいない．

表 4～5歳児クラスの身体測定結果（5月）

年齢クラス	性別	満年齢	満月齢	身長(cm)	体重(kg)	身長体重曲線による評価(%)	年齢クラス	性別	満年齢	満月齢	身長(cm)	体重(kg)	身長体重曲線による評価(%)
4	男児	5	0	107.5	16.4	-7.4	5	男児	6	0	123.2	28.7	22.3
	男児	5	0	103.9	17.1	3.3		男児	5	8	109.7	19.2	4.0
	男児	4	10	109.0	19.8	8.7		男児	5	5	110.5	15.8	-15.6
	男児	4	8	106.3	18.5	6.8		男児	5	4	105.8	18.3	6.7
	男児	4	6	104.9	14.2	-15.8		男児	5	1	109.0	19.4	6.5
	男児	4	6	103.0	16.1	-1.0		女児	5	11	114.4	18.6	-7.4
	男児	4	4	98.8	17.5	16.7		女児	5	11	105.3	15.2	-10.3
	女児	4	11	103.6	17.0	3.7		女児	5	9	117.3	25.0	18.2
	女児	4	10	105.7	16.2	-5.1		女児	5	8	109.2	18.8	3.1
	女児	4	9	106.8	21.0	20.5		女児	5	8	110.0	17.7	-4.4
	女児	4	9	100.4	17.0	10.5		女児	5	5	110.9	19.1	1.4
	女児	4	2	102.6	17.5	8.9		女児	5	5	103.7	15.5	-5.6
								女児	5	3	106.9	16.8	-3.8

1. 園での栄養教育の優先課題は何か？　家庭と連携しながら，確認しておきたいことは何か？

2. 優先課題の改善に向けた取り組みとして，A保育所では，保育士と連携して，昼食場面での配膳指導を管理栄養士も一緒に行うことにした．どのような教育（支援）が考えられるか？　また，栄養教育の一環として，食事場面以外で重視すべきことは何か？

9

ライフステージ別の栄養教育の展開

C　学童期

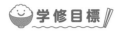 学修目標

❶ 学童期の食育，食に関する指導の制度や目的を理解し，栄養教諭の役割を説明できる．
❷ 学校を拠点とした食育の方法と特徴を説明できる．

❶ 学童期の食育の特徴

学童期の食育のねらいは望ましい食習慣の獲得である

ⓐ 栄養教育の重要性

　学童期は小学校1～6年生までの時期である．身体的，知的，性格的，情緒的，意志的，社会的などの諸側面において著しい発達がみられる．情動的に安定し，外部の世界への関心や好奇心を高める時代といわれる．高学年になると，身体的には，第二次性徴期に入り身体発育が著しくなるため，食欲が旺盛になる．同時に思春期前段階に入るため，親への反発，自立心の芽生えなどにより，生活習慣，食習慣が崩れやすい時期でもある．しかし，乳・幼児期に作られた生活習慣，食習慣の基礎は，学童期に完成期を迎えるため，この時期の食育は重要である．

　学校では，栄養教育のことを「食育」もしくは「食に関する指導」という言葉を用いているため，本項でもこの2つの言葉を用いることとする．

　学校における食育は，児童生徒が食の自己管理能力を形成し，望ましい食習慣を獲得して生涯にわたって健康で豊かな生活を営むことができることをねらいとしている．その実施にあたっては，子どもの発達段階を考慮し，学校の教科等の学習内容と関連させた指導を行うことや，家庭や地域と連携して取り組むことが必要とされる．

ⓑ 関連法規と歴史的背景

　学校の食育に関連する法規を**表9-C-1**に示す．

　食育基本法や食育推進基本計画をはじめとする関連法規には，子どもへの食育の重要性が明示された．食育基本法は，偏った栄養摂取，朝食欠食など食生活の乱れや肥満・痩身傾向など，近年の子どもたちの健康を取り巻く問題が深刻化している現状をふまえて，2005（平成17）年に制定されたものである（**表9-C-2**，付録250頁参照）．食育推進基本計画は，食育基本法を具体的に進めるために策定されたもので，食育推進にあたっての目標値や学校における食育の推進について，現状と今後の方向性や取り組むべき施策が具体的に述べられている．**表9-C-3**に第四次食育推進基本計画を示す．

　また，学校給食法（☞付録249頁），学習指導要領（**表9-C-4**）にも，学校における食育の推進が謳われている．学校給食法は，1954（昭和29）年以来，2008（平成20）年に初めて大幅に改正されたが，従来の主目的であった「学

表 9-C-1 学校の食育に関連する法規

	関連法規名	内容
2004(平成 16)年	学校教育法改正	栄養教諭制度が創設された.
2005(平成 17)年	食育基本法制定	食育を総合的, 計画的に推進するために制定された.
2006(平成 18) 年 ～ 2010(平成 22)年	第一次食育推進基本計画	食育基本法に基づき, 食育の推進に関する基本的な方針や目標を定められた.
2008(平成 20)年	学校給食法改正	学校給食の目的に「食育」が加わった.
	学習指導要領改訂	学校における食育の推進が明記された.
2010(平成 22)年	食に関する指導の手引―第一次改訂版―	2008(平成 20)年の学習指導要領の改訂に合わせて作成された.
2011(平成 23)年 ～ 2015(平成 27)年	第二次食育推進基本計画	「周知から実践へ」を概念に, 3 つの重点課題が掲げられた.
2016(平成 28)年 ～ 2020(令和 2)年	第三次食育推進基本計画	これまでの取り組みによる成果や社会環境の変化による新たな課題をふまえ, 5 つの重点課題が掲げられた.
2017(平成 29)年	学習指導要領改訂	2008(平成 20)年に引き続き, 学校において食育を推進するよう明記された.
2019 (平成 31)年	食に関する指導の手引―第二次改訂版―	2017(平成 29)年の学習指導要領の改訂に合わせて作成された.
2021(令和 3)年 ～ 2025(令和 7)年	第四次食育推進基本計画	「生涯を通じた心身の健康を支える食育の推進」「持続可能な食を支える食育の推進」「新たな日常」やデジタル化に対応した食育の推進」を重点事項として策定された.

表 9-C-2 食育基本法(2005(平成 17)年 6 月制定)―前文から一部抜粋―

> 二十一世紀における我が国の発展のためには, 子どもたちが健全な心と身体を培い, 未来や国際社会に向かって羽ばたくことができるようにするとともに, すべての国民が心身の健康を確保し, 生涯にわたって生き生きと暮らすことができるようにすることが大切である.
> 子どもたちが豊かな人間性をはぐくみ, 生きる力を身に付けていくためには, 何よりも「食」が重要である. 今, 改めて, 食育を, 生きる上での基本であって, 知育, 徳育及び体育の基礎となるべきものと位置付けるとともに, 様々な経験を通じて「食」に関する知識と「食」を選択する力を習得し, 健全な食生活を実践することができる人間を育てる食育を推進することが求められている. もとより, 食育はあらゆる世代の国民に必要なものであるが, 子どもたちに対する食育は, 心身の成長及び人格の形成に大きな影響を及ぼし, 生涯にわたって健全な心と身体を培い豊かな人間性をはぐくんでいく基礎となるものである.

校給食の普及充実」に,「学校における食育の推進」が新たな目的として加えられた. 小学校学習指導要領は, 2017(平成 29)年に改訂されたが, 前回(2008 年)の改訂に引き続き,「学校における食育の推進」が明記された. 生涯を通じて, 健康・安全で活力ある生活を送るための基礎が培われるよう配慮するよう示された. この新学習指導要領の改訂をふまえ, 新たに「食に関する指導の手引―第二次改訂版―」が出され, 学校における食育の必要性, 食に関する指導の全体計画, 食に関する指導の目標, 食に関する指導の基本的な考え方や指導方法, 食育の評価について示されている.

　学校に勤務する栄養士については, 2005(平成 17)年度に, 学校において食育を推進するために,「栄養教諭制度」が新設された. それまでの学校の栄養士は, 学校栄養職員として学校給食の管理を主な職務としており, 教員としての位置づけではなかった. これに対し, 栄養教諭は学校教育法が定める正規の教員である. 栄養教諭の職務は, 食に関する指導と学校給食の管理

表9-C-3 第四次食育推進基本計画［2021（令和3）年3月決定］ ―抜粋―
（令和3～7年度の5年間の計画）

食育の推進に関する施策についての基本的な方針：重点事項
(1) 生涯を通じた心身の健康を支える食育の推進
(2) 持続可能な食を支える食育の推進
(3)「新たな日常」やデジタル化に対応した食育の推進

食育の推進に当たっての目標
● 朝食又は夕食を家族と一緒に食べる「共食」の回数を増やす
　朝食又は夕食を家族と一緒に食べる「共食」の回数（週9.6回→週11回以上）
● 朝食を欠食する国民を減らす
　朝食を欠食する子供の割合［4.6%（令和元年度）→ 0%］
● 学校給食における地場産物を活用した取組等を増やす
　栄養教諭による地場産物に係る食に関する指導の平均取組回数［月9.1回（令和元年度）
　→月12回以上］
　学校給食における地場産物を使用する割合（金額ベース）を現状値（令和元年度）から維持・
　向上した都道府県の割合（90%以上）
　学校給食における国産食材を使用する割合（金額ベース）を現状値（令和元年度）から維持・
　向上した都道府県の割合（90%以上）

学校，保育所等における食育の推進：取り組むべき施策
● 食に関する指導の充実
　栄養教諭の全国配置の促進，学校教育活動全体での食育の推進，
　食に関する指導時間の確保，農林漁業体験や食品の調理に関する体験等の機会　等
● 学校給食の充実
　「生きた教材」としての活用，学校給食での地場産物の活用の推進，
　米飯給食の一層の普及・定着　等
● 食育を通じた健康状態の改善等の推進
　やせや肥満が心身の健康に及ぼす影響等，健康状態の改善等に必要な知識を普及
　健康課題を有する子どもに対する個別的な相談指導
● 就学前の子供に対する食育の推進
　保育所保育指針に基づいた保育の一環としての食育の推進　等

［厚生労働省：第4次食育推進基本計画，2021より引用］
注）食育の推進に当たっての目標値は24項目のうち子どもの食育に関係が深いもののみ掲載

表9-C-4 小学校学習指導要領　第1章　総則　―抜粋―

第1章　総則
第1　教育課程編成の一般方針
3．学校における体育・健康に関する指導は，児童の発達の段階を考慮して，学校の教育活動全体を通じて適切に行うものとする．特に，学校における食育の推進並びに体力の向上に関する指導，安全に関する指導及び心身の健康の保持増進に関する指導については，体育科の時間はもとより，家庭科，特別活動などにおいてもそれぞれの特質に応じて適切に行うよう努めることとする．またそれらの指導を通して，家庭や地域社会との連携を図りながら，日常生活において適切な体育・健康に関する活動の実践を促し，生涯を通じて健康・安全で活力ある生活を送るための基礎が培われるよう配慮しなければならない．

［文部科学省：小学校学習指導要領（平成29年告示）より引用］

であり，これを一体的に展開することが適当とされる．栄養教諭の職務の詳細は**表9-C-5**のとおりである．前述の学校給食法には，栄養教諭の職務が示されると同時に，学校栄養職員はこの栄養教諭の職務に準じて指導を行うよう努めることと記載されている．すべての学校において給食が実施されているわけではないため，栄養教諭は，都道府県教育委員会や設置者の判断によって配置される．

表 9-C-5 栄養教諭の役割

> 1. 栄養教諭の職務
> 栄養教諭は，食に関する指導と学校給食の管理を一体のものとしてその職務とすることが適当である．
>
> (1)食に関する指導
> 　①児童生徒への個別的な相談指導
> 　　児童生徒の食生活の現状に鑑み，偏食傾向や肥満傾向，食物アレルギー等のある児童生徒に対し，個別的な指導・助言を行う食に関するカウンセラーとしての役割が期待される．その際，保護者に対する助言など，家庭への支援や働きかけも併せて行うことが重要である．
> 　②児童生徒への教科・特別活動等における教育指導
> 　　教科・特別活動等における食に関する指導については，学級担任や教科担任と連携しつつ，栄養教諭がその専門性を生かした指導を行うことが重要である．
> 　③食に関する教育指導の連携・調整
> 　　食に関する指導は，給食の時間だけでなく，関連教科等に幅広く関わるため，関係する教職員の連携・協力が必要である．また，啓発活動や保護者への助言等，家庭や地域との連携も重要である．栄養教諭は，その専門性を生かして，学校の内外を通じ，食に関する教育のコーディネーターとしての役割を果たしていくことが期待される．
>
> (2)学校給食の管理
> 　学校給食に係る栄養管理や衛生管理等は専門性が必要とされる重要な職務であり，栄養教諭の主要な職務の柱として，より一層の積極的な取組が期待される．同時に，情報化の推進などにより管理業務の効率化を図り，食に関する指導のために必要な時間を確保できるよう工夫していくことが求められる．
>
> (3)食に関する指導と学校給食の管理の一体的な展開
> 　栄養教諭は，生きた教材である学校給食の管理と，それを活用した食に関する指導を一体的に展開することが可能であり，高い相乗効果が期待できる．それによって，学校給食の教材としての機能を最大限に引き出せるだけでなく，食に関する指導によって得られた知見や情報を給食管理にフィードバックさせることも可能となる．

［文部科学省スポーツ・青少年局学校健康教育課：食に関する指導体制の整備について（答申）（概要）より引用］

9
ライフステージ別の栄養教育の展開

⒞ 食に関する指導における計画，実施，評価，改善の留意事項

　2017(平成29)年に，「栄養教諭を中核としたこれからの学校の食育」が発行され，栄養教諭を中核として，学校全体で食育を推進する体制を整備するように示された．食に関する指導に関する計画等は，栄養教諭が学級担任や教科担任等と連携を図り原案を作成し，学校長は食育推進組織の検討を経て，職員会議などで全教職員の共通理解を図り計画等を決定する．

1) 計画における留意点
- 校内に食育の指導体制を整備すること．
- 子どもの健康状態，栄養状態，食行動，食態度，食知識等をアセスメントしたうえで，食に関する指導の全体計画を立てること．
- 教科横断的な視点で，食に関する指導内容を検討すること．
- 計画時に目標に合った具体的な評価基準も定めておくこと．

2) 実施における留意点
- 体験的な活動を取り入れること．
- 保護者や地域の方と連携，協力体制を作ること．
- 栄養教諭が行う食に関する指導の内容は学級担任にも十分理解してもらうこと．

3) 評価・改善における留意点
- 食に関する指導の評価は，栄養教諭だけが行うのではなく，担任や養護教諭など学校内の教職員から意見をもらい評価すること．

表 9-C-6　食に関する指導の目標

知識・技能	食事の重要性や栄養バランス，食文化等についての理解を図り，健康で健全な食生活に関する知識や技能を身につけるようにする．
思考力・判断力・表現力等	食生活や食の選択について，正しい知識・情報に基づき，自ら管理したり判断したりできる能力を養う．
学びに向かう力・人間性等	主体的に，自他の健康な食生活を実現しようとし，食や食文化，食料の生産等にかかわる人々に対して感謝する心を育み，食事のマナーや食事を通じた人間関係形成能力を養う．

［文部科学省：食に関する指導の手引―第二次改訂版―（平成 31 年 3 月）より引用］

- 計画時に設定した評価基準により評価を行うこと．
- 評価をふまえ改善案を考え，次年度の食に関する指導の全体計画に反映させること．

❷ 学校を拠点とした食育

学校の食育はチーム学校として組織的に推進する

ⓐ 食育の計画

1)　児童の実態把握

　学童期における食に関する課題には，朝食欠食，肥満，偏食，食物アレルギー，貧困による栄養不足等があげられる．学校を拠点として食育の計画を立てる際には，まず，各学校の児童の実態を把握する必要がある．その際，学校で実施されている既存の「食に関する実態調査」や，教師の観察などに基づいた食に関する実態を整理し，課題を明らかにする．

2)　食に関する指導の目標の設定

　実態把握で明らかとなった課題解決につながる目標を設定する．各学校における食に関する目標は，各校の学校教育目標，児童生徒の健康状態や運動活動の状態，各自治体の食育推進計画等をふまえて独自に設定する．

　目標を設定する際には，児童にどのような資質・能力を育成するのか，各学年の食に関する指導の目標も明らかにしておく．食にかかわる資質・能力は，①知識・技能，②思考力・判断力・表現力等，③学びに向かう力・人間性等の 3 つに分けて整理された（表 9-C-6）．さらに，食育の 6 つの視点に基づいて，具体的な目標設定が望まれる（表 9-C-7）．

3)　食に関する指導の推進体制の整備

　学校における食育は栄養教諭が中心となって取り組むが，教科横断的な視点をもって，全教職員が連携・協力しながら食育を行うためには，その推進体制を整備する必要がある．推進組織の整備には，校内の既存の組織（保健体育部など）を活用するか，新たな組織として食育推進委員会を立ち上げてもよい．いずれにせよ，学校長のリーダーシップのもとに，学級担任，教科担任，養護教諭，栄養教諭，学校医など関連した教職員が共通理解をもって

表 9-C-7 食育の視点

食事の重要性	食事の重要性，食事の喜び，楽しさを理解する．
心身の健康	心身の成長や健康の保持増進の上で望ましい栄養や食事のとり方を理解し，自ら管理していく能力を身につける．
食品を選択する能力	正しい知識・情報に基づいて，食物の品質及び安全性等について自ら判断できる能力を身につける．
感謝の心	食事を大切にし，食物の生産等にかかわる人々へ感謝する心をもつ．
社会性	食事のマナーや食事を通じた人間関係形成能力を身につける．
食文化	各地域の産物，食文化や食にかかわる歴史等を理解し，尊重する心をもつ．

［文部科学省：食に関する指導の手引―第二次改訂版―（平成 31 年 3 月）より引用］

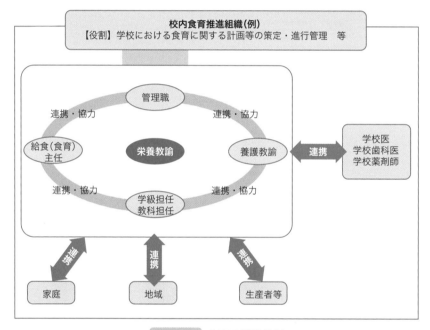

図 9-C-1 食育の推進体制

［文部科学省：栄養教諭を中核としたこれからの学校の食育(平成 29 年 3 月)より引用］

連携・協力することにより，効果的な指導が可能となる．栄養教諭はこの組織の中心的な役割を担うよう求められている（**図 9-C-1**）．

4）食に関する指導に係る全体計画の作成と内容

学校全体で食育を組織的・計画的に推進するために，「食に関する指導に係る全体計画」を作成することが必要である．食に関する指導の目標の達成に向けては，栄養教諭だけが食に関する指導を行うのではなく，各学校がチーム学校として，全教職員が，協力・連携し，いつ，誰が，何を担当するのかを明確にして取り組むことが重要である．　全体計画は，「食に関する指導に係る全体計画①」と「食に関する指導に係る全体計画②」の 2 種類作成するよう，「食に関する指導の手引き―第二次改訂版―」に示されている．

「食に関する指導の全体計画①」は，学校教育目標，食に関する指導の目標，

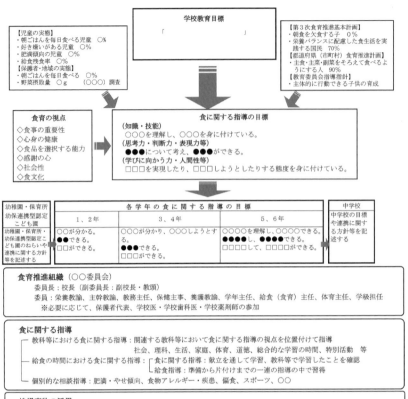

図 9-C-2　食に関する指導の全体計画①

［文部科学省：食に関する指導の手引き―第二次改訂版―（平成 31 年 3 月）より引用］

食に関する指導内容，幼稚園・保育所・中学校との連携，学校給食への地場産物の活用，地域・家庭との連携，食育推進の評価について記載される計画である．全体計画①を受けて，「食に関する指導の全体計画②」を作成する．全体計画②には，各教科等における指導内容，特別活動，学校給食の関連事項，個別的な相談指導の内容，家庭，地域との連携等を月別に記載される計画である．

　「食に関する指導の全体計画①」の例を**図 9-C-2**に，「食に関する指導の全体計画②」の例を**図 9-C-3**に示す．

5）「生きた教材」としての学校給食

　子どもたちが日々食べている学校給食は，食に関する指導を効果的に実施するための大切な教材である．給食の時間はもちろん，教科，総合的な学習

の時間，特別活動等において「生きた教材」としての教育的意義がある．食に関する指導の全体計画②（**図9-C-3**）には，給食を教材として活用できるよう地場産物，旬の食材，行事食，教科と関連した献立等，特色ある献立が組み込まれてある．

　学校給食の栄養量の基準については，「児童又は生徒1人1回あたりの学校給食摂取基準」（2018年7月告示）に示されている（**表9-C-8**）．この基準は，厚生労働省が策定した「日本人の食事摂取基準（2015年版）」を参考とし，厚生労働科学研究費補助金により行われた循環器疾患・糖尿病等生活習慣病対策総合研究事業「食事摂取基準を用いた食生活改善に資するエビデンスの構築に関する研究」および「食事状況調査」の調査結果より算出されたものである．それぞれの基準値は，小学3年生，5年生および中学2年生が昼食である学校給食において摂取することが期待される栄養量等を勘案し，児童生徒の健康の増進および食育の推進を図るために望ましい栄養量を算出したものである．したがって，この基準は児童生徒の1人1回あたりの全国的な平均値を示したものであるため，児童生徒の実態に合わせて，弾力的に運用することとされている．

6）学習指導案の作成方法

　授業を実施するにあたり，どのように指導するのか計画するのが，学習指導案である．学習指導案は，次の手順で作成する．

1．指導する対象を決め，食に関する実態を把握する

2．指導を実施する教科等（生活科，家庭科，特別活動等）を決める

　指導時間は1コマ（45分間）とする．

3．題材名を決める

　例）すごいぞ，野菜パワー，楽しい給食時間を計画しよう　等

4．題材設定の理由を記入する

　題材設定は，児童（生徒）観，題材観，指導観について記入する．

　児童（生徒）観とは，この題材に対する児童生徒の認識や実態を記入する．事前アンケートの結果や普段のクラスの実態（給食時間の様子等）を記入する．題材観とは，題材は，子どもにとってどのようなねらいや意義，価値があるか記入する．指導観とは，この題材での指導内容とこの指導を通じて子どもに身につけさせたいこと，育てたい内容を記入する．

5．題材の目標を決める

　例）楽しい給食時間にする工夫や気をつけるための目標を考え，給食時間に実行する．

6．評価規準を決める

　評価規準は，この題材の目標を達成するために，評価の観点別（知識・技能，思考力・判断力・表現力，学びに向かう力・人間性）に記入する．

7．展開を決める

　導入，展開，まとめの流れで，学習活動，指導上の留意点，評価，教材・資料等を決める．

　評価は，評価の観点，評価規準，評価方法について記入する．

9

ライフステージ別の栄養教育の展開

教科等		4月	5月	6月	7月	8〜9月
学校行事等		入学式	運動会	クリーン作戦	集団宿泊合宿	
推進体制	進行管理		委員会		委員会	
	計画策定	計画策定				
教科・道徳等　総合的な学習の時間	社会	県の様子【4年】、世界の中の日本、日本の地形と気候【5年】	私たちの生活を支える飲料水【4年】、高地に住む人々の暮らし【5年】	地域にみられる販売の仕事【3年】、ごみのしょりと再利用【4年】寒い土地のくらし【5年】日本の食糧生産の特色【5年】、狩猟・採集や農耕の生活、古墳、大和政権【6年】	我が国の農家における食料生産【5年】	地域に見られる生産の仕事（農家）【3年】、我が国の水産業における食料生産【5年】
	理科		動物のからだのつくりと運動【4年】、植物の発芽と成長【5年】、動物のからだのはたらき【6年】	どれくらい育ったかな【3年】、暑くなると【4年】、花から実へ【5年】、植物のからだのはたらき【6年】	生き物のくらしと環境【6年】	実がたくさんできたよ【3年】
	生活	がっこうだいすき【1年】	たねをまこう【1年】、やさいをそだてよう【2年】	→		秋のくらし　さつまいもをしゅうかくしよう【2年】
	家庭		おいしい楽しい調理の力【5年】	朝食から健康な1日の生活を【6年】		
	体育			毎日の生活と健康【3年】		
	他教科等	たけのこぐん【2国】	茶つみ【3音】	ゆうすげむらの小さな旅館【3国】	おおきなかぶ【1国】海のいのち【6国】	
	道徳	自校の道徳科の指導計画に照らし、関連する内容項目を明記すること。				
	総合的な学習の時間		地元の伝統野菜をPRしよう【6年】			
特別活動	学級活動＊食育教材活用	給食がはじまるよ＊【1年】	元気のもと朝ごはん＊【2年】、生活リズムを調べてみよう＊【3年】、食べ物の栄養＊【5年】	よくかんで食べよう【4年】、朝食の大切さを知ろう【6年】	夏休みの健康な生活について考えよう【6年】	弁当の日のメニューを考えよう【5・6年】
	児童会活動	残菜調べ、片付け点検確認・呼びかけ —————				
		目標に対する取組等（5月：身支度チェック、12月：リクエスト献立募集・集計）				
		掲示（5月：手洗い、11月：おやつに含まれる砂糖、2月：大豆の変身）				
				給食委員会発表「よく噛むことの大切さ」		
	学校行事	お花見給食、健康診断		全校集会		遠足
	給食の時間　食指導	仲良く食べよう		楽しく食べよう		食べ物を大切にしよう
		給食のきまりを覚えよう		食事の環境について考えよう		
		楽しい給食時間にしよう				感謝して食べよう
	食に関する指導	給食を知ろう				食べ物の名前を知ろう
		食べ物の働きを知ろう				食べ物の三つの働きを知ろう
		季節の食べ物について知ろう				食生活について考えよう
学校給食の関連事項	月目標	給食の準備をきちんとしよう	きれいなエプロンを身につけよう	よくかんで食べよう	楽しく食事をしよう	正しく配膳をしよう
	食文化の伝承	お花見献立	端午の節句		七夕献立	お月見献立
	行事食	入学進級祝献立お花見献立		カミカミ献立		祖父母招待献立、すいとん汁
	その他		野菜ソテー	卵料理		
	旬の食材	なばな、春キャベツ、たけのこ、新たまねぎ、きよみ	アスパラガス、グリーンピース、そらまめ、新たまねぎ、いちご	アスパラガス、じゃがいも、にら、いちご、びわ、アンデスメロン、さくらんぼ	おくら、なす、かぼちゃ、ピーマン、レタス、ミニトマト、すいか、プラム	さんま、さといも、ミニトマト、とうもろこし、かぼちゃ、えだまめ、きのこ、なす、ぶどう、なし
	地場産物	じゃがいも	こまつな、チンゲンサイ、じゃがいも	こまつな、チンゲンサイ、なす、ミニトマト		こまつな、チンゲンサイ、たまねぎ、じゃがいも
		地場産物等の校内放送や指導カードを使用した給食時の指導充実。教科等の学習や体験活動と関連を図る。				
		推進委員会（農場訪問（体験）の計画等）				推進委員会
個別的な相談指導			すこやか教室		すこやか教室（面談）	
家庭・地域との連携		積極的な情報発信（自治体広報誌、ホームページ）、関係者評価の実施、公民館活動、地域ネットワーク（人材バンク）等の活用				
		学校だより、食育（給食）だより、保健だよりの発行				
		・朝食の大切さ　・運動と栄養　・食中毒予防　・夏休みの食生活　・食事の量				・地元の野菜の特色
		学校公開日	学校給食試食会	公民館親子料理教室		家庭教育学級

図 9-C-3　食に関する指導の全体計画②

［文部科学省：食に関する指導の手引き─第二次改訂版─（平成31年3月）より引用］

10月	11月	12月	1月	2月	3月
就学時健康診断	避難訓練				卒業式
委員会		委員会		委員会	
		評価実施	評価結果の分析	計画案作成	
			市の様子の移り変わり【3年】、長く続いた戦争と人々のくらし【6年】	日本とつながりの深い国々【6年】	
		水溶液の性質とはたらき【6年】	物のあたたまりかた【4年】		
食べて元気！ごはんとみそ汁【5年】	まかせてね今日の食事【6年】				
	育ちゆく体とわたし【4年】		病気の予防【6年】		
サラダで元気【1国】 言葉の由来に関心をもとう【6国】	くらしの中の和と洋【4国】、和の文化を受けつぐ【5国】	プロフェッショナルたち【6国】	おばあちゃんに聞いたよ【2国】	みらいへのつばさ（備蓄計画）【6算】	うれしいひなまつり【1音】
食べ物はどこから＊【5年】	食事をおいしくするまほうの言葉＊【1年】、おやつの食べ方を考えてみよう＊【2年】、マナーのもつ意味＊【3年】、元気な体に必要な食事＊【4年】		食べ物のひみつ【1年】、食べ物の「旬」＊【2年】、小児生活習慣病予防健診事後指導【4年】	しっかり食べよう　3度の食事【3年】	
	生産者との交流給食会		学校給食週間の取組		
	交流給食会		給食感謝の会		
			給食の反省をしよう		
			1年間の給食を振り返ろう		
			食べ物に関心をもとう		
			食生活を見直そう		
			食べ物と健康について知ろう		
後片付けをきちんとしよう	食事のあいさつをきちんとしよう	きれいに手を洗おう	給食について考えよう	食事マナーを考えて食事をしよう	1年間の給食をふりかえろう
和食献立	地場産物活用献立	冬至の献立	正月料理	節分献立	和食献立
		クリスマス献立	給食週間行事献立	リクエスト献立	卒業祝献立（選択献立）
みそ汁（わが家のみそ汁）	伝統的な保存食（乾物）を使用した料理			韓国料理、アメリカ料理	
さんま、さけ、きのこ、さつまいも、くり、かき、りんご、ぶどう	新米、さんま、さけ、さば、さつまいも、はくさい、ブロッコリー、ほうれんそう、ごぼう、りんご	のり、ごぼう、だいこん、ブロッコリー、ほうれんそう、みかん	かぶ、ねぎ、ブロッコリー、ほうれんそう、キウイフルーツ、ぽんかん	しゅんぎく、ブロッコリー、ほうれんそう、みかん、いよかん、キウイフルーツ	ブロッコリー、ほうれんそう、いよかん、きよみ
こまつな、チンゲンサイ、たまねぎ、じゃがいも、りんご	たまねぎ、じゃがいも、りんご		たまねぎ、じゃがいも		
		推進委員会		推進委員会（年間生産調整等）	
	すこやか教室 管理指導表提出		個別面談		個人カルテ作成
・地場産物のよさ・日本型食生活のよさ			・運動と栄養・バランスのとれた食生活・心の栄養		
	学校保健委員会、講演会				

9

ライフステージ別の栄養教育の展開

表 9-C-8　児童または生徒 1 人 1 回あたりの学校給食摂取基準

区分	基準値			
	児童(6〜7歳)の場合	児童(8〜9歳)の場合	児童(10〜11歳)の場合	生徒(12〜14歳)の場合
エネルギー(kcal)	530	650	780	830
たんぱく質(%)	学校給食による摂取エネルギー全体の 13〜20%			
脂質(%)	学校給食による摂取エネルギー全体の 20〜30%			
ナトリウム(g)(食塩相当量)	2 未満	2 未満	2.5 未満	2.5 未満
カルシウム(mg)	290	350	360	450
マグネウム(mg)	40	50	70	120
鉄(mg)	2.5	3	4	4
ビタミン A(μgRAE)	170	200	240	300
ビタミン B$_1$(mg)	0.3	0.4	0.5	0.5
ビタミン B$_2$(mg)	0.4	0.4	0.5	0.6
ビタミン C(mg)	20	20	25	30
食物繊維(g)	4 以上	5 以上	5 以上	6.5 以上

(注)1　表に掲げるもののほか，次に掲げるものについても示した摂取について配慮すること.
　　　　亜鉛……児童(6〜7歳)　2 mg，児童(8〜9歳)　2 mg，
　　　　　　　　児童(10〜11歳)　2 mg，生徒(12〜14歳)　3 mg
　　　2　この摂取基準は，全国的な平均値を示したものであるから，適用に当たっては，個々の健康及び生活活動等の実態並びに地域の実情等に十分配慮し，弾力的に運用すること.
　　　3　献立の作成に当たっては，多様な食品を適切に組み合わせるよう配慮すること.
[文部科学省：学校給食実施基準(平成 30 年告示)より引用]

b　食育の実施

　食に関する指導の内容は，大きく分けると，①各教科等における食に関する指導，②給食の時間における食に関する指導，③個別的な相談指導，の 3 つであり，さらに関係者との連携・調整が必要である.

1)　各教科等における食に関する指導

　各教科・特別活動等における食に関する指導は，学級担任や教科担任と連携し，学校給食を生きた教材として活用しつつ，栄養教諭がその専門性を生かした指導を行う．指導内容によって，栄養教諭や学級担任等がチームティーチング等で指導することによって，指導の効果をあげるよう配慮することが望ましい．また，食に関する指導は，特定の教科はないため，教科横断的な視点に立ち，各教科の指導のねらいと食に関する指導の目標との関連を明確にして指導することが望ましい.

　児童生徒への食育の実施にあたっては，各クラスの実態に配慮して実施しなければならない．たとえば，学習活動において，家庭の食事内容を調べる場合には，個人情報の保護に努める必要がある．また，食物アレルギーや肥満，やせなどの子どもの身体的特徴にも十分配慮し，そうした子どもが不利な状況にならないようにしなければならない．子どもの状況を最も把握しているのは学級担任であるため，栄養教諭が直接指導にあたる場合には，学級担任と十分相談のうえ，授業を実施する必要がある.

　食とかかわりの深い教科等における食に関する指導の内容を表 9-C-9 に示す．具体的な食育の実施例を事例 I に示す.

表9-C-9 食とかかわりの深い教科等における食に関する指導の内容

①生活科	生活科は，小学1，2年生が学習する教科である．学習内容は，給食室やそこで働く調理員の作業を見学して給食への興味関心を高めること，自分で野菜を育て収穫し食べるという過程を通じ，植物への興味関心を高めそれらが命をもっていることに気づき，食べ物への感謝の気持ちを育てること，等である．
②家庭科	家庭科は，小学5，6年生が学習する教科である．小学校の家庭科における食に関する学習内容は，①食事の役割，②調理の基礎，③栄養を考えた食事である．③栄養を考えた食事については，炭水化物，脂質，たんぱく質，無機質，ビタミンの五大栄養素，献立を構成する要素（主食，主菜，副菜），1食分の献立について含まれている． 　家庭科では，栄養素の働きや食事のバランス等，食に関する基礎的な学習が位置づけられている．このため，栄養教諭は，家庭科教諭や学級担任とともに，その専門性を発揮し指導計画や学習指導案を計画する段階から積極的にかかわることが望まれる．
③体育科	体育科に含まれる保健学習は，小学3年生から始まる．小学校の保健学習のうち，食に関する内容は，健康な生活，病気の予防，体の発育・発達で扱われる．
④道徳	道徳における食に関する内容には，自分自身のことについての節度・節制の項目に，自身の健康や規則正しい生活，望ましい生活習慣を身につけることが含まれる．このほか，主として集団や社会とのかかわりに関することについて伝統と文化の尊重，国や郷土を愛する態度の項目に，わが国や郷土の伝統と文化について含まれ，日本料理や行事食が扱われている．
⑤特別活動	特別活動は，児童生徒自らが，直面している問題解決に向けて，集団活動を通じて，実践的，体験的に学ぶ場である．特別活動における食に関する指導の内容としては，具体的には，学級活動では，その学級の多くの子どもが抱える食に関する課題（朝食，間食等），学校行事では学校給食週間や給食試食会，児童会活動では風邪予防をテーマとした児童朝会や給食委員会，クラブ活動では料理クラブの活動等，のことである．
⑥総合的な学習の時間	総合的な学習の時間は，小学3年生から始まる．総合的な学習の時間では，探求的な見方・考え方を働かせ，横断的・総合的な学習を行うことが求められる．学習内容は，各学校が，地域や学校，児童の実態に応じて，創意工夫を生かした内容を定めることが期待されている．食がかかわっている学習課題は，健康，国際理解，環境，福祉・健康，地域の人々の暮らし，伝統と文化など多岐にわたる．これらは，横断的・総合的な学習としての性格をもち，探究的に学習することがふさわしく，そこでの学習や気づきが自己の生き方を考えることに結びついていくような，教育的に価値のある課題でなければならない．

●事例Ⅰ　第4学年　特別活動（学級活動）学習指導案

○年○月○日（金）5校時
○○小学校
第4学年○組　児童数30名
指導者学級担任　○○　○○
栄養教諭　○○　○○

1. 題材名　　「心と体OK？朝ごはんパワー」

2. 題材設定の理由

　近年，社会環境の変化に伴い，肥満傾向，痩身傾向の子どもが増加し，健康への影響や生活習慣病の若年化等が指摘されている．生涯を健康に過ごすためには，子どものうちに望ましい食事のとり方を理解し，自ら管理していく能力を身につけていく必要がある．

　○○小の4年生の調査結果によると，朝ごはんを毎日食べている子どもは96％と大変高く，よい傾向にある．しかし，5,6年生になると，毎日食べる子どもは約85％と，急激に悪くなっている．また，食べている内容については，ご飯，パンなどの主食を食べると答えた子どもは97％，副菜は34％，主菜は57％という状況であり，パンやごはんだけという成長期の子どもにとって望ましいとはいえない朝食内容の子どももかなりいると考えられる．2学期の食育の学習において，自分の食生活を振り返り好き嫌いせず3つのグループの食べ物をバランスよく食べようという目標の学習をした．学習後のワークシートには，「赤・黄・緑の食べ物の働きがわかった」「これからバランスよく食べたい」というような感想が多くみられた．実際，給食時間にも，バランスよく食べようという意欲が高まっていることが伺える．

　そこで，子どもたちの「バランスよく食べたい」という意欲を実際の食事の場面で生かすための手立てとして，子どもが学校生活を快活に過ごすために，1日の食事のうちで，特に大切である朝食の食事のバランスを，これまでに学習した3つのグループを用いて学習することとした．

3．題材の評価規準
【知識および技能】
1日の食事のうち朝食が大切なわけを理解している．
【思考力・判断力・表現力】
バランスのよい朝食にするための改善方法を意思決定できる．
【学びに向かう力・人間性】
自分の健康のため，バランスのよい朝食を実践しようとしている．

4．育成を目指す資質・能力
　自分の朝食のバランスについて考え，改善を図り，バランスのよい朝食を食べる習慣を実現するために判断して行動できるようにする．

5．学習過程

	学習活動	指導上の留意点	評価方法
導入 (00) (05)	3つのグループの食べ物と働きを思い出す． 全員でどのグループになるか，色を言う． ゲームの方法を聞く． 各グループに分かれ，ゲームをする．	今日の給食の食品を子どもに聞きながら，赤・黄・緑のグループに分けていく． 神経衰弱のゲームの説明をする． ゲームの時間は，15分間として，時間がきたら自分のとったカードの枚数を数えるようにする．	
展開 (20)	**朝ごはんパワーってなんだろう？**		
	家の人に聞いたり，調べてきたりしたことから，朝ごはんパワーについて発表する． 朝ごはんパワーについて知る． ・勉強するとき ・運動するとき ・体温の変化　・排便	できるだけ，子どもが発表したことから，朝ごはんパワーについての説明をする． 食べたときと食べないときでは，どんな違いがあるかわかるよう説明する．	【知識および技能】 1日の食事のうち朝食が大切なわけを理解している （ワークシート）
	もし，朝ごはんが用意されていなかったら？		
(30)	3つのグループを組み合わせバランスのよい朝ごはんを考えてワークシートに書く．	組み合わせるポイントとして，黄や赤より緑の食品が多いほうがバランスがよいことを知らせる．	【思考力・判断力・表現力】 バランスのよい朝食にするための改善方法を意思決定できる． （ワークシート）
まとめ (35)	「朝ごはんが自分にとって大切なわけ」と「これからの自分の朝ごはんについてどんなことを考えたか」をワークシートに書き，発表する．		
事後指導	朝食についてのめあてについて意思決定して，ふりかえる．	事後にふりかえる機会を設定し，実践化に向けて継続した取り組みになるようにする．	【学びに向かう力・人間性】 自分の健康のため，バランスのよい朝食を実践しようとしている． （めあてカード）

2)　給食の時間における食に関する指導

給食の時間は，友人とともに楽しく食事をすること，健康によい食事のとり方，給食時の清潔，食事環境の整備などに関する指導を行う時間である．また，給食の準備から後片付けまでを子どもが協働して行うことができる場である．そのためには，適切な給食時間を確保したうえで，計画的・継続的に指導する必要がある．

学校の給食時間における指導は，「給食指導」と「食に関する指導」に分けられる．「給食指導」は，栄養教諭の助言を得ながら，学級担任等が主に担う，給食の準備から片付けまでの一連の指導のことである．「食に関する指導」は，その日に食べる学校給食の献立を教材として，食品の産地や栄養的な特徴についての指導のことである．栄養教諭は，児童生徒に直接，指導を行う場合もある．これらの指導時間は，授業時間数には含まれないものの，重要な学校教育活動である．

3)　児童生徒への個別的な相談指導

栄養教諭は，朝食欠食，肥満傾向，偏食傾向，食物アレルギーなどのある児童生徒に対し，個別的な指導や助言を行う役割も担う．その際，保護者に対する助言など，家庭への支援や働きかけも併せて行うことが重要である．特に，食物アレルギーがある子どもに対しては，必要に応じて，原因物質を除去する除去食や，別の食品で代替する代替食等の対応食が必要である．この際，保護者，担任，栄養士が共通認識のもとに対応食を実施すること，また，対応食は，偏食によるものではなく食物アレルギーのための対応食であることをクラス全員に知らせておくなどの配慮が必要である．

4)　食に関する教育指導の連携・調整

食に関する指導は，給食の時間だけでなく，関連教科等に幅広くかかわるため，関係する教職員との連携・協力が必要である．また，啓発活動や保護者への助言など，家庭や地域との連携も重要である．栄養教諭は，その専門性を生かして，学校の内外を通じ，食に関する教育のコーディネーターとしての役割を果たしていくことが期待される．

現在，学校では，不登校，いじめ，発達障害，児童虐待，ネグレクト，貧困など児童生徒が抱える課題への対応のため，教職員の業務は多忙を極め，食育を行う余裕がない場合もある．しかしながら，こうした問題の一部は子どもの食習慣とも関連していると考えられる．全教職員が食を通じて子どもの健全な成長を支援するという視点をもつことが重要である．

c　食育の評価

1)　食に関する指導（食育）の評価

食育は，計画（Plan）- 実施（Do）- 評価（Check）- 改善（Act）という PDCA サイクルに基づいて取り組むことで，次の指導計画を改善しつつ実施していくことが大切である．

学校における日々の授業は，その教科のねらいのもとに評価されているが，食に関連した教科や特別活動，総合的な学科の時間等の授業の場合には，栄

養教論は，食育の視点に立ってねらいを定めて評価を行う必要がある．日々の授業の評価は，学習における評価の観点から行うことが望ましい．

　また，年度当初に計画する食に関する指導の全体計画に基づく評価は，通常年度が始まる4月に計画を立て，年度の終了する3月にその評価を行う．学校評価における評価項目としても位置づけ，その達成状況を評価することが望ましい．

2) 評価方法

　学校における具体的な評価方法の例を以下に示す．実際には，これらの中から経過評価と影響評価を組み合わせて，現場の状況に合わせて実施されている．実際の評価方法と結果の例を**事例Ⅱ**に示す．

●事例Ⅱ　朝食に関する実際の評価方法とその実例（ある学校の4年生の例）

	実際の評価方法	結果の実例
計画時の実態	【児童への食に関する質問紙調査による実態把握】食に関する質問紙調査（食知識・食態度・食行動・生活習慣等）により，児童の食に関する実態を把握する．	● 朝食の摂食率は，5月の時点で，96％と大変高い．しかし，他学年と比べたとき，5，6年生はだんだん摂食率が下がる傾向
経過評価	【児童のワークシートからの授業の評価】朝ごはんの学習に使用したワークシートから評価する．ワークシートには，子どもが考えた朝ごはんの献立や感想のほかに，「朝ごはんが大切なわけがわかりましたか」，「今日の勉強は楽しかったか」という項目から，授業の評価項目ごとに評価する．	【知識および技能】1日の食事のうち朝食が大切なわけを理解している→「よくわかった」93％，「だいたいわかった」7％，「あまりわからなかった」0％，「わからなかった」0％ 【思考力・判断力・表現力】バランスのよい朝食にするための改善方法を意思決定できる．→子どもが考えた朝ごはんからの評価（ワークシート）赤・黄・緑の食品を組み合わせた朝ごはんを考えることができた子どもの割合(91％) 【学びに向かう力・人間性】自分の健康のため，バランスのよい朝食を実践しようとしている．→めあての達成度「達成できた」79％，「少し達成できた」16％，「達成できなかった」5％
	【授業担当者による授業観察】授業を担当した家庭科教諭や担任が学習指導案と実際の授業内容を比較し，子どもの学習への参加態度を評価する．	● 授業は学習指導案通りに実施された． ● すべての子どもがゲームに参加したのがよかった． ● 楽しそうに，意欲的にゲームをしていた．
	【教職員による年間の実施状況の評価】	2学期の授業が生かされた3学期の学習展開になっています．とてもよかった．
影響評価	【児童への食に関する質問紙調査による前後比較】食に関する質問紙調査を，年度始めと終わりに同様の調査を実施することで，1年間で児童の食知識・食態度・食行動がどう変化したかを把握する．	● 朝ごはんを毎日食べると回答した子どもの割合　96％→88％ ● 朝ごはんを食べるよう気をつけていると回答した子どもの割合　96％→89％
（注）経過評価に関しては，事例Ⅰの授業に対する評価である．		

《経過評価》

　①**児童の感想やワークシートからの評価**：授業実施時の児童の感想やワークシートの記述内容を分析することにより，その授業の食育のねらいをどの程度達成したかを評価する．これにより，その日に実施した授業の内容が児童に理解できるものだったか，また楽しく学ぶことができたか，ということを評価できる．

　②**授業担当者による授業観察**：授業実施者や授業観察者が，授業は学習指導案通りに実施されていたか，授業内容は目標を達成するものだったか，教材は学習内容に適していたか，児童は意欲的だったか，児童は学習内容を理解していたかなどを観察により，評価する．授業終了後に授業実施者，観察者が反省会を開き，評価を共有し改善点などを話し合うことが望ましい．

　③**教職員による年間の実施状況の評価**：学校長をはじめ教職員が，その年に実施した食に関する指導の実施状況，学習時期や内容について，1年間をふりかえって評価する．

（評価結果の具体例）
- ●三色食品群について1学期→2学期→3学期と継続して学べるとよい．
- ●風邪の予防は，やはり流行する前の12月がよい．日頃から心がけて予防できることを理解できるように．

《影響評価》

　①**児童への食に関する質問紙調査**：年度はじめに計画した食に関する指導の目標に対し，児童の食に関する知識・態度・行動がどの程度達成したかを，年度はじめ，終わりに実施した質問紙調査結果を比較することより評価する．この検討により，その年に実施した内容を見直し，次年度への計画へとつなげるとよい．これらの調査の集計分析は，栄養教諭が中心となって行い，校内の教職員や保護者へ提示することが望ましい．

（評価結果の具体例）
- ●朝食に副菜を食べると答えた子どもの割合が増加した．
- ●食事のバランスを考えて食べることに自信があると答えた子どもの割合が増えた．
- ●家族とともに朝食を食べると答えた子どもの割合が増えた．

　②**教職員による児童の観察評価**：教職員の観察による児童の反応や変化を，1年間をふりかえって評価する．本来であれば，こうした児童の変化を観察により評価する場合は，ふりかえりではなく，年度のはじめと終わりに実施するべきだが，実際には，そのような評価方法は無理があるため，1年間をふりかえり観察による評価をするのが現実的である．

（評価結果の具体例）
- ●食育の授業を実施することにより，食への興味・関心が高まり，給食の野菜料理の残食がゼロになった．

ディスカッションテーマ

以下の問題について話し合ってみよう.

(1) 個人における身体状況, 栄養状態および病態に応じた適切な栄養補給, 食事に関するマネジメント

A小学校に勤務する栄養教諭である. 対象は, 小学5年生(10歳), 男児, 学校で行われる4月の身体計測で, 肥満と判定された. 身長146 cm, 体重48 kg, 肥満度22.1%(標準体重39.3kg)→軽度肥満と判定.

個別的な相談指導から以下の情報が得られた.

〈ある日の食事〉
- 朝食(7時)：メロンパン, 炭酸飲料
- 昼食(給食)(12時半)：ごはん, とり肉のから揚げ, ボイルキャベツ, 野菜スープ, 牛乳(※ボイルキャベツは残した)
- 夕食(21時半)：カレーライス, 牛乳
- 間食(18時)：メロンパン, ポテトチップス, 炭酸飲料

〈食習慣等〉
- 食嗜好：野菜は苦手, 嗜好飲料, アイスクリーム, スナック菓子, 菓子パンを好む, 肉料理を好む, 魚料理は苦手.
- 食行動：朝ごはんは毎日食べる, 塾に行く前に間食する. 夕食の時間が遅い.
- 運動習慣：運動は苦手, 体育以外運動はしない.
- 食環境：いつも家の冷蔵庫に嗜好飲料が入れてある. スナック菓子, 菓子パンの買い置きがある. 塾に行く途中に自動販売機がある.

〈その他の情報〉
母親は仕事が忙しく21時頃帰宅するため, お腹がすかないよう, 子どもがすぐ食べられるものを買い置きしている. 平日の夕食は, いつも21時半頃になってしまう.

1. 男児の食生活上の課題は何か？　さらに, 確認したいことは何か？
2. 男児に食習慣の行動目標を提案するとしたら何か？　また, 目標を実現するための具体的な方法や対策は何か？

（2）**特定の集団における人々の健康・栄養状態や社会資源に応じた適切な食事や食生活の支援に関するマネジメント**

> B 小学校に勤務する栄養教諭である．小学校の児童数は 642 名（男子 322 名，女子 320 名）である．4 月に行った，全児童を対象にした質問紙調査の結果は**表**のとおりであった．この結果をもとに，食に関する課題を明らかにして，食に関する指導の計画を立てる予定である．

表 4 月に実施した食生活アンケートの結果（全校：642 名集計）

質問項目	選択肢	人数	%
朝食を毎日食べていますか？	ほとんど毎日	603	94
	週に 4〜5 日	28	4
	週に 2〜3 日	6	1
	週に 1 日以下	5	1
学校給食で出された食べものは全部食べますか？	いつも全部食べる	380	59
	時々残すことがある	211	33
	いつも残す	51	8
給食の副菜（野菜の料理）は，どのくらい食べていますか？	おかわりをする	236	37
	盛られた量は全部食べる	156	24
	減らして全部食べる	124	19
	減らしても残す	126	20
あなたは給食で，嫌いなものが出たとき，どうしていますか？	がまんして食べる	264	41
	少しだけ食べる	125	19
	食べない	32	5
	嫌いなものはない	221	34
食器を正しい位置に置いていますか？	いつも正しい位置に置いている	418	65
	ときどき正しい位置に置いている	198	31
	ほとんど置くことはない	20	3
	全く置くことはない	6	1

1. 本調査結果をふまえたとき，食に関する指導における優先課題は何か？
2. 優先課題の改善に向けて，学校給食を教材とした取り組みを考えることとした．どのような取り組みが考えられるか？

9

ライフステージ別の栄養教育の展開

D 思春期

🍚 **学修目標**

❶ 思春期の健康・食生活の課題と，生活環境の特徴を説明できる．
❷ 思春期における栄養教育の場と特徴を説明できる．

❶ 思春期における栄養教育上のアセスメントと栄養教育のポイント

> 思春期の特徴をふまえたアセスメントの実施は，栄養教育の質を高めることにつながる

ⓐ 思春期の特徴とアセスメント

1）身体上の特徴

　思春期とは，第二次性徴が表れ，生殖可能となる時期をさしており，ライフステージでは小学校高学年から高校生くらいの時期に相当する．本節では，中学生と高校生の年代を扱うこととする．

　図 9-D-1 はスキャモンの発育曲線である．スキャモンの発育曲線は 20 歳までの発育増加量を 100％としたときの一般型・神経系型・リンパ系型・生殖器型のそれぞれの発育の割合を示したものである．

　思春期には神経系型やリンパ型がほぼ 100％に達しているのに対して，一般型と生殖器系型は発育急進期であることが特徴である．栄養教育上のアセスメント時に重要なことは，この時期には，短期間における身体計測値の変動が大きく，個人差も著しいため，平均値を用いて集団を判断することが必ずしも適切ではないということである．個々の変動を重視したアセスメントが求められる．

2）心理面・精神面の特徴

　思春期は，他者の自己に対する視線や評価に対して敏感に反応する．近年の SNS 依存もその一種の表れといえるだろう．その他，恋愛や交友関係の悩み，勉強や受験や部活に対する不安や悩み，親や大人に対する批判や反抗心などが複雑に絡み合いながら，アイデンティティ（自分とは何者かという自我同一性）を確立する時期でもある．

　学習や生活面では自主性や主体性が重視され，より責任を求められる機会は増えるが，この時期に自己肯定感が著しく低いと，不登校やひきこもり，摂食障害，自傷行為，過剰服薬などの行為にまで進展することもある．また，反抗心や好奇心は不法薬物の乱用のきっかけになることがある．栄養教育を進めるうえでは，思春期の不安定な心理・精神状態を把握しておくことも重要である．

3）アセスメント上の注意点

　未成年者に対する栄養教育マネジメントでは，保護者の許可が求められるケースもあるため，アセスメントを行う際も十分に配慮する必要がある．学校現場では，学校長をはじめとする管理職，養護教諭や保健主事，学級担任，

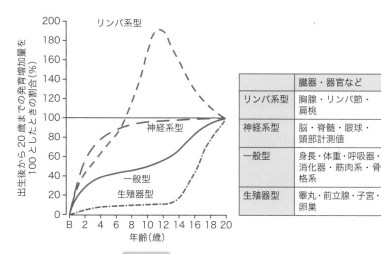

図 9-D-1 スキャモンの発育曲線

[Scammon RE：The measurement of body in childhood. The Measurement of Man, Harris JA et al（eds）, University of Minnesota Press, 1930 より引用]

給食調理員との連携，部活動やスポーツクラブ等であれば，体育主任や部活顧問，所属先の指導者やスタッフとの連携，医療機関であれば医療関係者等との連携・協働が必要となる．

b 思春期にみられる疾患・症状

　学童期から思春期は，免疫力は高く，体力もあるため，各種疾病罹患率も低い．多少の生活習慣の乱れがあっても健康障害に直結しないことが多いため，罹患性の認知や重大性の認知が低いことが特徴である．

1) 貧　血

　身体の成長が著しい思春期は，鉄の需要が増大する．特に女子は月経に伴う鉄分喪失．また，激しいスポーツを行っている者においても，鉄欠乏が生じやすい．栄養教育のアセスメント時には，男女を問わず，発育状況や栄養素等摂取状況，スポーツ活動状況を考慮しておく必要がある．

2) 起立性調節障害

　起立後，特に朝起きたあとに循環血液の体内分布の変化と血管の緊張のバランスが保てずに，立ちくらみ，めまい，長い時間立っていられない，嫌なことを見聞きすると気持ちが悪くなる，少し動くと動悸あるいは息切れする，朝なかなか起きられずに午前中調子が悪いなどの症状を呈する．重症になると全身倦怠感，睡眠障害，食欲不振を伴い長期化することもある．

　自律神経が強く関与し，10 ～ 16 歳の思春期に多くみられるのが特徴で，男女比は 1：1.5 ～ 2 で女子に多い．自分ではうまくコントロールできず，周りからはだらしがない，さぼっているという評価を受けやすい．栄養教育のアセスメント時は，学習者の生活習慣や行動に，医学的に問題となるような要因が潜んでいることも考慮する必要がある．

3）　食行動障害および摂食障害

　食行動障害および摂食障害は，「精神疾患の分類と手引」（米国精神医学会）によると，**神経性やせ症**（anorexia nervosa），**神経性過食症**（bulimia nervosa）のほか，過食性障害（binge eating disorder），異食症，反芻症など，多岐にわたる分類が存在する．臨床的に重要なのは神経性やせ症と神経性過食症であるが，これらの診断基準が満たされていなくても，思春期には軽い気持ちで始めたダイエットがきっかけとなり，食行動異常の傾向がみられたり，それに伴って心理状態が不安定になることもある．これらの些細な異常についても，早い段階で把握し，対処することは重要である．

　食行動異常傾向や摂食障害の程度を知る目的として開発された，Eating Attitude Test（EAT），Eating Disorder Inventory（EDI）などの簡易な質問紙調査を定期的に実施することも有用である．

4）　肥満，痩身

　学校保健統計によれば，中学生，高校生の肥満・痩身傾向児の出現率は，年齢層によりばらつきはみられるが，**肥満傾向児**については，1977（昭和52）年度以降増加傾向であったが，2003（平成15）年度あたりから男女ともに漸減傾向にあり，この数年は横ばいである．男子はおおむね10％前後，女子は8％前後の割合で推移している．学年別では，男女ともに中学2年生，高校2年生の出現率が低い．一方，**痩身傾向児**の出現率は，1977（昭和52）年度以降増加しているが，女子は2006（平成18）年度あたりから横ばいである．男女ともに，中学1年生，高校1年生に痩身傾向児の出現率が高い．

　このように，学年による肥満・痩身傾向児の出現率に違いがみられるのも思春期の特徴の1つであり，生活習慣，塾通い，競技活動等の有無が身体組成に影響を及ぼしている．思春期肥満は70～80％が成人肥満へ移行するといわれているだけでなく，心の健康にも影響する．また，思春期の痩身は，低栄養，成長障害，骨粗鬆症の早発予備群，貧血，無月経，不妊，摂食障害へと進展する可能性がある．

　この時期に適切な生活習慣を身につけさせることはもとより，肥満・痩身の程度により，早期に個別的な相談指導（栄養カウンセリング）の機会を設けることも検討する．

5）　便　　秘

　便秘は，野菜不足やダイエットなどによる食事摂取量の低下，身体活動量不足，不規則な生活習慣なども要因となって生じていると考えられる．また，児童・生徒の中には学校で排便することに抵抗をもつ者もおり，排便を我慢することが便秘症状の悪化につながっていることも否定できない．規則正しい睡眠や朝食摂取により，登校前には排便を済ませる生活習慣をつけることが望ましいが，便意を我慢しなくても済むようなトイレ周辺の環境づくりも必要になる．

c 思春期にみられる生活習慣上の問題点

1) 身体活動量とエネルギー消費量

「日本人の食事摂取基準（2020年版）」で示されている推定エネルギー必要量は思春期が最も高く，特にスポーツ活動に取り組んでいる者のエネルギー消費量は，この時期に著しく増加する．その一方で，スポーツ関連の部活動等に参加していない者，さらに通学手段で歩行や自転車を利用する機会がない者は，身体活動量が著しく低下する．身体活動量の低下は種々の体力低下につながり，身体組成においても除脂肪体重の減少をもたらす．このような状況で食欲に任せて食べ続ければ肥満の原因にも進展する可能性がある．栄養教育においては食事の指導とともに，身体活動の状況についても配慮する必要がある．

2) 食品の摂取状況と食行動

思春期の食品摂取に関しては，野菜，豆，きのこ，果実類の摂取不足が指摘されている．また，魚介類や肉，卵，乳類などのたんぱく質源は，十分な摂取が求められる時期ではあるが，摂取量が過剰な者もいるため注意が必要となる．特に高等学校では学校給食が提供されないところがほとんどであり，栄養教育の機会も減ってしまう．しかし，間食を含めて食の選択の機会は増え，食品群別摂取量と栄養素等摂取量における個人差が大きくなる傾向がある．

食物摂取状況の調査方法はさまざまであるが，中学生くらいになると，保護者に代理でつけてもらわなくても，直接実施できるものも増える．学年進行や理解度に合わせた方法を採用して実施する必要がある．また，食習慣の調査は，食事回数や欠食の状況，食事時間や嗜好などを，質問紙を使って調査することが多い．これらの調査を行うことによって，欠食，小食，過食，偏食，間食，不規則な食事摂取などの食行動上の問題点を明らかにすることができる．また，その他の食行動として，飲酒等についての対応が必要になることもある．

3) 睡眠と生活リズム

その他の生活習慣上の課題として，就寝時刻が遅くなることがあげられる．宿題や勉強のほか，スマートフォンによるチャットやメール，動画サイトの閲覧，ゲームなどが就寝時刻を後退させ，睡眠時間を減少させている．就寝時刻の後退は夜食喫食率や朝食欠食率の増加と，日中の眠気にもつながっていると考えられる．

d 思春期における環境要因

1) 家族環境と支援

中学生・高校生は未成年者であり，保護者から，生活面・心理面・金銭面等の支援を受けて生活している者が大半を占める．しかし，現代では，家族の形態や機能が多様化している．ひとり親世帯の増加，**子どもの貧困**率の上昇や貧困家庭の格差も大きな社会問題となっている．さまざまな家庭環境のもとにある生徒が，家族からどのような支援を受けられる状況にあるのかを

把握したうえで，栄養教育を実施することは重要である．また，食生活や家族構成などの家庭の話題については，教育の中で深く踏み込むことが難しい場合があることも把握しておく必要がある．

2）　学内外の食環境と支援

中学校・高等高校の教育は教科担任制となるため，学童期のような担任教諭との密な関係は作りにくくなり，担任教諭から社会的支援を受ける機会も減る．一方で，学内(部活動)や学外における課外活動(クラブチーム，アルバイト，ボランティア等)が加わるため人間関係は複雑化する．先輩，同輩，後輩，指導者，顧問，外部指導者等からは，さまざまな支援を受けられるようになると同時に，心理的には対人関係に気を遣う場面が多くなる．

中学校までは学校給食が提供されるところが多く，それが栄養教育の機会でもあるし，栄養・食生活面の支援にもなっている．しかし，高等学校では，お弁当，学食，コンビニ，外食など食の選択を迫られる状況にある．さらに，寮生活などが始まる生徒もおり，学校の中での食環境も大きく変化する．

学内外における食環境の状況を把握すると同時に，周りからどのような支援を受けられる状況にあるのかを知ることも重要である．

3）　メディア環境・ネット環境

従来，子どもたちの人間関係は，家族や所属している学校や組織に限られることが多かったが，**メディア環境やインターネット環境**の発展とともに，さまざまなコミュニティに参加する機会が増え，思春期の人間関係も多様に変化してきた．

●メディア環境

●インターネット環境

生徒のスマートフォン，携帯電話の所有率は高く，インターネットを利用する時間も増加している．こういったメディア・インターネットの利用は，子どもたちの人間関係や得られる情報の質や範囲，行動様式までを規定するようになってきている．目の行き届かないところで繰り広げられている生徒たちの言動や行動にも配慮することが求められる．

e　食に関する知識・態度

一般的に，食に関する知識や態度の程度を把握する方法として，年度や学期はじめに，質問紙調査等を用いることが多い．

中学生や高校生の知識の理解度は，学童期に比べると高く，指導も比較的容易になる．しかし，正しい知識を身につけたとしても，食態度(食意識)の変容が伴っていなければ，その後の食行動変容に結びつけることは難しい．また，教育直後に食行動が変容したとしても，一時的な変容にすぎず長期的な効果は期待できない．重要なことは，中学生，高校生の価値観や興味に合わせて動機づけをし，態度が定着するまで継続的に働きかけることである．たとえば，スポーツ領域とタイアップして，「競技力向上のため」「コンディション維持のため」を目的とした教育を定期的に実施し，学習者自身が自己の問題点に気づけるように働きかけることで，態度の変容・定着，ひいては食行動の変容にもつなげやすくなる．

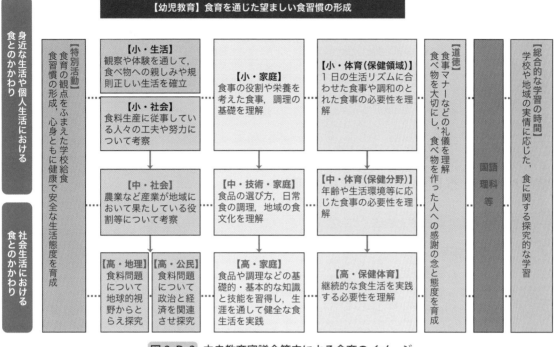

図 9-D-2　中央教育審議会答申による食育のイメージ

〔天笠　茂（監修）：改訂学習指導要領×中央教育審議会答申【中学校編】，第一法規株式会社，p22，2017 より引用〕

f　思春期における食育に関する政策・ガイドライン

1）　学習指導要領

　「**学校における食育の推進**」に関しては，中学校，高等学校の学習指導要領総則の中でも明確に位置づけられている．**図 9-D-2** は，中央教育審議会答申で示された，教科等横断的な視点から教育課程を編成した場合の食育のイメージである．これは，幼児教育から高等学校まで，間断のない食育を推進していくことで健康な食習慣や運動習慣の定着を図っていくことをねらいとして示されている．また，幼児教育から高等学校の接続を意識し，特別活動，社会科，技術・家庭科，体育（保健分野），道徳，総合的な学習の時間等の教科横断的な視点で，教育課程を編成する必要性を示している．

2）　食に関する指導の手引

　2019（平成 31）年 3 月に「**食に関する指導の手引—第二次改訂版—**」が，2019 年までの新学習指導要領等の改訂をふまえ，新たに文部科学省から発表された．学校における食育の推進の必要性の中では，中学生の食に関する資質・能力（例）として，**表 9-D-1** をあげている．

●学習指導要領

●学校における食育の推進

●食に関する指導の手引

9

ライフステージ別の栄養教育の展開

表 9-D-1　中学生の食に関する資質・能力

①食事の重要性	●日常の食事に興味・関心をもち，食環境と自分の食生活とのかかわりを理解できる
②心身の健康	●自らの健康を保持増進しようとし，自ら献立を立て調理することができる ●自分の食生活を見つめ直し，望ましい食事の仕方や生活習慣を理解できる
③食品を選択する能力	●食品に含まれている栄養素や働きがわかり，品質を見分け，適切な選択ができる
④感謝の心	●生産者や自然の恵みに感謝し，食品を無駄なく使って調理することができる ●環境や資源に配慮した食生活を実践しようとすることができる
⑤社会性	●食事を通してよりよい人間関係を構築できるよう工夫することができる
⑥食文化	●諸外国や日本の風土，食文化を理解し，自分の食生活は他の地域や諸外国とも深く結びついていることがわかる

[文部科学省：食に関する指導の手引―第二次改訂版―(平成31年3月)より引用]

❷ 思春期における栄養教育の実施

> 栄養教育の評価，改善までを実施することで，より質の高い栄養教育の実施が可能になる

ⓐ 栄養教育の計画

1) アセスメントと目標設定

　栄養教育を始める前には，その目的に応じて，❶に示した学習者のアセスメント(実態把握)が必要となる．ここで抽出された課題が栄養教育の目標設定の根拠となり，評価のベースラインデータにもなる．中学校や高等学校等の学校現場だけでなく，思春期の若者たちが活動する場において，関係する多(他)職種とよく相談しながら，どのような視点でアセスメントを行うのかを決める．

2) 栄養教育のテーマ

　中学生や高校生の集団を対象とした学校現場における栄養教育のテーマは，アセスメント結果から抽出された課題を取り上げることもあるし，他科目や他活動と関連づけて設定されることもある．

　学校現場でよく取り上げられている集団栄養教育のテーマには，「食生活の自立」「健康な生活と疾病予防」「スポーツ活動と栄養」「朝食に関して」「調理技術の習得」「ダイエットと栄養教育」「受験期の食事」「食品の安全」などがある．

　個別的な相談指導でよく取り上げられているテーマには，「肥満改善」「痩身改善(食行動異常・摂食障害)」「偏食対応」「アレルギー対応」「スポーツ活動時に多い栄養障害の改善」などがあり，思春期の栄養教育のテーマは広範囲にわたる．

3) 教材や学習形態

　教材の利用にあたっては，発達に応じた選択が必要となる．思春期になると，系統的に物事を判断し，理解できるようになるため，利用できる教材の幅も広がる．直感的・視覚的な要素の強い教材だけではなく，理論的な内容を含めた教材の利用が可能となる．

　また，近年では，中学生や高校生を対象とした栄養教育においても，コン

ピュータや**情報通信技術**(information and communication technology：ICT)などの手段も適切に選択・活用していくことが不可欠な時代になってきている．これらの教材・教具の利用にあたっては，指導者も機器の操作等に習熟するだけではなく，それぞれの教材・教具の特性を理解し，指導効果を高める方法を絶えず研究することも求められる．

●情報通信技術(ICT)

4) 学習形態による留意点

集団に対する学習形態では，主体的かつ対話的な深い学びが求められている．講義形式になりがちな学習形態を改善し，**アクティブ・ラーニング**＊や**グループディスカッション**の要素を取り入れることが求められる．

特に思春期は，他者からの評価に敏感であり，集団の中で自分の意見を求められることに抵抗を示すことも多い．同じ課題に一緒に取り組める仲間(ピア)との間でピア・カウンセリングやピア・エデュケーション(仲間教育)のような形態がとれると，心理的な安心感が得られ，客観的に自己をみつめる機会も得られる．1回の栄養教育の中に，グループや仲間と対話して考える場面をどのように組み入れるかを意識して指導計画を立てることも重要である．

思春期では人とのコミュニケーションが苦手で，アクティブ・ラーニングやグループディスカッションを避けたがる者もいる．このような学習者に対しては，役割を割り振るなどして，他者と対話しなくても，やりがいや居場所を作る等の配慮も必要になる．

一方，個別的な相談指導を必要とする者に対しては，本人と保護者の同意を得たうえで，個人情報を保護し，プライバシーを尊重しつつ指導することが重要である．食にかかわる指導は，他の生活習慣や特別な配慮が必要なこともあるため，学校現場であれば，養護教諭，担任，学校医など，関係する教諭や専門家との連携が求められる．

＊アクティブ・ラーニング　ただ講義を聴くだけではなく，学習者が能動的に参加する学習形態のこと．体験学習や調査学習など，多様な学習法が含まれる．

b　思春期の生徒に対する栄養教育実施上の注意点

思春期は，身体的には成人と同じくらいに成長するが，心理的には統合された安定には至っておらず中途半端な時期にある．そのため，この時期の学習者に対してどのように対応すればよいのか判断が難しいこともある．基本的には，大人へと変化していく過程にあるため，指導者は，大人に接する気持ちをもつことが望ましい．

また，思春期には，他者の視線を気にするだけでなく，他者の言動もよく観察しており，指導者の何気ない言葉や態度に，喜んでいたり，傷ついていたりすることもある．たとえば，できない約束は指導者に対する不信感を募らせる要因にもなるし，人と比較するような評価や表現は，当事者だけでなく比較された側をも不快な思いにさせてしまうことがある．軽はずみな言動には十分注意して指導にあたることが肝要である．

c　評　価

アセスメント時に把握した，学習者の身体面，心理面・精神面，疾患や症

状，食行動，栄養素等摂取状況，生活習慣，環境要因，食意識や食態度等の数的指標をベースラインとして，栄養教育の実施前後でどのように変化したのか（目標値に対して達成できたのか）をみる影響評価，結果評価（「食に関する指導の手引き―第二次改訂版―」ではこれらを**成果指標**と表現している）と，栄養教育の計画から実施の過程の中で得られる企画評価・経過評価（「食に関する指導の手引き―第二次改訂版―」ではこれらを**活動指標**と表現している）が評価指標となる．

●成果指標

●活動指標

d 改　善

　評価結果から得られた達成度等から，栄養教育のテーマ，目標設定，栄養教育の方法，各評価指標等の見直しを行い，より効果的な栄養教育への改善を図る手続きを行う．また，学校における食育の取り組みや成果は，保護者等に公表することを原則としている．これらの可視化によって，学校，家庭，地域の相互理解の深まりと連携体制の改善強化が期待できる．

　また，学校以外での栄養教育についても，実践活動報告として公表することは重要である．そのように発表した栄養教育の成果は，同じような立場で活動する栄養士やその周辺の関係者にとっても有益な情報源となる．また自分の活動を見直すことで，自分自身の栄養教育の質を高めるきっかけにもなる．思春期を中心とした栄養教育のテーマは，他のライフステージよりも幅広いため，比較的栄養教育の機会も多く，公表の機会も作りやすい．

❸ 思春期における栄養教育のテーマと実施する際の注意点

> 思春期特有の行動パターンや思考パターンを理解し，行動変容を促す

a 摂食障害の生徒を対象とした個別的な相談指導のポイント

　食行動異常や摂食障害を早期にスクリーニング，アセスメントする機会があれば，その結果をもとに個別的な相談指導の対象とする．学校であれば養護教諭や担任や学校医と，スポーツ現場であればトレーナーやスポーツドクター等ともよく相談しながら実施するが，重篤な場合には，保護者を介して専門医療機関や相談機関への受診を勧める必要がある．

　食行動異常や摂食障害の傾向を示す学習者は，基本的にはやせたい願望が強く，栄養に関する知識，とりわけダイエットに関する知識をもっている場合が多い．エネルギー量の高い食品は絶対に食べない等，信念ともとらえられるほどかたくなで，やせる目標を達成するために都合よく解釈した食行動を呈することもある．

　個別的な相談指導の初期段階において，正しい食指導を積極的に行うと，今までの自分の努力を否定された気持ちになり，心を閉ざしてしまうこともある．食生活やダイエット，体重や体型などに関する疑問や質問をむしろ投げかけながら，どう考えているのかを引き出し，間違えている信念を1つずつ修正していく作業が求められる．

表 9-D-2　スポーツの現場で取り上げられる栄養教育の目的・テーマ

個人・集団の主となる課題	結果目標	行動目標（行動計画）	学習目標	教育内容
貧血があり疲れやすい	● ヘモグロビン値を正常値にする ● フェリチン値を正常値にする	● 鉄分の多い食品を含む料理を毎食 1 品は食べる	● 貧血に対する理解を深める ● 貧血改善のための食事の知識を深める	● 貧血とその原因 ● 貧血と競技力との関係 ● 貧血予防・改善のための具体的な食事のとり方や工夫
体脂肪率が高く，競技力が低い	● 除脂肪体重を減らさずに，体脂肪率を○%にする	● 朝の排尿後に身体組成を測定する ● 日常食べている菓子類，飲料を低エネルギーのものに置き換える	● 体組成と競技力との関係について理解を深める ● 具体的な食事の方法を理解する	● 体の仕組み，体組成と競技力の関係 ● 食事の組成・タイミング・量などの具体的な提案
食が細く，パワーが発揮できない	● 筋量（除脂肪体重）を○kg 増加させる	● 練習前後に 200 kcal ずつ補食を摂取する		

〔日本スポーツ栄養学会（監）：エッセンシャルスポーツ栄養学，市村出版，p34，2019 を参考に筆者作成〕

　指導者や保護者は，きちんと食事を食べてほしいという思いで接するわけだが，実際のところ，本人も食べなくてはいけないと認識していることが多い．学習者自身が「このままではいけない」と感じられるようになる過程を支え，そのための環境を整えることが個別的な相談指導の真の目的ともいえる．摂食障害の改善は程度にもよるが長期にわたることが多いため，辛抱強く，愛情と専門家としての自負をもち，気長に接することが大切である．

ⓑ　スポーツ活動をしている高校生に対する栄養教育のポイント

　スポーツ活動を通して「相手に勝ちたい」「もっと強くなりたい」という明確な目的をもつことは，食事改善への強い動機づけとなる．スポーツ活動時の栄養教育の目的は，所属しているチームの監督や指導者から提示されることもあるが，その目的に沿って，個人および集団のアセスメントを実施し，課題を明確化するのと同時に，教育前のベースラインも把握しておく必要がある．表 9-D-2 には，アセスメントより得られた個人・集団の課題と，そこから設定した結果目標，行動目標(行動計画)，学習目標，さらに教育内容を示した．

　中学校や高等学校の部活では，平日の練習時間が 2 ～ 3 時間，土日・祝日は終日，練習や試合を行うこともある．また，近年では学校現場でも教諭の働き方改革の影響で，競技も外部化が進み，クラブチーム等での練習を主としている者もいる．そして，練習施設の確保が難しいと，深夜まで練習をする者や，休養日がまったくとれない者もいる．

　日々の練習に疲れて，授業中も居眠りをしてしまうような生徒たちに対して，理論的で文字だけが並ぶような教材で栄養教育を進めることは非効率的ともいえる．生徒が興味をもって集中して栄養教育を受けられるようにするためには，アクティブ・ラーニングやグループディスカッションのような動きのある学習形態を選ぶことが重要である．

　スポーツ現場では，行動科学理論・技法の中でも，特に**社会的認知理論**(☞

第2章 D-1, 26頁)が使いやすい. 勝つことや強くなることは結果期待その
ものであり, どのように食べればよいのか, どのような食事を用意すればよ
いのかを教育することで効力期待は高められる. スポーツをしている生徒た
ちにとって, あこがれの選手は, 技術にしても食生活にしてもよい見本であ
る. あこがれの選手たちのよい食生活例を, いくつかのパターンでストック
し, モデリングができるようにしておくとよい. また, 練習ノートを課して
いる部活やチームも多く, この中に食事の記録を加えておくのもよい. この
ような記録はセルフモニタリング(☞第4章 B-8, 72頁)となり, 正しい食
行動の強化にもつながる.

　食環境の観点からは, 中学生・高校生の大半は保護者から食事の支援を受
けており, 監督や指導者からは栄養教育の支援等を受けている. 一方で保護
者は子どもが部活等に励み, お弁当を残さず食べてくれれば, それが喜びに
なり, もっとお弁当づくりに励むことになるし, 監督・コーチは, 選手達の
競技力が上がることで, さらに熱心に指導をしたいと考えるようになる. ス
ポーツ現場では相互決定主義*の関係が成立しやすい.

＊相互決定主義　社会的認知理
論で用いられる概念. 人の行動・
認知・社会環境の3者がそれぞれ
互いに規定し合っているという
考え方.

ディスカッションテーマ

以下の問題について話し合ってみよう.

(1)　個人における身体状況, 栄養状態および病態に応じた適切な栄養補給, 食事に関するマネジメント

　都内の K 中学校に勤務する栄養教諭である. 対象は吹奏楽部に所属する中学校2年生の A さん, 14歳6ヵ月, 女児.
身長155 cm, 体重35 kg. 半年前と比較して7 kg 体重が減少した. A さんは太りたくない一心で激しい運動を日課と
している. 努力家で, 完璧主義的な性格. 成績は学年でもトップクラスで, 部活では副部長を務めており, 欠席はほと
んどなかった. 半年前に友人から少し太めを指摘されたことをきっかけに, やせたいと強く思うようになった. この数ヵ
月間, 給食では揚げ物や主食は食べず, 料理を切り刻んで食べている姿を担任が何度も目撃している. 部活の仲間は,
急激にやせた A さんの身体を心配している. 先月くらいから学校をたびたび欠席するようになり, 養護教諭, 担任から,
A さんの痩身傾向に対して個別的な相談指導(栄養カウンセリング)の依頼を受けた.

1. 栄養カウンセリング開始前のアセスメントで注意すべきことと, 確認すべき項目は何か?
2. A さんとのカウンセリング開始時に配慮すべきことは何か?

(2)　特定の集団における人々の健康・栄養状態や社会資源に応じた適切な食事や食生活の支援に関するマネジメント

　K 高等学校野球部の外部指導に携わる管理栄養士である. 野球部顧問から「部員全員の食事量が少なく, 体力もない
ため1年間, 栄養教育を継続して実施してほしい」と依頼を受けた. K 高等学校野球部の競技レベルは県内では中位.
1年後の全国大会出場を目指している. 部員は全員が自宅から通っている. 1〜3年生までの男子生徒約50名を対象に,
高等学校の教室を使って, 2ヵ月に1回のペースで集団指導をすることになった.

1. 栄養教育開始前のアセスメント時に配慮すべきことと, 調査すべき項目は何か?
2. 野球部員達の行動変容を促すために, 効果的な栄養教育方法や行動変容技法にはどのようなものが考えられ
　るか?

E　成人期

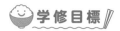

1 成人期の食生活，食習慣，生活習慣を理解し，生活習慣病との関連について説明できる．
2 地域・職域等における成人期を対象とした栄養教育の方法と特徴を説明できる．

1 成人期のライフスタイルと食生活の特徴

社会環境の変化やライフスタイルの多様化をふまえた支援を行う

a 成人期の区分

　成人期は，青年期(18 〜 29 歳)，壮年期(30 〜 49 歳)，中年期(50 〜 64 歳)に区分される．

　青年期は，身体的には生殖機能が完成し，家庭・学校を中心とした環境から自立していく時期である．この時期は病気や障害は比較的少ないが，生活形態(未婚・既婚，学生・就業，独居・同居など)の変化が大きく，生活習慣に問題がある場合も多い．そこで，壮年期以降に健康リスクが高まらないように，望ましい生活習慣の基盤を作る重要な時期ともなる．しかし，地域からの働きかけが届きにくい世代でもあるため，支援は学校や職場などの対象者が所属する組織を通じたものに重点を置くとともに，SNS などのメディアを通じた働きかけを積極的に行う．

　壮年期は，仕事をしたり，家庭を形成し子供を育てたりなど，社会的・精神的に充実し，活動的になる時期である．身体機能は充実しているが，この時期から死亡は増え始め，精神障害ならびに身体障害が増加し始める．そこで，職場や家庭への支援に重点を置きつつも，青年期と同様，マスメディアなどを通じて働きかける必要がある．

　中年期は，身体機能が徐々に低下していき，生活習慣病の発症が増える時期である．この時期は，高齢期における障害や生活の質(QOL)を視野に入れて，自らの健康を設計することも重要である．支援は，職場や家庭に加え，ネットワークが形成される可能性が高い地域を通したものに重点を置き，マスメディアや行政がそれを支える必要がある．

b 成人期のライフスタイルの特徴

1) 単身世帯

　国立社会保障・人口問題研究所が公表した日本の世帯数の将来推計(2019年)によると，2035 年までに沖縄県を除く 46 都道府県で世帯数の減少が始まり，平均世帯人数も減少する．2025 年には単身世帯(1 人暮らし)の割合がすべての都道府県で最大となり，2015 年より 8.4％増えて 1996 万世帯になるとみられている(2015 年基準推計)．総人口に占める 1 人暮らしの割合は16％となり，2015 年の「7 人に 1 人が 1 人暮らし(14％)」という状況が，

2025年には「6人に1人強が1人暮らし」に変わると推計されている.

　このように, 2015年からの10年間で単身世帯数は1割程度増加するが, 20歳代〜40歳代までの若年層の1人暮らしは減り, 50歳代以上の1人暮らしの増加が見込まれている. これは, 未婚化の進展と, 少子化によってこれらの年齢階層の人口が減少していくことによる影響が考えられる. 国勢調査によると, 未婚率は1980年代から上昇傾向が続いており, 2022(令和2)年には, 30〜34歳では, 男性はおよそ2人に1人(43.7%), 女性はおよそ3人に1人(33.6%)が未婚であり, 35〜39歳では, 男性はおよそ3人に1人(32.4%), 女性はおよそ4〜5人に1人(22.8%)が未婚となっている.

　同居者がいない生活は, 孤食や生活リズムの乱れにつながり, 食生活にも影響が出やすい. 東京慈恵会医科大学附属病院の人間ドック受診者を対象とした2015年の研究では, 40歳代の既婚男性に比べて独身男性ではメタボリックシンドローム該当者の割合が約2倍多かったと報告されている. 朝食を週3日以上欠食する者も, 既婚男性が20.7%であるのに対し, 独身男性では36.8%と高かった. また, 夕食時の外食回数も, 独身男性で多かった. このように, 特に独身単身男性では, 食事の管理が困難になり, 健康リスクが高まりやすい.

2)　暮らし向き

　勤労世代(20〜64歳)の相対的貧困率(2018年)は, 世帯構成別では単身の男性で19.8%, 女性24.5%である. これは夫婦のみ世帯(男性8.0%, 女性8.9%), 夫婦と未婚子の世帯(男性9.8%, 女性8.9%)の相対的貧困率と比べると, 男性で2倍, 女性で3倍高い水準にある. なお, 他の世帯類型と比べると, 最も貧困率が高いのは「ひとり親と未婚子のみの世帯」(男性23.2%, 女性25.2%)であるが, 単身世帯は男女ともにそれに次いで高い水準にある. また, 働いている層の貧困率(つまり, ワーキングプア率)は, 男性に比べて女性で高い水準である.

　国民健康・栄養調査(2017年)では, 世帯の所得が200万円未満と低い者では, 600万円以上の者に比べて, 肉類, 乳類の摂取量が男女とも有意に少ないことが報告されている. また, エネルギー産生栄養素では, 200万円未満の者で, 男女とも炭水化物エネルギー比率が高いことが示されている. さらに, 食品選択で重視する点では, 男女とも「おいしさ」や「栄養価」「季節感・旬」をあげる者は200万円未満で少なく, 「特になし」をあげる者は200万円未満で多かった. その他, 「主食・主菜・副菜を1日2回以上組み合わせて食べている頻度」が「ほとんど毎日」の者の割合は男女とも200万円未満で少なかった.

　このように, 個人を取り巻く社会環境の変化やライフスタイルの多様化に伴い, 適切な食生活や生活習慣を一律に実現することが困難になっている. さらに, 新型コロナウイルス感染症の流行下において, 暮らし向きを悲観する声も多い. また, 外出自粛や食事中の会話の制限により共食の機会が減少している. 一方で, 在宅時間の増加により, 自炊が増え, 食生活を見つめ直す良い機会ともなっている. そこで, 第四次食育推進基本計画では, 「新たな日常」において着実に食育を推進していくために, デジタル化に対応した

食育の推進を，横断的な視点での目標として掲げている．

3）　不規則な生活リズム

　長時間労働や夜勤，交代制勤務などの労働実態は，生活が不規則になりやすく，健康リスクも高まりやすい．近年では，働き方改革などで長時間労働を是正する取り組みも強化されつつあるが，24時間稼働している施設も多いことから，シフトワーク（交替制勤務）による健康影響の課題が残る．厚生労働省が2012年に実施した労働安全衛生特別調査（労働者健康状況調査）では，20歳代男性の2割，20歳代女性の1割は交代制勤務に従事しており，夜勤勤務者が男女とも約5％となっている．

　健康の維持増進や疾病予防には，体内時計が重要なかかわりをもっていることが明らかになってきている．交代制勤務に加えて，夜遅くまでパソコンで仕事をしたり，スマートフォンを操作したりして生活のリズムが不規則になると，体内時計にズレが生じてくる．不連続・不規則な日勤と夜勤の多いシフトワーカーの場合，脳卒中などの冠動脈疾患での死亡リスクが高いことや，2型糖尿病の発症リスクや肥満などとの関連も報告されている．さらに，乳がん，前立腺がん，大腸がんとの関連も指摘され，国際がん研究機関（International Agency for Research on Cancer：IARC）では，2019年にシフトワークを「おそらく発がん性がある（グループ2A）」に位置づけている．

　朝食は，体内時計を整えるうえで重要な役割をもつ．若年層では朝食欠食者の割合が多いが，夕食を早めに食べ，朝食をしっかり食べることが，体内時計の乱れから生じる体調不良を解消するうえでも重要である．仕事で夕食時間が遅くなる場合は，小腹が空く夕方にたんぱく質や食物繊維がとれる間食をとり，夜遅い時間の食事量を減らすことも，体内時計を整えるうえで有効である．シフトワーカーの場合は，シフトでの朝食にあたる時間の食事をしっかり食べることで体内時計を整えることができる．

c　成人期における食生活等の現状と課題

　成人期では，40歳を過ぎる頃から生活習慣病を中心とした健康課題が表面化し，医療費が増加し始める．国民健康・栄養調査等の結果をもとに，年齢層別に「健康・栄養状態」「栄養・食物摂取状況」「食行動」の視点から，現状と課題を表9-E-1にまとめた．

　20～30歳代では，男性は朝食の欠食や外食の多さ，野菜・果物の摂取不足，身体活動の不足などに伴い，body mass index（BMI）25以上の肥満者の割合が増加している．一方，女性では，特に20歳代でBMI 18.5未満のやせ（低体重）が他の年代に比べて多い．エネルギー摂取量が不足するなか，偏った食事により脂肪エネルギー比率や飽和脂肪酸エネルギー比率は目標量を超過し，カルシウム・鉄などは不足している．

　40歳代以降では，男性は肥満者の割合が多く，糖尿病やメタボリックシンドロームなどの生活習慣病のリスクが高まる時期である．20～30歳代に比べて朝食の欠食率は減少するが，外食が多く，また生活習慣病のリスクを高める飲酒量（純アルコール換算で1日40g以上）の者が多い．男性の喫煙率は30～40歳代で高いが，女性では40歳代が最も高い．さらに，睡眠で

表 9-E-1 国民健康・栄養調査等の結果からみた成人期の健康・栄養状態および栄養・食物摂取状況，食行動の現状と課題

	20 ～ 30 歳代	40 歳代以降
健康・栄養状態の現状と課題	● 肥満者の割合増加(男性) ● やせ(低体重)の 20 歳代女性の割合が横ばいで推移	● 肥満者の割合増加(男性) ● 糖尿病が強く疑われる者の割合増加(男性) ● 平均血圧(収縮期・拡張期)は減少傾向 ● メタボリックシンドローム（内臓脂肪症候群）の該当者および予備群の割合は横ばい
栄養・食物摂取状況の現状と課題	● エネルギー摂取量が少ない(女性) ● 脂肪エネルギー比率の目標量超過(20 歳代女性) ● 飽和脂肪酸エネルギー比率の目標量超過(女性) ● 食物繊維の摂取不足 ● カルシウム・鉄の摂取不足 ● 食塩の過剰摂取(ただし，平均値は減少傾向) ● 野菜・果物の摂取不足	● エネルギー摂取量が少ない(女性) ● 飽和脂肪酸エネルギー比率の目標量超過(女性) ● 食物繊維の摂取不足 ● カルシウム・鉄の摂取不足 ● 食塩の過剰摂取(ただし，平均値は減少傾向) ● 野菜・果物の摂取不足
食行動の現状と課題	● 朝食の欠食(特に 20 歳代で高い) ● 外食(特に昼食)が多い(男性) ●「主食・主菜・副菜を組み合わせた食事を 1 日 2 回以上ほぼ毎日」食べている者の割合が少ない	● 外食(特に昼食)が多い(男性)
その他の生活習慣の現状と課題	● 運動習慣のある者の割合が少ない ● 歩数の平均値が健康日本 21(第二次)の目標を大きく下回っている ● 30 歳代男性の喫煙率が高い	● 運動習慣のある者の割合が少ない ● 歩数の平均値が健康日本 21(第二次)の目標を大きく下回っている ● 睡眠で休養が十分にとれていない者が増加 ● 生活習慣病のリスクを高める飲酒をしている者の割合が多い(40 歳代) ● 40 歳代男女の喫煙率が高い

休養が十分にとれていない者が他世代に比べて多く，増加傾向にある．なお，女性は閉経後，女性ホルモン(エストロゲン)の減少に伴い，男性同様，肥満や生活習慣病のリスクをもつ者が増える．

❷ 成人期を対象とした栄養教育の特徴と留意事項

> 生活習慣病を予防し，健康寿命を延伸する取り組みが行われている

ⓐ 生活習慣病の予防・重症化予防

1) 国民健康づくり運動

　国は，1978(昭和 53)年からの「第一次国民健康づくり対策」，1988(昭和 63)年からの「第二次国民健康づくり対策」を経て，2000(平成 12 年)からは生活習慣病の一次予防を重視し，国民の健康寿命の延伸および QOL の向上を図るために，「21 世紀における国民健康づくり運動(健康日本 21)」を策定した．健康日本 21 の開始以来，2003(平成 15)年の健康増進法施行など，健康づくり分野においてはこの 20 年間において基本的な法制度・枠組みの構築が進み，各種取り組みの成果により，健康寿命は着実に延伸してきた．一方で，特に一次予防に関連する指標の悪化や，PDCA サイクルの推進が不十分であるなど，いくつかの課題も指摘されている．そこで，2024(令和 6)年からスタートする「健康日本 21(第三次)」では，「全ての国民が健やかで心豊かに生活できる持続可能な社会の実現」のため，①誰一人取り残さない

健康づくりを展開する(inclusion)，②より実効性をもつ取り組みを推進する(implementation)ことがビジョンとされた．

「健康日本21(第三次)」では，基本的な方向を①健康寿命の延伸・健康格差の縮小，②個人の行動と健康状態の改善，③社会環境の質の向上，④**ライフコースアプローチ***を踏まえた健康づくりの4つとしている．個人の健康増進を推進するにあたっては，栄養・食生活などの生活習慣の改善に加え，生活習慣病の発症予防・重症化予防に関する取り組みを実施する．なお，健康日本21(第三次)の計画期間は，関連する計画［医療計画，医療費適正化計画，介護保険事業(支援)計画等］と計画期間を合わせること，各種取り組みの健康増進への効果を短期間で測ることは難しく，評価を行うには一定の期間を要すること等を踏まえ，2024(令和6)年度から2035(令和17)年度までの12年間としている．

地域や職域等で，成人期を対象とした栄養教育にかかわる管理栄養士・栄養士には，それぞれのターゲットとなる集団において明確化された健康・栄養課題の解決に向けて，PDCAサイクル(☞第5章A，79頁)に基づき事業を展開することが求められている．たとえば，栄養・食生活等の生活習慣に関する正しい知識の普及においては，ターゲットとなる集団の関心や意欲，生活背景等に応じて，実際の行動変容を促すための具体的かつ的確な情報提供が必要である．しかし，問題行動の背景要因はターゲットとなる集団ごとに異なる可能性がある．そこで，個人や集団に応じた栄養教育や食環境整備を実践するために，管理栄養士・栄養士が実態把握や課題を分析するところから積極的にかかわり，PDCAサイクルを回していくことが重要である．

2)　糖尿病性腎症重症化予防プログラム

「健康日本21(第二次，第三次)」では，糖尿病性腎症による年間新規透析導入患者の減少等を目標の1つに掲げている．そこで，厚生労働省では，保険者における糖尿病性腎症重症化予防の取り組みを推進し，医療費の適正化につなげていくために，2016(平成28)年4月に「**糖尿病性腎症重症化予防プログラム**」を策定した．本プログラムの目的は，①糖尿病が重症化するリスクの高い医療機関の未受診者・受診中断者に対して，適切な受診勧奨，保健指導を行うことにより治療に結びつける，②糖尿病性腎症等で通院する患者のうち，重症化するリスクの高い者に対して主治医の判断により保健指導対象者を選定し，腎不全，人工透析への移行を防止することである．

2015(平成27)年7月に**日本健康会議***の活動指針としてまとめられた「**健康なまち・職場づくり宣言2020**」*(**表9-E-2**)では，本プログラムの要件を満たして生活習慣病の重症化予防に取り組む自治体数を増やすことが，「宣言2」として目標の1つにあげられた．要件を満たした自治体数は，2016(平成28)年は118市町村，4広域連合と限られていたが，その後は飛躍的に増加し，2018(平成30)年3月末時点で当初の目標であった800市町村，24広域連合を前倒しで達成することができた(2019年度より目標が1500市町村，47広域連合に上方修正されている)．

しかし，実際の取り組み内容には差がみられ，さらに高齢者の介護予防・

*ライフコースアプローチ　健康日本21(第三次)では，「胎児期から高齢期に至るまでの人の生涯を経時的に捉えた健康づくり」と定義されている．

*日本健康会議　日本健康会議とは，民間組織(経済団体，医療団体，保険者など)や自治体が連携し，職場や地域において，国民の健康寿命の延伸と適正な医療の確保について，具体的な対応策を実現していくことを目的とした活動体である．

*健康なまち・職場づくり宣言2020　国民の健康寿命延伸と医療費の適正化を図るために，保険者における先進的な予防や健康づくりの取り組みを全国に広げるため，8つの目標を設定．データポータルサイトで目標の進捗状況が公開され，取り組みが加速するよう工夫されている．

表 9-E-2 健康なまち・職場づくり宣言 2020

宣言 1	予防・健康づくりについて，一般住民を対象としたインセンティブを推進する自治体を 800 市町村以上とする.
宣言 2	かかりつけ医等と連携して生活習慣病の重症化予防に取り組む自治体を 1500 市町村，広域連合を 47 団体とする. その際，糖尿病対策推進会議等の活用を図る. ＊2019 年度より目標を 800 市町村から 1500 市町村に，24 広域連合から 47 広域連合に上方修正
宣言 3	予防・健康づくりに向けて 47 都道府県の保険者協議会すべてが，地域と職場が連携した予防に関する活動を実施する.
宣言 4	健保組合等保険者と連携して健康経営に取り組む企業を 500 社以上とする.
宣言 5	協会けんぽ等保険者や商工会議所等のサポートを得て健康宣言等に取り組む企業を 3 万社以上とする. ＊2018 年度より目標を 1 万社から 3 万社に上方修正
宣言 6	加入者自身の健康・医療情報を本人にわかりやすく提供する保険者を原則 100% とする. その際，情報通信技術(ICT)等の活用を図る.
宣言 7	予防・健康づくりの企画・実施を提供する事業者の質・量の向上のため，認証・評価の仕組みの構築も視野に，保険者からの推薦等一定の基準を満たすヘルスケア事業者を 100 社以上とする.
宣言 8	品質確保・安定供給を国に求めつつ，すべての保険者が後発医薬品の利用勧奨など，使用割合を高める取り組みを行う.

［日本健康会議ホームページ(https://kenkokaigi.jp/about/index.html)(最終アクセス2020年12月1日)より引用］

フレイル(虚弱)対策と生活習慣病等の疾病予防・重症化予防の一体化も医療費適正化を図ることも求められている. そこで，より一層取り組みの質を高めるために，2019(平成 31)年 4 月にプログラムが改正された. なお，取り組みにあたっては，対象者を健診データだけでなくレセプトデータ＊等で抽出し，かかりつけ医と連携し，多種の専門職が保健指導にかかわり，PDCAサイクルに基づき，適切に取り組みが推進されることが求められている.

＊レセプトデータ　医療機関が提出する診療報酬明細書のこと.

3) 健康寿命延伸プラン

厚生労働省では，2019(令和元)年 5 月 29 日に，Ⅰ)次世代を含めたすべての人の健やかな生活習慣形成等，Ⅱ)疾病予防・重症化予防，Ⅲ)介護予防・フレイル対策，認知症予防の 3 分野から構成される「**健康寿命延伸プラン**」を公表した(**図 9-E-1**).

このプランでは，①健康無関心層も含めた予防・健康づくりの推進と，②地域・保険者間の格差の解消に向けて，「自然に健康になれる環境づくり」と「行動変容を促す仕掛け」の新しい手法を活用した取り組みを推進し，2040 年までに健康寿命を男女とも 3 年以上(2016 年比)延伸し，75 歳以上とすることを目指している. 成人期とかかわりの深いⅡ)の疾病予防・重症化予防では，**ナッジ**(☞第 4 章 B，75 頁)等を活用した健診・検診受診勧奨を通じたがんの年齢調整死亡率低下や特定健診実施率の向上を目指している. また，慢性腎臓病診療連携体制の全国展開を推進し，2028(令和 10)年度までに年間新規透析患者 3.5 万人以下を目指している. 併せて，全国の自治体において生活保護受給者への健康管理支援事業の実施を目指すほか，効果的・効率的な歯科健診等の実施を通じて歯周病等の対策の強化を目指している.

このような保健事業の推進を強化していくために，厚生労働省では 2019(令和元)年 9 月に「**地域・職域連携推進ガイドライン**」を改訂し，関係者が連携した具体的な保健事業の推進につなげていくための必要な事項を公表した. たとえば，企業を退職した者でも，職域でこれまで受けてきたサービスが退職後に地域でも受けられるように，健康情報等を共有したり，在住者や在勤者の違いによらず，ポピュレーションアプローチを強化・展開していくことの重要性などがあげられている.

健康寿命延伸プランの概要

● ①健康無関心層も含めた予防・健康づくりの推進, ②地域・保険者間の格差の解消に向け, 「自然に健康になれる環境づくり」や「行動変容を促す仕掛け」など「新たな手法」も活用し, 以下 3 分野を中心に取組を推進.
→2040 年までに健康寿命を男女ともに 3 年以上延伸し(2016 年比), 75 歳以上とすることを目指す.
　2040 年の具体的な目標(男性：75.14 歳以上　　女性：77.79 歳以上)

| ①健康無関心層も含めた予防・健康づくりの推進 | ②地域・保険者間の格差の解消 |

自然に健康になれる環境づくり　　　　　**行動変容を促す仕掛け**

| 健康な食事や運動ができる環境 | 居場所づくりや社会参加 | 行動経済学の活用 | インセンティブ |

I　次世代を含めたすべての人の健やかな生活習慣形成等	II　疾病予防・重症化予防	III　介護予防・フレイル対策, 認知症予防
◆ 栄養サミット 2020 を契機とした食環境づくり(産学官連携プロジェクト本部の設置, 食塩摂取量の減少(8 g 以下))	◆ ナッジ等を活用した健診・検診受診勧奨(がんの年齢調整死亡率低下, 2023 年度までに特定健診実施率70%以上等を目指す)	◆ 「通いの場」の更なる拡充(2020年度末までに介護予防に資する通いの場への参加率を 6%に)
◆ ナッジ等を活用した自然に健康になれる環境づくり(2022 年度までに健康づくりに取り組む企業・団体を 7,000 に)	◆ リキッドバイオプシー等のがん検査の研究・開発(がんの早期発見による年齢調整死亡率低下を目指す)	◆ 高齢者の保健事業と介護予防の一体的な実施(2024 年度までに全市区町村で展開)
◆ 子育て世代包括支援センター設置促進(2020 年度末までに全国展開)	◆ 慢性腎臓病診療連携体制の全国展開(2028 年度までに年間新規透析患者3.5 万人以下)	◆ 介護報酬上のインセンティブ措置の強化(2020 年度中に介護給付費分科会で結論を得る)
◆ 妊娠前・妊産婦の健康づくり(長期的に増加・横ばい傾向の全出生数中の低出生体重児の割合の減少)	◆ 保険者インセンティブの強化(本年夏を目途に保険者努力支援制度の見直し案のとりまとめ)	◆ 健康支援型配食サービスの推進等(2022 年度までに 25%の市区町村で展開等)
◆ PHRの活用促進(検討会を設置し, 2020年度早期に本人に提供する情報の範囲や形式について方向性を整理)	◆ 医学的管理と運動プログラム等の一体的提供(今年度中に運動施設での標準的プログラム策定)	◆ 「共生」・「予防」を柱とした認知症施策(本年6月目途に認知症施策の新たな方向性をとりまとめ予定)
◆ 女性の健康づくり支援の包括的実施(今年度中に健康支援教育プログラムを策定) 等	◆ 生活保護受給者への健康管理支援事業(2021 年 1 月までに全自治体において実施)	◆ 認知症対策のための官民連携実証事業(認知機能低下抑制のための技術等の評価指標の確立)　　　　　　等
	◆ 歯周病等の対策の強化(60 歳代における咀嚼良好者の割合を 2022 年度までに 80%以上)　　　　　　　　等	

図 9-E-1 健康寿命延伸プラン

[厚生労働省：2019 年 5 月 29 日　第 2 回　2040 年を展望した社会保障・働き方改革本部　資料 1 より引用]

b 特定健康診査・特定保健指導

●特定健康診査・特定保健指導

　特定健康診査・特定保健指導(以下, 特定健診・特定保健指導)は, 生活習慣病の早期発見・早期対策を目的に, 2008(平成 20)年から 40 〜 74 歳までのすべての国民を対象に実施されている大規模な国の制度である. 特定健診はメタボリックシンドロームの視点から健康診断を行うものであるが, 肥満を伴わない高血圧や糖尿病などの生活習慣病の早期発見にもつながる. 初期の生活習慣病の進行は気づきにくいため, 年 1 回の特定健診の受診は重要である. 特定健診の結果, 指導が必要とされる対象者(後述)に特定保健指導を行う. 特定保健指導では, メタボリックシンドロームに直結する内臓脂肪減量が具体的課題であり, 食生活・身体活動・喫煙等の生活習慣改善を図る行動変容支援が重視されている. 実施主体は健康保険組合や国民健康保険など

の保険者で，法的根拠は高齢者の医療の確保に関する法律である．この制度は6年ごとに見直しが行われ，2024（令和6）年4月から第四期が展開される．生活習慣病予防のための標準的な健診・保健指導計画の流れを**図9-E-2**に示す．また保健指導対象者の階層化の具体的な方法を**図9-E-3**に示す．2008年度時点の受診者2,000万人と比較して毎年100万人程度増加しており，制度は定着してきている．しかし，2021年度の特定健診・特定保健指導の実施状況は，特定健診56.5％，特定保健指導24.6％で，ともに前年度の実績を上回ったが，第三期（2023年度まで）の目標値として設定されている実施率（特定健診70％，特定保健指導45％）と比べると乖離がある．また，メタボリックシンドロームの該当者および予備群減少率（対2008年度比）は13.8％で改善傾向にあるが，目標の25％には至っていない．そこで，第四期においても，特定健診・特定保健指導の実施率，ならびにメタボリックシンドロームの該当者および予備群の減少率の目標は同率で設定された．

　特定健診では，適切な条件で所定の検査を実施する．検査項目には，問診，身体測定，血圧測定，血液検査，尿検査などがある．健診後は，健診受診者全員に対して情報提供を行うほか，健診結果から保健指導対象者を抽出して，対象者のもつリスクの数に応じた特定保健指導を行う．具体的には，腹囲を第一基準とし，追加のリスクの数に応じて「**動機付け支援**」「**積極的支援**」のいずれかを行う．追加のリスクには，動脈硬化が促進する要因となる喫煙習慣も含まれる．服薬中の者については，保険者が保健指導を行うことは義務ではないが，かかりつけ医と連携したうえで保健指導を行うことが望ましいとされている．特定保健指導は，医師，保健師，管理栄養士等が中心となって行うが，対象者自身が生活習慣改善の必要性を理解し，その改善を自ら選択し，さらに健診データの改善に結びつく行動計画の立案・実施を支援することが重要である．

●動機付け支援
●積極的支援

　保健指導者には，対象者の確実な行動変容を促すために，**表9-E-3**に示す8つの能力が求められている．最新の専門的な知識や技術をもとに，健診等のデータを分析し，対象者が理解できるよう説明する能力に加えて，その背景にある対象者の生活習慣や価値観等をアセスメントし，対象者の状況に応じて保健指導を実施する能力が求められている．確実に対象者の行動変容を促すためには，食生活や身体活動，喫煙，飲酒等の個々の生活習慣に関する専門知識のほか，カウンセリング，認知行動療法，コーチング等にかかわる技術を習得する必要がある．保健指導が終了したあとも，対象者が健康的な生活習慣を維持し，さらなる改善につなげるためには，社会資源の活用やポピュレーションアプローチと連動した取り組みを行うことが重要である．そのためにも日頃から，利用可能な地域の社会資源に関して十分に情報収集を行うことが大切である．

© 職域における栄養教育

1）健康経営

　「健康経営」とは，従業員等の健康管理を経営的な視点で考え，戦略的に

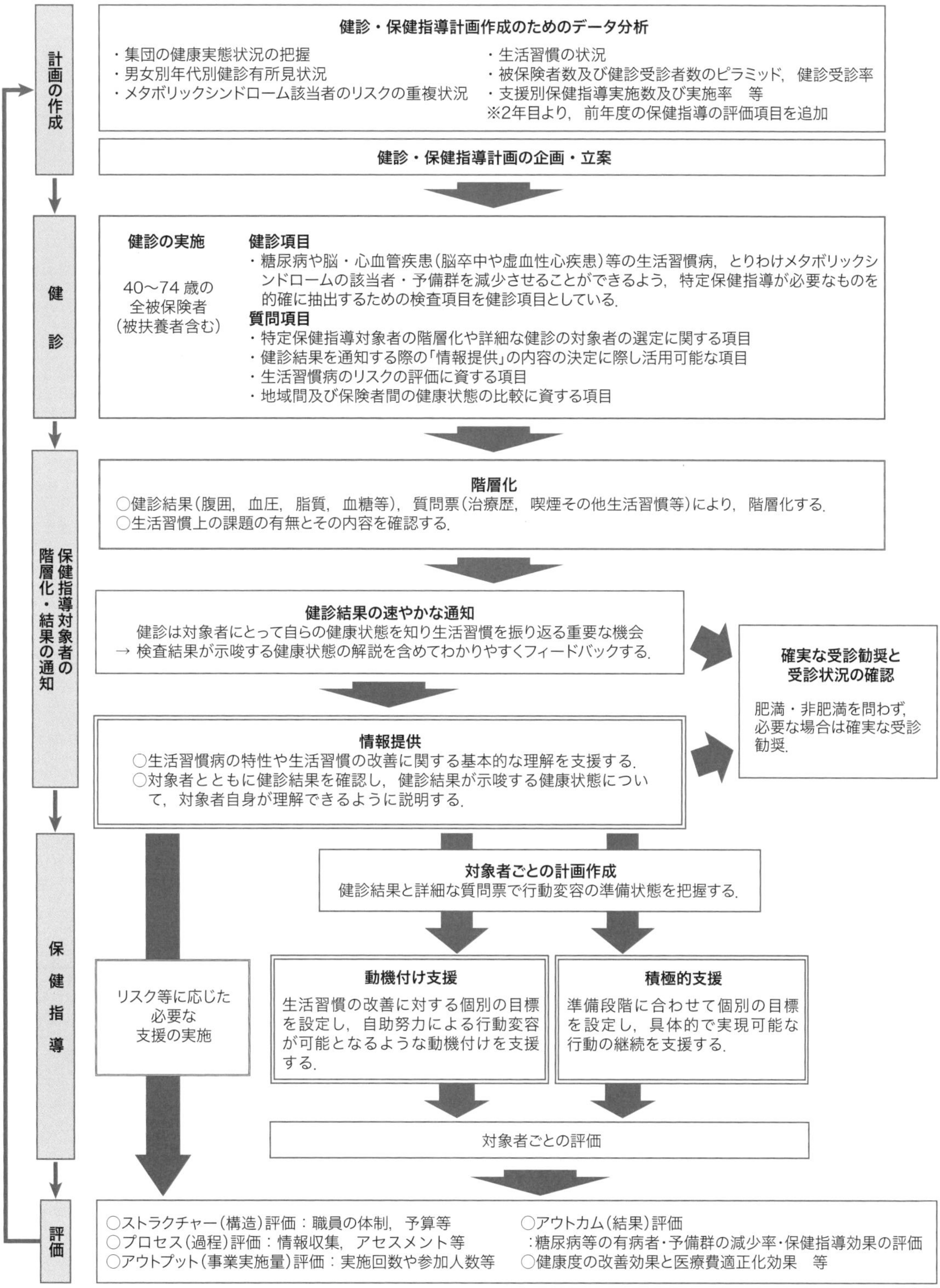

図 9-E-2　生活習慣病予防のための標準的な健診・保健指導計画の流れ

[厚生労働省：標準的な健診・保健指導プログラム（令和6年度版），2023 より引用]

ステップ1 （内臓脂肪蓄積のリスク判定）	ステップ3 （保健指導レベルの分類）

ステップ1 （内臓脂肪蓄積のリスク判定）
- 腹囲とBMIで内臓脂肪蓄積のリスクを判定する.
  - 腹囲　男性85cm以上，女性90cm以上→(1)
  - 腹囲　(1)以外かつBMI≧25kg/m² →(2)

ステップ2 （追加リスクの数の判定と特定保健指導の対象者の選定）
- 検査結果及び質問票より追加リスクをカウントする.

① 血圧高値　a 収縮期血圧　　　　130mmHg以上 又は
　　　　　　b 拡張期血圧　　　　85mmHg以上

② 脂質異常　a 空腹時中性脂肪　　150mg/dL以上 又は
　　　　　　（やむを得ない場合は随時中性脂肪
　　　　　　　　　　　　　　　　175mg/dL以上）
　　　　　　b HDLコレステロール　40mg/dL未満

③ 血糖高値　a 空腹時血糖（やむを得ない場合は随時血糖）
　　　　　　　　　　　　　　　　100mg/dL以上 又は
　　　　　　b HbA1c(NGSP)　　　5.6％以上

④ 質問票　　　喫煙歴あり
⑤ 質問票　　　①，②又は③の治療に係る薬剤を服用している

- ①～③はメタボリックシンドロームの判定項目，④はそのほかの関連リスクとし，④喫煙については①から③までのリスクが1つ以上の場合にのみカウントする.

- ⑤に該当する者は特定保健指導の対象にならない.

ステップ3 （保健指導レベルの分類）
　ステップ1，2の結果をふまえて，保健指導レベルをグループ分けする．なお，前述のとおり，④喫煙については①から③のリスクが1つ以上の場合にのみカウントする.

(1)の場合
　①～④のリスクのうち
　　　追加リスクが2以上の対象者は積極的支援レベル
　　　　　　　　　1の対象者は動機付け支援レベル
　　　　　　　　　0の対象者は情報提供レベルとする.

(2)の場合
　①～④のリスクのうち
　　　追加リスクが3以上の対象者は積極的支援レベル
　　　　　　　1又は2の対象者は動機付け支援レベル
　　　　　　　　　0の対象者は情報提供レベルとする.

ステップ4 （特定保健指導における例外的対応等）
- 65歳以上75歳未満の者については，日常生活動作能力，運動機能等をふまえ，QOL(Quality of Life,)の低下予防に配慮した生活習慣の改善が重要であること等から，「積極的支援」の対象となった場合でも「動機付け支援」とする.

- 降圧薬等を服薬中の者については，継続的に医療機関を受診しているはずなので，生活習慣の改善支援については，医療機関において継続的な医学的管理の一環として行われることが適当である．そのため，保険者による特定保健指導を義務とはしない．しかしながら，きめ細かな生活習慣改善支援や治療中断防止の観点から，医療機関と連携した上で保健指導を行うことも可能である．また，健診結果において，医療管理されている疾病以外の項目が保健指導判定値を超えている場合は，本人を通じて医療機関に情報提供することが望ましい.

図9-E-3 具体的な階層化の方法

［厚生労働省：標準的な健診・保健指導プログラム（令和6年度版），2023より引用］

表9-E-3 健診・保健指導実施者に求められる能力

(1) 健診結果と生活習慣の関連を説明でき行動変容に結びつけられる能力	法の手法，コーチングの手法，ティーチングの手法，健康行動理論等を取り入れた支援 / ③個々の生活習慣の改善のための具体的な技術
(2) 対象者との信頼関係を構築できる能力	(6) 生活習慣に関する専門知識を持ち行動変容を支援できる能力
(3) 個人の生活と環境を総合的にアセスメントする能力	(7) 学習教材を開発する能力
(4) 安全性を確保した対応を考えることができる能力	(8) 必要な社会資源を活用する能力
(5) 健康行動に関する手法や理論を保健指導に適用する能力 ①カウンセリング的要素を取り入れた支援 / ②認知行動療	(9) ICTを活用する能力

［厚生労働省：標準的な健診・保健指導プログラム（令和6年度版），2023より引用］

実践することであり，経済産業省が取り組みを推進している．この取り組みは，安倍内閣による成長戦略である日本再興戦略（2013年6月閣議決定），未来投資戦略（2017年6月閣議決定）に位置づけられた「国民の健康寿命の延伸」に関する取り組みの1つである．従業員の健康づくりを企業戦略の1つとして取り組むことで，従業員の活力向上や生産性の向上などの組織の活性化をもたらし，結果的に企業の業績向上や株価向上につながることが期待されている.

　「健康なまち・職場づくり宣言2020」でも，「健保組合等保険者と連携して健康経営に取り組む企業」を2020年度までに500社以上にすることを目標の1つに掲げている（☞**表9-E-2**，宣言4）．具体的な達成要件としては，

表 9-E-4　「健康宣言」の取り組みに必要な要件（健康なまち・職場づくり宣言 2020）

> 1.　従業員の健康課題の把握と必要な対策（具体策）の検討を行うこと．
> 2.　ヘルスリテラシーの向上，ワークライフバランスの向上，職場の活性化等のために，健康経営の実践に向けた基礎的な土台作りとワークエンゲージメント（具体策）の取り組みを行うこと．
> 3.　健康増進・生活習慣病予防，感染症予防，過重労働，メンタルヘルス等への対策のために，従業員の心と身体の健康づくりに向けた具体的対策を実施すること．
> 4.　健康宣言の社内外への発信を実施すること．
> 5.　健康づくり担当者を 1 名以上設置すること．
> 6.　保険者の求めに応じて，40 歳以上の従業員の健診データを提供すること．
> 7.　従業員の健康管理に関連する法令について重大な違反をしていないこと（自己申告）．

※ 1～3 のうちいずれか 1 つの項目と 4 は必須．5～7 は努力目標．

①健康経営度調査の 6 つの評価基準をすべて満たしていること（例：従業員の健康保持・増進について健康指針等へ明文化していること，考え方の情報開示がなされていること，統括する組織の責任者が役員以上であること，等），②従業員の健康管理に関連する法令を遵守し違反がないことの 2 点である．

　2020 年 10 月現在，健保組合等保険者等と連携して健康経営に取り組む企業数は 1,476 社（目標達成率 296％）であり，前年比 182％で推移している．また，「協会けんぽ*等保険者や商工会議所等のサポートを得て健康宣言等に取り組む企業」を 3 万社以上とすること（☞**表 9-E-2**，宣言 5）については，2020 年 10 月現在，51,126 社（前年比 145％）で目標をすでに上回っている（目標達成率 171％）．健康宣言の取り組みに必要な要件について**表 9-E-4**に示したが，従業員の健康増進・生活習慣病対策やワーク・エンゲージメント向上のための取り組みなどについて，具体的な対策を講じることに重きが置かれている．

　なお，経済産業省では，健康経営にかかる各種顕彰制度として，2014（平成 26）年度から「健康経営銘柄」の選定を行っており，2016（平成 28）年度には「健康経営優良法人認定制度」を創設している．優良な健康経営に取り組む法人を「見える化」することで，従業員だけでなく，求職者や関係企業，金融機関などから「従業員の健康管理を経営的な視点で考え，戦略的に取り組んでいる企業」として社会的に高い評価を受けることができる環境を整備している．

2)　トータル・ヘルス・プロモーション・プラン

　トータル・ヘルス・プロモーション・プラン（total health promotion plan：THP）とは，1988（昭和 63）年の労働安全衛生法の改正を受けて，働く人の「心とからだの健康づくり」をスローガンに厚生労働省が推進する健康保持増進措置に関する活動のことである．労働安全衛生法では，第 69 条第 1 項で「労働者の健康保持増進を図るために必要な措置を継続的かつ計画的に講ずる」ことを事業者の努力義務として定めており，第 2 項では，「労働者は，事業者が講ずる措置を利用して，健康保持増進に努める」こととしている．THP の基本的な考え方や事業場における具体的な実施方法については，労働安全衛生法第 70 条の 2 第 1 項の規定に基づき「事業場における労働者の健康保持増進のための指針」が公表されている．

　THP では，事業者は，労働者の健康の保持増進を図るための基本的な計

＊協会けんぽ　全国健康保険協会の略称で，主に中小企業の雇用主および従業員と家族が加入している日本最大の保険者．10人未満の小規模企業が加入事業者の 9 割以上を占める．

9

ライフステージ別の栄養教育の展開

コラム　スマート・ライフ・プロジェクト

　2012年度から厚生労働省が実施している**スマート・ライフ・プロジェクト**では，運動，食生活，禁煙の3つのテーマで，企業や団体，自治体による具体的なアクションを通じて，国民の健康寿命の延伸を目指し，プロジェクトを推進している．2014年度からは新たに健診・検診の受診がテーマに加わり4つになった．プロジェクトに参加する企業等の具体的な取り組みについては，ホームページに活動報告が掲載されている．また，特に優良事例を表彰する「健康寿命をのばそう！アワード」もあり，その活動報告も掲載されている．

　企業の健康経営の推進に関する取り組みもいくつか紹介されているが，社員が安全で健康に働き続けられる環境づくりが実現できたことだけでなく，企業の社会的イメージの向上にもつながったことなどが報告されている．なお，食生活分野の取り組みでは，社員食堂や宅配弁当，休憩所での食物へのアクセスを健康的なものに改善したり，相談会や講演会，冊子等による情報提供などを通じて従業員の食情報へのアクセスを改善した事例が多数ホームページで紹介されているので，ぜひご覧いただきたい［https://www.smartlife.mhlw.go.jp/（最終アクセス2020年12月1日）］.

画（健康保持増進計画）を策定し，労働者に対する健康測定，運動指導，メンタルヘルスケア，栄養指導，保健指導等の健康保持増進措置を実施することとされている．なお，実施者として，産業医，運動指導担当者，運動実践担当者，心理相談担当者，産業栄養指導担当者，および産業保健指導担当者を置き，それぞれの専門性を生かした取り組みを実施することが求められている．この中で，産業栄養指導担当者は，健康測定の結果，食生活上に問題が認められた労働者に対して，栄養の摂取量にとどまらず，個人の状況に応じて必要な栄養指導を行うこととされている．

3）ワーク・ライフ・バランス

　国では，2007（平成19）年12月，関係閣僚，経済界・労働界・地方公共団体の代表等からなる「官民トップ会議」において，「仕事と生活の調和（ワーク・ライフ・バランス）憲章」および「仕事と生活の調和推進のための行動指針」を策定した．さらに，女性の継続就業支援と育休を取得しやすい環境整備や就業率の向上，男性の子育てへのかかわり支援・促進（「パパ・ママ育休プラス」の活用促進，学習機会提供等）など新たな視点を加えた改定を2010（平成22）年6月に行った．2020年までの具体的な数値目標には，年次有給休暇取得率の増加や，長時間労働雇用者の割合の減少，第1子出産前後の女性の継続就業率の増加，男性の育休取得率の増加などがある．

　わが国では，男性は仕事，女性は家庭といった，性別役割分業規範が根強いが，女性活躍の前提となるワーク・ライフ・バランスの実現に向けた取り組みを加速するため，国では，2015（平成27）年に「女性の職業生活における活躍の推進に関する法律（女性活躍推進法）」を制定した．これにより，事業主（国や地方公共団体，民間企業等）に対して，女性の活躍推進に向けた数

値目標を盛り込んだ行動計画の策定・公表等を義務づけた(常時雇用する労働者が300人以下の民間企業等にあっては努力義務).

このように，ワーク・ライフ・バランスに関する政策では女性に焦点が当てられがちであるが，2019年に発表された経済協力開発機構(Organisation for Economic Co-operation and Development：OECD)加盟34ヵ国のよりよい暮らし指標データを用いた分析では，女性よりも男性のほうが，「レジャーとパーソナルケアに費やす時間」を必要としていることがわかった．さらに，ワーク・ライフ・バランス改善の試みが，生活満足度にどの程度変化をもたらすかを調べたところ，男性のほうが影響は大きいことが明らかになっている．ワーク・ライフ・バランスの実現は，家庭や地域での共食の頻度や，欠食，外食や惣菜等の利用などの食行動とも関連する．そのため，成人期の栄養・食生活の改善においても重要な要素である．

4)　女性の健康

健康経営の質を高めるうえでも，女性特有の健康課題への対応も重要である．女性の社会進出が進み，女性の2019年平均の就業率は52.2％と上昇傾向にある(労働力調査，2019年)．そのため，女性特有の健康課題に対応し，女性が働きやすい職場の環境を整備していくことは，個人だけでなく，企業の生産性向上や業績向上に結びつくと考えられている．なお，2019(平成31)年3月に経済産業省がまとめた資料によると，女性特有の月経随伴症状などによる労働損失は4,911億円で全体の71.9％を占めると試算されている．

健康経営銘柄ならびに健康経営優良法人の選定・認定要件も2019年に見直され，従業員の心と身体の健康づくりに向けた具体的対策の1つに，「女性の健康保持・増進に向けた取り組み」が新たに追加された．しかし，2018年に行われた調査では，出産育児休暇や短時間勤務などのワーク・ライフ・バランス関連の取り組みは比較的進んでいるが，女性特有の健康課題について相談する窓口の設置などの支援体制や，従業員が女性の健康課題について学ぶ機会の提供などのヘルスリテラシー向上をねらった取り組みなどは十分ではないことがわかった．今後は，女性の健康づくりを支援する環境整備が推進されることが期待される．

5)　職場における食生活改善

2020年に総務省が発表した労働力調査の結果によると，就業者は2019年平均で6,724万人であり，前年に比べ60万人増加(7年連続の増加)となっている．また，就業率も60.6％と，前年に比べ0.6ポイントの上昇である．なお，15〜64歳に限ると，2019年平均就業率は，男性84.2％，女性70.9％である．このように，成人期の多くが勤労者であるため，この世代に向けた健康増進・疾病予防のための食生活支援の取り組みにおいて，生活時間の多くを過ごす職場での栄養・食生活支援は重要である．

職場における食生活改善に活用できる場の1つに，従業員食堂がある．職場でおいしい食事が手軽にとることができれば仕事の生産性や満足度の向上につながるだけでなく，従業員同士のコミュニケーションの場にもなり，企業のメリットは大きい．また，健康的なメニューの提供があれば，従業員の

健康意識の向上や健康増進・疾病予防にもつながる．従業員食堂以外にも，近年は事業所向けの食のサービスも多様化し，宅配弁当や惣菜，サラダ，果物等の常設コーナーの設置など，さまざまな形で職場での食生活改善に結びつけることができる．また，朝食を欠食する割合も若年層で高いことから，職場で朝食を提供したり，交替制勤務・夜勤などの勤務形態の多様化を受けて24時間利用可能な食堂やコンビニを設置したり，自動販売機の飲料の内容を変更するなどの事例もある．

　健康に配慮した食事や飲料を職場で提供し，健康的な食環境整備を推進するためには，事業主や関係部署の担当者の健康意識の向上や，管理栄養士・栄養士の配置の促進，**スマートミール***などの健康的な食事であることの認証を受けた食事の提供や宅配弁当等の利用促進などが重要である．

d　地域における栄養教育

1）インセンティブを活用した健康増進の取り組み

　インセンティブ（incentive）とは誘因のことで，「見返り」や「報償」「報償金」などの形をとったり，成果に応じてポイントが得られたり，商品の購入に対して税制が優遇されたりすることなどが該当する．「健康なまち・職場づくり宣言2020」でも，一般住民を対象としたインセンティブを推進する自治体の増加が目標の1つになっている（☞**表9-E-2**，宣言1）．具体的には，加入者等の予防・健康づくりの取り組みや成果に対してポイント等を付与し，そのポイント数に応じて何らかの報奨を設けるなどのインセンティブを実施し，そのインセンティブが行動変容につながったかの効果検証を行っていることが達成要件となっている．

　これを実施する自治体は，2020年10月現在，目標800に対して，1,024自治体，達成率は128％となっている．官民学が連携し，2014〜2015年にかけて全国6市で実施された健幸ポイント実証実験では，参加した7,622人のうち，健康に無関心である者や運動不足の者は全体の約8割を占めていたが，参加者の歩数が5ヵ月目までに1日あたり約2,000歩増えるなど，インセンティブが行動変容を促す効果があったことが示されている．ウォーキングやジョギングなどの運動のほか，食事記録，自治体が開催する料理教室への参加ポイントを付与する自治体もある．なお，インセンティブを用いた取り組みは企業でも広がっているが，健康的な行動変容を促す仕掛けとして高い効果が期待されている．

2）ICT等を活用した健康増進・疾病予防の取り組み

　近年は，自治体や企業の健康増進・疾病予防の取り組みの中で，スマートフォンやウェアラブルデバイスを活用して，歩数を計測したり，食事や運動，体重等のデータを記録・確認したり，アプリやサイト上でランキングを表示したりなど，**情報通信技術（ICT）**や**人工知能**（artificial intelligence：AI）を活用する動きが加速している．日々の歩数や記録したデータをもとにポイントが貯まる仕組みもインセンティブとして行動変容の動機づけが期待されている．また，事業を実施する側も，ICTを活用すれば迅速に利用者の情報が

* **スマートミール**　スマートミールとは，複数の学協会からなる「健康な食事・食環境」コンソーシアムが認証を行った健康に資する要素を含む栄養バランスのとれた食事（つまり主食，主菜，副菜の揃う食事）の通称．外食・中食・事業所給食に対して認証を行い，2020年8月現在，認証事業者数は419となっている．

収集できるため，タイムリーな支援ができ，効果検証などの評価もしやすい．

　国でも，マイナンバー等を利用した，個人や患者本位で，最適な健康管理や診療，ケアが受けられるためのインターネットを活用した基盤整備が進んでいる．たとえば，アプリやサイト上で，個人の医療・介護・健康データを記録・活用できれば，引っ越しをしたり，転職をしても，すぐに過去のデータにアクセスできるため，安全で適切な支援を受けることができる．また，個人の同意のもと，そのようなデータを自治体や保険者等が活用できれば，地域や職場ごとの健康課題が明確になり，課題に応じて効果的な対策を講じることが可能となる．今後はますますICT等を活用した健康増進・疾病予防の取り組みが広がっていくと考えられる．

　※事例Ⅰ，Ⅱは，標準的な健診・保健指導プログラム（平成30年度版）に準じている．

● 事例Ⅰ　特定保健指導（動機づけ支援対象）

共済組合加入者（本人），56歳，男性，事務職（夜勤あり）．

《初回面接までの経過》

　職場での定期健康診断結果のリスクの判定から，**動機づけ支援対象**（腹囲85cm以上＋空腹時血糖高値でリスク1つ）となり，**特定保健指導**利用券が送付された．その利用券をもって，健診から約7ヵ月後に，地域の医師会病院に併設する健診センター（特定保健指導の受託施設）を訪れた．

《初回面接と支援計画，経過》

　管理栄養士が担当した．身体活動・食事などの生活習慣，自分の健康状態の受け止め方などを聞き取り，**表9-E-5**の「初回面接・対象者のふりかえり」の欄に示す内容を把握し，「初回面接・支援内容」に示した支援を実施．支援期間は6ヵ月とし，以下の目標を設定した．

【数値目標】
- 腹囲3cm減少，体重3kg減少

　　減らすべきエネルギー量 = 7,000 kcal（1kgの脂肪減量に相当するエネルギー量）× 3kg ÷ 6ヵ月 = 1ヵ月あたり 3,500 kcal = 1日あたり約120 kcal

【行動目標：上記のエネルギー減少を身体活動と食事でどのように実現するか】

・身体活動
- 速歩40分×週3回 = − 480 kcal に相当

　　速歩40分 =（4メッツ − 1メッツ*）× 2/3 時 × 体重80.4kg = 160 kcal

　　　　　　　　　　　　　　　　　*安静時代謝1メッツ分を差し引く

・食生活
- 間食の時間帯を夕方に変更する
- 食後，すぐに横にならない

　表9-E-5に示すとおり，途中の継続支援がないため，支援期間中は目標の追加・修正などが自分でできるように支援し，そのための教材も配布した．不規則な生活であったが，できる範囲で行動目標を実行していた．体重と行動目標実行状況のセルフモニタリングを行ったが，目標の追加や変更はみられなかった．これまで実行に移せなかった，食後すぐに横になるなどの問題点が改善され，体重が減少したことで継続の自信がついた．

表 9-E-5　保健指導のプロセス

実施時期 形態・時間	実施ポイント A	実施ポイント B	行動変容ステージ	対象者のふりかえり	支援内容
初回面接 個別　30 分			準備期	• 気が向けば速歩 40 分/週 2 回 • 日勤時は夕食後に間食し，すぐ横になる • 夜勤時の夕食 (出前) の量が多いことが問題だと感じるが残すことはできない • 食後すぐ横になることも問題だと感じる • 間食は頂き物が多く，ほかに食べる人がいないため，減らせない	• 健診結果と生活習慣の関係を理解 • 自らの生活習慣をふりかえり，改善の必要性を認識 • 行動計画の作成，数値・行動目標の設定 • 自信の確認，障害の予測と対策の検討 • セルフモニタリング方法の理解 • 目標の追加・修正方法の支援
6 ヵ月後 実績評価			維持期	• 目標の実行率は半分くらいだったと感じている • 自発的な目標追加・修正はなし • 不規則な生活のため，目標が実行できないこともあった • 自分の健康のためと思い，今後も継続していきたい	• 身体所見の変化や目標の達成状況から生活習慣の改善状況を確認 • 支援教材の活用度や支援内容や取り組みへの満足度を確認 • 身体的・心理的変化を自覚し，自己効力感を高める • リバウンドの予測と対策の検討
合計					

《実績評価》

　初回面接を担当した同一の管理栄養士が実績評価を行った．行動目標の達成状況は，セルフモニタリングシートを用いて評価した．身体活動では，速歩は開始から 3 ヵ月間は週 3 回以上実施し，その後 3 ヵ月は週 2 回以上実施していた．食生活では，どちらの行動目標も週 3 ～ 4 回実行していた．その結果，表 9-E-6 に示すような身体状況の改善がみられた．

表 9-E-6　身体・検査所見

	特定健診	初回面接	実績評価		特定健診	初回面接	実績評価
身長 (cm)	172.9	172.9	172.9	AST (IU/L)	23		
体重 (kg)	79.8	80.4	76.9	ALT (IU/L)	23		
BMI (kg/m²)	26.7	26.9	25.7	γ-GTP (IU/L)	41		
腹囲 (cm)	90.5	91.0	88.0	空腹時血糖 (mg/dL)	100		
収縮期血圧 (mmHg)	129	134	128	随時血糖 (mg/dL)			
拡張期血圧 (mmHg)	73	86	73	HbA1c (NGSP) (%)	5.5		
トリグリセリド (mg/dL)	85			尿糖	(−)		
HDL-C (mg/dL)	55			尿タンパク	(−)		
LDL-C (mg/dL)	147			喫煙	非喫煙	非喫煙	非喫煙
non-HDL-C (mg/dL)							

(雲井　恵　公益社団法人 東松山医師会病院 健診センター)

●事例Ⅱ　特定保健指導（積極的支援対象）

国民健康保険加入者（本人），62 歳，男性，自営業（設備工事業）．

《初回面接までの経過》

　市町村から**特定健診受診券**が届き，保健センターで特定健診を受診した．健診結果のリスクの判定から，**積極的支援対象**（腹囲 85 cm 以上＋血圧高値，トリグリセリド高値でリスク 2 つ）となり，特定保健指導利用券が送付された．その利用券をもって，健診から約 6 ヵ月後に，地域の医師会病院に併設する健診センター（特定保健指導の受託施設）を訪れた．

《初回面接と支援計画，経過》

　管理栄養士が担当した．身体活動・食事などの生活習慣，自分の健康状態の受け止め方などを聞き取り，**表 9-E-7** の「初回面接・対象者のふりかえり」の欄に示す内容を把握し，「初回面接・支援内容」に示した支援を実施．支援期間は 6 ヵ月とし，以下の目標を設定した．

【数値目標】
- 腹囲 3 cm 減少，体重 3 kg 減少

　　減らすべきエネルギー量＝ 7,000 kcal（1 kg の脂肪減量に相当するエネルギー量）× 3 kg ÷ 6 ヵ月＝ 1 ヵ月あたり 3,500 kcal ＝ 1 日あたり約 120 kcal

【行動目標：上記のエネルギー減少を身体活動と食事でどのように実現するか】

・身体活動
- 普通歩行 10 分×週 7 回＝－ 189 kcal に相当

　　普通歩行 10 分＝（3 メッツ－ 1 メッツ＊）× 1/6 時×体重 81.4 kg ＝ 27 kcal
- 腹筋 5 分×週 1 回＝－ 14 kcal に相当

　　腹筋 5 分＝（3 メッツ－ 1 メッツ＊）× 1/12 時×体重 81.4 kg ＝ 14 kcal

　　　　　　　　　　　　　　　　　　　　＊安静時代謝 1 メッツ分を差し引く

・食生活
- 缶ビール 350 mL を 2 日に 1 本減らす＝－ 140 kcal に相当

　以上の目標達成を目指して，**表 9-E-7** に示すような支援計画（行動目標の実行に必要な介入・支援などのとりまとめ）を作成し，3 ヵ月以上の継続的な支援を実施した．初回面接を担当した同一の管理栄養士が一貫して支援を行った．無理のない範囲で行動目標を実行し，継続することで体重減少や体調の変化が起こり，そのことが行動意欲を向上させた．食事記録を用いた支援では，1 日の記録をふりかえることで問題点を把握し，食事の時間やエネルギー量を意識するなど自発的な取り組みもみられた．併せて体重，血圧，歩数などのセルフモニタリングを行うことで現状を把握し，自ら改善のための行動をとることができるようになった．

表 9-E-7 保健指導のプロセス

実施時期 形態・時間	実施ポイント A	実施ポイント B	行動変容 ステージ	対象者のふりかえり	支援内容
初回面接 個別 35分			関心期	● 歩数計では平均 7,000 歩 ● 毎日仕事帰りに居酒屋に寄る ● 帰宅後に夕食をとり，また缶ビール 350 mL を 1 本飲む ● 夏はプールに週 2 回行っていたが変化なし ● 検査結果は気にしていないが，腹囲は気になる	● 健診結果と生活習慣の関係を理解 ● 自らの生活習慣をふりかえり，改善の必要性を認識 ● 行動計画の作成，数値・行動目標の設定 ● 自信の確認，障害の予測と対策の検討 ● セルフモニタリング方法の理解
3 週間後 電話B 5分		10	実行期	● 体重，歩数を記録 ● 腹筋は，週 3 〜 4 回 ● 飲酒は，ばらつきがあるが以前より減少	● 継続のための励まし
1ヵ月半後 個別A 15分	60		実行期	● 目標は継続中 ● 夕飯を軽くした ● 買い置きのビールが減らなくなった ● 昼食が炭水化物のみで野菜が不足	● 身体計測 ● 取り組み状況の確認 ● 食事記録による食生活のふりかえり
3ヵ月後 電話B 5分		10	実行期	● 歩数は 1 日 1 万歩 ● 腹筋は週 4 回以上 ● 飲酒は，週 1 〜 2 回	● 継続のための励まし
4ヵ月後 個別A 25分 中間評価	100		実行期	● 目標は継続中 ● 血圧の自己測定値が低下（120/70） ● 夕食のエネルギー過剰（飲酒による） ● 昼食の野菜不足	● 身体計測 ● 取り組み状況の確認 ● 食事記録による食生活のふりかえり
5ヵ月後 電話B 5分		10	実行期	● 運動目標は継続中 ● 飲酒は，週 3 〜 4 回に増加	● 継続のための励まし
6ヵ月後 個別A 15分	60		維持期	● 体が軽くなった ● 腹筋は，ほぼ毎日実施 ● 歩数は，8,000 〜 1 万歩 ● 飲酒は，週 3 〜 4 回を維持 ● 食事の時間やカロリーを意識 ● 電車を使わなくなった ● おつまみが減った	● 身体計測，血液検査 ● 取り組み状況の確認
6ヵ月後 実績評価			維持期	● 目標があることで頑張れた ● 意識することが大事だと感じる ● 今後は 70 kg を目標に継続していきたい	● 身体・検査所見の変化や目標の達成状況から生活習慣の改善状況を確認 ● 支援教材の活用度，支援内容や取り組みへの満足度を確認 ● 身体的・心理的変化を自覚し，自己効力感を高める ● リバウンドの予測と対策の検討
合計	220	30			

《**実績評価**》

　行動目標の達成状況は，セルフモニタリングシートを用いて評価した．身体活動では平均 1,000 〜 3,000 歩の歩数増加がみられ，腹筋も週 5 回以上実施していた．食生活では，缶ビールを週 4 回以上減らし，行動目標を達成することができた．その結果，**表 9-E-8** に示すような身体状況の改善がみられた．

表 9-E-8　身体・検査所見

	特定健診	初回面接	実績評価		特定健診	初回面接	実績評価
身長(cm)	169.8	169.4	169.9	AST(IU/L)	30		25
体重(kg)	80.8	81.4	74.5	ALT(IU/L)	30		21
BMI(kg/m²)	28.0	28.4	25.8	γ-GTP(IU/L)	75		34
腹囲(cm)	101.5	102.0	95.5	空腹時血糖(mg/dL)			114
収縮期血圧(mmHg)	143	146	122	随時血糖(mg/dL)			
拡張期血圧(mmHg)	81	87	78	HbA1c(NGSP)(%)	5.5		5.4
トリグリセリド(mg/dL)	264		127	尿糖	(−)		
HDL-C(mg/dL)	52		63	尿タンパク	(−)		
LDL-C(mg/dL)	83		124	喫煙	非喫煙	非喫煙	非喫煙
non-HDL-C(mg/dL)							

（雲井　恵　公益社団法人 東松山医師会病院 健診センター）

 ディスカッションテーマ

以下の問題について話し合ってみよう.

（1）個人における身体状況，栄養状態および病態に応じた適切な栄養補給，食事に関するマネジメント

> 　A 健診機関に勤務する管理栄養士である．特定保健指導を担当している．対象は 41 歳，男性．今年受けた特定健康診査で，初めて特定保健指導（積極的支援レベル）の対象となった．身長 176.0 cm，体重 93.8 kg，BMI 30.3 kg/m²，腹囲 93 cm，血圧 128/82 mmHg，トリグリセリド 214 mg/dL，HDL コレステロール 51 mg/dL，空腹時血糖値 98 mg/dL．標準的な質問票から得られた情報は，服薬なし，喫煙習慣あり，運動習慣・身体活動なし，食べるのが速い，遅い夕食あり，間食あり，朝食欠食なし，飲酒習慣あり．
>
> 　男性に初回面接で食生活状況を聞き取ったところ，以下の回答が得られた．
> - 朝食(6 時頃)：トースト 1 枚(バター)，コーヒー(ブラック)
> - 昼食(12 〜 14 時頃)：外勤(営業)のときは外食(麺や丼物など簡単なものが多い)，内勤のときは社員食堂で定食を食べる
> - 夕食(22 時頃)：ごはん 1 杯，魚料理，野菜，ビール 1 缶(350 mL)
> - 間食(18 時頃)：おにぎりまたは菓子パンなど．その他，日中に缶コーヒー(微糖)2 本
>
> 　夕食の時間が遅いので，夕方軽く食べるようにしている．夕食後はすぐに寝てしまう．妻は色々と気遣ってくれるが，食べる量が多く，早食い．朝は食欲がないが，何か食べるようにはしている．月に 1 〜 2 度テニスをしており，営業のときはよく歩くが，年々体重が増えていて，このままではまずいとは思っていた．食事も減らしたほうがよいと思うが，自分は意思が弱い．

1. 男性の検査値や初回面接からみた課題は何か？　さらに確認しておきたいことは何か？
2. 男性に，食習慣の行動目標を提案するとしたら何か？　また，男性が目標を実現するための具体的な方法や対策(社会資源，人間関係，実現しやすい方法，など)は何か？

（2）特定の集団における人々の健康・栄養状態や社会資源に応じた適切な食事や食生活の支援に関するマネジメント

B 保健所に勤務する管理栄養士である．管内の C 事業所（総従業員数：約 2,000 名，男女比 7 対 3，平均年齢 43.5 歳，社員食堂なし）からの依頼で，従業員の食生活改善のための事業に協力することになった．従業員の食生活調査の結果，表に示すような実態が明らかになった（表は，調査結果の一部）．

表 C 事業所の従業員を対象とした食生活調査の結果（回答者：2,000 人）

質問項目	選択肢	人	%
主食同士を組み合わせて食べる頻度	週 1 回以下	1320	66
	週 2 〜 3 回	460	23
	週 4 回以上	220	11
主食・主菜・副菜を組み合わせて 1 日 2 回以上食べる頻度	ほぼ毎日	780	39
	週 4 〜 5 日	420	21
	週 2 〜 3 日	500	25
	ほとんどない	300	15
弁当や惣菜などを利用する頻度	週 1 回以下	640	32
	週 2 〜 3 回	560	28
	週 4 回以上	800	40
外食の頻度	週 1 回以下	800	40
	週 2 〜 3 回	540	27
	週 4 回以上	660	33

1. 本調査結果をふまえたとき，栄養教育の優先課題は何か？
2. 優先課題の改善に向けた従業員対象の取り組みとして，C 事業所では食生活改善に向けて食環境整備を行うことにした．ナッジを応用した食環境整備として，どのような取り組みが考えられるか？

F 高齢期

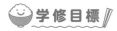学修目標

1. 高齢期の健康・栄養課題，生活背景をふまえた栄養教育の目的を説明できる．
2. 高齢者福祉施設や在宅介護の場における栄養教育の方法と特徴を説明できる．

1 高齢期の健康課題と栄養教育の特徴

食生活の背景に配慮し，フレイル，サルコペニアの予防・改善を目指す

a 高齢期とは

　高齢期・高齢者 * の用語は，制度ごとに対象が異なり，一律の定義がない．世界保健機関（WHO）の定義では，65歳以上を高齢者としている．わが国の医療制度では，65〜74歳を前期高齢者，75歳以上を後期高齢者としている．介護保険制度では，65歳以上を第1号被保険者とし，要支援・要介護状態になったとき，介護保険サービスを受けることができる．

　厚生労働省は，高年齢者が意欲と能力がある限り年齢にかかわりなく働くことができる社会になるよう，雇用環境の整備に取り組んでおり，地域における高年齢者の多様なニーズに応じた就業機会を確保し，再就職支援を充実させるなど，生涯現役社会の実現に向けた対策を図っている．これらの対策により，総務省の労働力調査によると，60歳以上の就業率は伸びている．

　65歳以上の者のいる世帯数は全世帯の約半分であり，そのうち1人暮らしの者は約4割で，増加傾向にある．1人暮らしの者の半数は，孤立死（誰にも看取られることなく，亡くなったあとに発見される死）を身近な問題として感じている．また，認知症高齢者の数は増加しており，2025年には65歳以上の高齢者の約5人に1人に達することが見込まれている．社会活動 * の状況は，60〜69歳では7割，70歳以上では5割の者が働いているか，またはボランティア活動，町内会や地域の行事などの地域活動，趣味やおけいこごとを行っている（内閣府：高齢社会白書）．

　近年，平均寿命・健康寿命は延伸しているが，高齢者の社会・生活状況は個人差が大きく，65歳以上を一律に高齢者とみる一般的な傾向は，現実的なものではなくなりつつある．

b 高齢期における健康上の現状と課題

　平均寿命・健康寿命 * ともに延伸しているが，平均寿命と健康寿命の差は，男性約9年，女性約12年であり，この差を短縮することができれば，個人の生活の質（QOL）の低下を防ぐことができる．そのためには，生活習慣病予防と介護予防の2点が重要となる．

　高齢期になると長年にわたる不適切な生活習慣が影響し，多くの生活習慣病疾患が増加し，多臓器障害を起こすことが多い．たとえば，高血圧の人が

＊高齢者の定義　日本老年学会・日本老年医学会「高齢者に関する定義検討ワーキンググループ　報告書」（平成29年）では，75歳以上を高齢者の新たな定義とすることが提案されている．65〜74歳を准高齢者，また90歳以上を超高齢者と位置づけている．

＊社会活動　社会的な活動をしていてよかったことは，「新しい友人を得ることができた」「地域に安心して生活するためのつながりができた」「社会に貢献していることで充実感が得られている」などであった（内閣府「高齢者の経済・生活環境に関する調査」平成28年）．

＊健康寿命　健康状態で生活することが期待される平均期間．さまざまな算出方法があるが，「健康日本21（第三次）」では，国民生活基礎調査における質問の「あなたは現在，健康上の問題で日常生活に何か影響がありますか」（主指標），「あなたの現在の健康状態はいかがですか」（副指標）を用い，サリバン法により算出している．

9

ライフステージ別の栄養教育の展開

表9-F-1　フレイルの評価方法（日本版CHS基準）

1. 体重減少	6ヵ月で，2〜3kg以上の体重減少
2. 筋力低下	握力：男性＜26kg，女性＜18kg
3. 疲労感	（ここ2週間）わけもなく疲れたような感じがする
4. 歩行速度	通常歩行速度＜1.0m／秒
5. 身体活動	①軽い運動・体操をしていますか？ ②定期的な運動・スポーツをしていますか？ （①②のいずれも「週に1度もしていない」と回答）

3つ以上該当：フレイル，1〜2つ該当：プレフレイル
［荒井秀典（編集主幹）：フレイル診療ガイド2018年版，一般社団法人 日本老年医学会，国立研究開発法人 国立長寿医療研究センター（編），ライフサイエンス，p5, 2018より許諾を得て改変し転載］
［原出典：Geriatr Gerontol Int **17**(12)：2629-2634, 2017より作成］

不適切な生活習慣，食習慣を続けていると，心疾患や脳血管疾患を誘発する．

体格をみると，「日本人の食事摂取基準（2020年版）」で**目標とするBMIの範囲***内にある高齢者の割合は5割弱で，範囲以上が3割弱，範囲未満が約3割であり，過栄養と低栄養が混在している．

高齢化の進展で，要支援・要介護者が年々増加しており，介護予防の観点からは，フレイル，サルコペニア，ロコモティブシンドロームなどが課題となっている．

1）　フレイル（虚弱）

フレイルとは加齢に伴う予備能力の低下のため，さまざまなストレスに対して，健康障害を被る危険のある状態で，要介護の前段階ととらえることができる（**表9-F-1**）．自立障害や死亡を含む健康障害を招きやすいハイリスク状態を意味する．フレイルには，サルコペニアも含まれる「身体的フレイル」，活力低下や認知機能低下を含む「心理・精神的フレイル」，それに閉じこもりなどが含まれる「社会的フレイル」がある．フレイルは，食事と運動および社会参加により，フレイル状態を脱することが可能な可逆性を有する．そのために，たんぱく質の強化と運動との併用が推奨されている．またフレイルの前段階にあたる「プレフレイル」のような早期の段階からの介入・支援を実施することも重要である．

2）　サルコペニア

サルコペニアとは，加齢に伴う骨格筋量減少ならびに筋力低下を示す疾病のことである（**表9-F-2**）．簡単に自己評価する方法として，指輪っかテストがある．ふくらはぎの最も太い部分を両手の親指と人さし指で囲み「囲めない」「ちょうど囲める」「隙間ができる」の順に，隙間が大きくなるほどサルコペニアの可能性が高まる．「サルコペニア診療ガイドライン2017年版」によるとサルコペニアの予防・治療に対してレジスタンス運動やたんぱく質摂取（1.0g/kg適正体重/日）が有効であるとされている．

3）　ロコモティブシンドローム（運動器症候群）

運動器の障害で移動能力が低下し，要介護になったり，要介護になる危険性が高い状態を「ロコモティブシンドローム（運動器症候群：ロコモ）」と呼ぶことを2007年に日本整形外科学会が提唱した．これは，運動器（筋肉，骨，

* 目標とするBMIの範囲
　65〜74歳：21.5〜24.9
　75歳以上：21.5〜24.9
　高齢者では，フレイル予防および生活習慣病の発症予防の両方に配慮する必要があることもふまえ，当面の目標とするBMIの範囲を21.5〜24.9kg/m²とした［日本人の食事摂取基準（2020年版）］．

表 9-F-2　サルコペニアの診断基準

症例発見 （下記 1～3 のいずれか）	1. 下腿周囲長　男性 34 cm 未満，女性 33 cm 未満 2. SARC-F[1]　4 以上 3. SARC-Calf[2]　11 以上
診断	1. 筋力 　● 握力[3]　男性：28 kg 未満，女性 18 kg 未満 2. 身体機能（下記いずれか） 　● 6 m 歩行　1.0 m/秒未満 　● 5 回椅子立ち上がりテスト[3]　12 秒以上 　● SPPB[4]　9 点以下 3. 骨格筋量（下記いずれか） 　● DXA　男性 7.0 kg/m² 未満，女性 5.4 kg/m² 未満 　● BIA　男性 7.0 kg/m² 未満，女性 5.7 kg/m² 未満
	サルコペニア　　　：低骨格筋量＋低筋力　または　低身体機能 重度サルコペニア：低骨格筋量＋低筋力＋低身体機能

1) 5 つの質問（荷物の持ち運び，方向移動，立ち上がり，階段昇降，転倒）による指標
2) SARC-F と下腿周囲長を組み合わせた指標
3) かかりつけ医または地域の医療現場では，この 2 項目でサルコペニアの可能性をアセスメントする
4) Short Physical Performance Battery（簡易身体機能バッテリー）で，測定項目はバランステスト，歩行テスト，椅子立ち上がりテストからなる指標
［アジアサルコペニアワーキンググループ（AWGS）：サルコペニア診断基準 2019 を参考に筆者作成］

表 9-F-3　7 つのロコチェック

1. 片脚立ちで靴下がはけない
2. 家の中でつまずいたりすべったりする
3. 階段を上るのに手すりが必要である
4. 家のやや重い仕事が困難である（掃除機の使用，布団の上げ下ろしなど）
5. 2 kg 程度の買い物をして持ち帰るのが困難である（1 L の牛乳パック 2 個程度）
6. 15 分くらい続けて歩くことができない
7. 横断歩道を青信号で渡りきれない

1 つでも当てはまればロコモティブシンドロームの心配があるとされる.
［日本整形外科学会：ロコモチャレンジ！推進協議会 公式 HP「ロコモ ONLINE」（https://locomo-joa.jp/check/lococheck/）（最終アクセス 2020 年 12 月 28 日）より許諾を得て転載］

関節など）のいずれか，あるいは複数に障害が起こり，歩行や日常生活に何らかの障害をきたしている状態を意味する（表 9-F-3）．進行すると腰痛・ひざ痛，重篤化すると骨粗しょう症，変形性関節症，変形性脊椎症になる．日本整形外科学会は，運動や食習慣，特に低栄養に注意し，毎食，主食・主菜・副菜を揃え，毎日，牛乳または乳製品および果物を摂取するよう呼び掛けている．

c　栄養状態の向上のための栄養教育

1）　低栄養

　低栄養の評価は，主観的包括的アセスメント*（Subjective Global Assessment：SGA），客観的栄養評価（Objective Data Assessment：ODA），簡易栄養状態評価表（Mini Nutritional Assessment：MNA®）などが使用されている．SGA は，主に入院時のスクリーニングとして使用される．ODA は，SGA で栄養障害があると考えられる人を対象に身体計測や血液・尿生化学検査データから栄養状態を把握する．

＊主観的包括的アセスメント（SGA）　①体重の変化，②食物摂取の状態，③消化器症状，④機能状態，⑤疾患および栄養必要量との関連（疾患による代謝ストレス），⑥身体状態（皮下脂肪の減少，骨格筋の減少，下腿浮腫，褥瘡，腹水）など.

簡易栄養状態評価表
Mini Nutritional Assessment-Short Form
MNA®

Nestlé
NutritionInstitute

氏名：

性別：　　　年齢：　　　体重：　　　kg 身長：　　　cm 調査日：

下の□欄に適切な数値を記入し、それらを加算してスクリーニング値を算出する。

スクリーニング

A 過去3ヶ月間で食欲不振、消化器系の問題、そしゃく・嚥下困難などで食事量が減少しましたか？

0 = 著しい食事量の減少
1 = 中等度の食事量の減少
2 = 食事量の減少なし

B 過去3ヶ月間で体重の減少がありましたか？

0 = 3 kg 以上の減少
1 = わからない
2 = 1〜3 kg の減少
3 = 体重減少なし

C 自力で歩けますか？

0 = 寝たきりまたは車椅子を常時使用
1 = ベッドや車椅子を離れられるが、歩いて外出はできない
2 = 自由に歩いて外出できる

D 過去3ヶ月間で精神的ストレスや急性疾患を経験しましたか？

0 = はい　　　2 = いいえ

E 神経・精神的問題の有無

0 = 強度認知症またはうつ状態
1 = 中程度の認知症
2 = 精神的問題なし

F1 BMI　　体重(kg)÷[身長(m)]²

0 = BMI が19 未満
1 = BMI が19 以上、21 未満
2 = BMI が21 以上、23 未満
3 = BMI が 23 以上

BMI が測定できない方は、**F1** の代わりに **F2** に回答してください。
BMI が測定できる方は、**F1** のみに回答し、**F2** には記入しないでください。

F2 ふくらはぎの周囲長(cm)：CC

0 = 31cm未満
3 = 31cm以上

スクリーニング値
(最大：14ポイント)

12-14 ポイント：　　　栄養状態良好
8-11 ポイント：　　　低栄養のおそれあり (At risk)
0-7 ポイント：　　　低栄養

Ref.　Vellas B, Villars H, Abellan G, et al. Overview of the MNA® - Its History and Challenges. J Nutr Health Aging 2006;10:456-465.
Rubenstein LZ, Harker JO, Salva A, Guigoz Y, Vellas B. Screening for Undernutrition in Geriatric Practice: Developing the Short-Form Mini Nutritional Assessment (MNA-SF). J. Geront 2001;56A: M366-377.
Guigoz Y. The Mini-Nutritional Assessment (MNA®) Review of the Literature - What does it tell us? J Nutr Health Aging 2006; 10:466-487.
Kaiser MJ, Bauer JM, Ramsch C, et al. Validation of the Mini Nutritional Assessment Short-Form (MNA®-SF): A practical tool for identification of nutritional status. J Nutr Health Aging 2009; 13:782-788.
® Société des Produits Nestlé SA, Trademark Owners.
© Société des Produits Nestlé SA 1994, Revision 2009.
さらに詳しい情報をお知りになりたい方は、www.mna-elderly.com にアクセスしてください。

図 9-F-1　簡易栄養状態評価表　（MNA®）
［Nestlé Healthcare Science より許諾を得て転載］

　簡易栄養状態評価表（MNA®）は65歳以上の高齢者のスクリーニングに用いられる．6項目（A〜F）のスクリーニングにより「低栄養のおそれあり」「低栄養」と判定された対象者は次のアセスメントに進み，総合評価値を算出し，低栄養状態指標スコアにより判定される．MNA®使用ガイドによると，在宅高齢者には1年に1度MNA®-Short Form（図9-F-1）の使用を勧めている．

　高齢期の栄養摂取状況の特徴としては，年齢階級が高いほど低栄養傾向の者の割合が高くなり，エネルギー摂取量や多くの栄養素や食品群の摂取量が

表 9-F-4　食品摂取の多様性得点評価票

	ほとんど毎日	2日に1回	1週間に1, 2回	ほとんど食べない
魚介類(生鮮・加工品・すべての魚や貝です)				
肉類(生鮮・加工品・すべての肉類です)				
卵(鶏卵・うずらなどの卵で, 魚の卵は除きます)				
牛乳(コーヒー牛乳やフルーツ牛乳は除きます)				
大豆製品(豆腐・納豆など大豆を使った食品です)				
緑黄色野菜(ニンジン・ホウレンソウ・カボチャ・トマトなどの色の濃い野菜です)				
海藻(生・乾物を問いません)				
いも類				
果物(生鮮・缶詰を問いません. トマトは含みません.)				
油脂類(油炒め・パンにぬるバターやマーガリンなど, 油を使う料理の回数です)				

※得点化する場合は,「ほとんど毎日」の項目だけに1点を与え, 加算する. 10点に近づくように食生活を見直すことを推奨.
[熊谷　修ほか：日本公衛誌 **50**(12)：1122, 2003 より引用]

表 9-F-5　高齢者肥満の食事療法

1. 減量による利益とリスクを勘案して, 減量を行う.
2. 体重減少のためには, 食事摂取エネルギーの減量が必要である.
3. エネルギー量は1日25 kcal×標準体重(kg)以下を目安とし, 現在の体重から3〜6ヵ月で3%の減少を目指す.
4. 指示エネルギーの50〜60%を糖質, 15〜20%をたんぱく質, 20〜25%を脂質とする.
5. 高齢者における糖質摂取制限の安全性は確認されていないことから, 極端な糖質制限は望ましくない.
6. サルコペニアやフレイルの予防のためには, たんぱく質の摂取は少なくとも1.0 g/kg 標準体重/日をとることが望ましい.
7. サルコペニア肥満では十分なたんぱく質の摂取が必要とされるが, 重度の腎障害では注意する.
8. ビタミン, ミネラルの十分な摂取が必要である.
9. フォーミュラ食を1日1回利用することで減量できる場合もある.
10. 80歳以上の高齢者の減量に関してはエビデンスがない.

[日本老年医学会：高齢者肥満症診療ガイドライン 2018. 日老医誌 **55**：523, 2018 より許諾を得て転載]

低下する傾向がある. そのため欠食をしない, 主食・主菜・副菜の揃った食事, 多様な食品を摂取することなど, 食事バランスをとることが重要となる.

　熊谷らが開発した「食品摂取の多様性得点評価票」(**表 9-F-4**)は, 10食品群を摂取しているか, 高齢者自身で食生活を自己診断することができる. 魚介類, 肉類, 卵類, 牛乳, 大豆製品, 緑黄色野菜類, 海藻類, いも類, 果物, および油脂類の10食品群の1週間の食品摂取頻度から評価する. 各食品群に対して,「ほとんど毎日食べる」に1点, それ以外の「2日に1回食べる」,「週に1, 2回食べる」,「ほとんど食べない」の摂取頻度は0点とし, その合計点を求める. 合計得点が高いということは, 主食を控えめに, たんぱく質やビタミン, ミネラルを多く含むおかずを中心とした「栄養素密度の高い食事」を反映している.

2) 肥　満

　高齢者の肥満による健康障害は, 動脈硬化性疾患以外にも, **日常生活動作(ADL)*** の低下, QOLの低下などのリスクになる. さらに, サルコペニアと肥満を併せもつサルコペニア肥満を発症することもある. 高齢者肥満の食事療法を**表 9-F-5**に示した. 肥満高齢者における積極的な減量は, ADLやQOLを改善すると報告されている. しかし, 無理な減量が低栄養, 活動量

＊日常生活動作(activities of daily living：ADL)　人が生活を送るために行う活動能力. 手段的ADLとは, 買い物, 食事の準備, 服薬管理, 金銭管理, 交通機関を使っての外出など. 基本的ADLとは, 移動, 階段昇降, 入浴, トイレの使用, 食事, 着衣, 排せつなど.

9

ライフステージ別の栄養教育の展開

の低下，易感染性，骨粗しょう症の促進などをもたらす危険もあるため，身体活動の促進を中心に安全を確保しながら行う必要がある．

　高齢者の食生活は多種多様である．食行動の改善には，適切な食態度，食知識，食スキルが整わなければならない．しかし，貧困，独居，介護不足，孤独感などの社会的要因，認知機能障害，うつなど精神的心理的要因，嗅覚・味覚障害，食欲低下など加齢の関与，臓器不全，歯科的問題，摂食嚥下障害などの疾病要因などを考慮する必要がある．食行動を良好にしようとする意思，食材調達手段，調理スキル，栄養管理のサポート者の有無を聞き取り，栄養教育することが望ましい．

❷ 介護保険制度と栄養教育

> 高齢者のQOLの維持・向上を目指し，社会資源を活用する

ⓐ 介護保険制度

　介護保険の保険者は，国民に最も身近な行政単位である市町村（特別区を含む）である．市町村には地域の実情に応じたきめ細かい介護保険のサービスの提供が求められている．介護サービスの利用の手続きは**図 9-F-2** のと

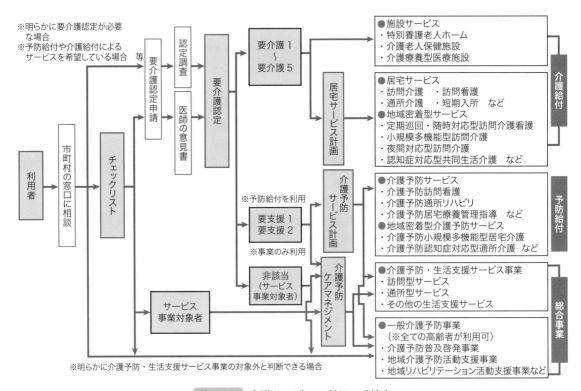

図 9-F-2　介護サービスの利用の手続き

［厚生労働省：公的介護保険制度の現状と今後の役割（平成 30 年度）（https://www.mhlw.go.jp/content/0000213177.pdf）（最終アクセス 2020 年 12 月 1 日）より引用］

おりである．**要介護認定***は，65歳以上，および40歳以上65歳未満の老化に起因する疾病(特定疾病)に罹患している者で，介護保険の予防給付や介護給付によるサービスを希望する者が，市町村の窓口に相談し，申請する．要介護に認定されると介護給付，要支援に認定されると予防給付によるサービスを受けることができる．要支援認定者と認定されなかった者で基本チェックリスト該当者(**図9-F-3**)，つまりサービス事業対象者の者は総合事業の介護予防・生活支援サービス事業，すべての高齢者は一般介護予防事業を受けることができる*．

　管理栄養士は，主に介護給付の施設サービスで各施設での給食メニュー作成や，栄養教育，予防給付の介護予防居宅療養管理指導を行っている．総合事業では，介護予防・生活支援サービス事業の訪問型サービスで，短期集中予防サービス(栄養改善)，一般介護予防事業で住民主体の介護予防の通いの場*へ定期的に支援をしている．

* 要介護認定　要介護1〜5，要支援1〜2に区分される．数字が大きいほうが介護度が高い．

*2020(令和2)年4月から，高齢者の心身の多様な課題に対応し，きめ細かな支援を実施するため，後期高齢者の保健事業について，後期高齢者医療広域連合と市町村が連携し，市町村において，国民健康保険の保健事業と介護保険の地域支援事業の一体的実施が開始された．

* 通いの場　高齢者が容易に通える場所(歩いて15分以内程度)で，地域住民が活動主体となり，地域の集会所などを活用し，体操などの軽運動やお茶を飲みながらの歓談，趣味活動などを行う場．

No.	質問項目	回答 (いずれかに○をお付け下さい)		
1	バスや電車で1人で外出していますか	0. はい	1. いいえ	
2	日用品の買い物をしていますか	0. はい	1. いいえ	
3	預貯金の出し入れをしていますか	0. はい	1. いいえ	
4	友人の家を訪ねていますか	0. はい	1. いいえ	
5	家族や友人の相談にのっていますか	0. はい	1. いいえ	
6	階段を手すりや壁をつたわらずに昇っていますか	0. はい	1. いいえ	運動
7	椅子に座った状態から何もつかまらずにたちあがっていますか	0. はい	1. いいえ	
8	15分くらい続けて歩いていますか	0. はい	1. いいえ	
9	この1年間に転んだことがありますか	1. はい	0. いいえ	
10	転倒に対する不安は大きいですか	1. はい	0. いいえ	
11	6ヶ月間で2〜3kg以上の体重減少がありましたか	1. はい	0. いいえ	栄養
12	身長　　cm　体重　　kg(BMI=　　　　)(注)			
13	半年前に比べて固いものが食べにくくなりましたか	1. はい	0. いいえ	口腔
14	お茶や汁物等でむせることがありますか	1. はい	0. いいえ	
15	口の渇きが気になりますか	1. はい	0. いいえ	
16	週に1回以上は外出していますか	0. はい	1. いいえ	閉じこもり
17	昨年と比べて外出の回数が減っていますか	1. はい	0. いいえ	
18	周りの人から「いつも同じことを聞く」などの物忘れがあるといわれますか	1. はい	0. いいえ	認知
19	自分で電話番号を調べて，電話をかけることをしていますか	0. はい	1. いいえ	
20	今日が何月何日かわからない時がありますか	1. はい	0. いいえ	
21	(ここ2週間)毎日の生活に充実感がない	1. はい	0. いいえ	
22	(ここ2週間)これまで楽しんでやれていたことが楽しめなくなった	1. はい	0. いいえ	
23	(ここ2週間)以前は楽にできていたことが今ではおっくうに感じられる	1. はい	0. いいえ	うつ
24	(ここ2週間)自分が役に立つ人間だと思えない	1. はい	0. いいえ	
25	(ここ2週間)わけもなく疲れたような感じがする	1. はい	0. いいえ	

(注)BMI(=体重(kg)÷身長(m)÷身長(m))が18.5未満の場合に該当とする．

図9-F-3　基本チェックリスト

以下のいずれかに該当する者を，要介護状態等となるおそれの高い状態にあると認められる者とする．
ⅰ)1〜20のうち10項目以上に該当する者
ⅱ)6〜10のうち3項目以上に該当する者
ⅲ)11および12の2項目すべてに該当する者
ⅳ)13〜15のうち2項目以上に該当する者
なお，上記に該当する者のうち，16に該当する者，18〜20のいずれかに該当する者，21〜25で2項目以上該当する者については，閉じこもり・認知症・うつの予防や支援にも考慮する必要がある．
[厚生労働省：地域支援事業実施要綱，2013より引用]

9

ライフステージ別の栄養教育の展開

b　栄養教育の実際

　要介護認定を受けた者が，施設サービスから居宅サービスの通所リハビリ（デイケア）へ移行する際の栄養教育の例を**事例Ⅰ**に示した.

　短期集中予防サービス（栄養改善）は，主に基本チェックリストで低栄養と認定された者のうち，希望者を対象に3〜6ヵ月間の居宅での栄養改善に向けた相談支援を行っている. 介護予防サービス支援計画書（ケアプラン）をもとに，1ヵ月に1〜2回，本人や家族，支援者を対象に栄養教育を行う. この栄養教育の例を**事例Ⅱ**(☞ 241 頁)に示した.

　住民主体の通いの場は，地域の中に生きがいや役割をもって生活できるような居場所など，高齢者を取り巻く環境へのアプローチが重要である. 地域において専門職等を生かした自立支援に資する取り組みを推進し，要介護状態となっても生きがいや役割をもって生活できる地域の実現を目指している. 公民館での地域住民による自主的な料理教室への管理栄養士の定期的支援の例を**事例Ⅲ**(☞ 243 頁)に示した.

　地域在住高齢者を対象とした栄養教育プログラムの例を**事例Ⅳ**(☞ 244 頁)に示した.

　高齢者の居住する地域や環境内で実践的な支援を行うことが大切である. 家族構成や経済状態など，高齢者の生活背景に応じた提案，疾病や嚥下機能に合った食形態や調理の工夫，食材の選び方，食べる姿勢の具体例を示し，高齢者のQOLの維持・向上を目指し，よりよい生活のための栄養教育となることが期待される.

 コラム　地域包括ケアシステム

　高齢者が住み慣れた地域で自分らしい暮らしを続けることができるように，医療・介護・福祉などが連携して必要とされるサービスを切れ目なく提供していくサポート体制を構築している(**図**). 地域の特性やニーズに応じて「医療」「介護」「生活支援」「介護予防」「住まい」の5つを柱とし，高齢者の生活を一体的・継続的に支えている.

　●医療：病気になったら，通院や入院，足腰が衰えて通院ができなくなると自宅などで診療や治療・処置など，在宅医療を受けることができる. 管理栄養士が医師の指示に基づいた訪問栄養食事指導を各家庭に訪問して行っている.

　●介護：介護が必要になったら，在宅を中心に生活できるよう訪問介護（ホームヘルプ），通所介護（デイサービス），通所リハビリテーション（デイケア）などのサービスを利用し，在宅での暮らしをサポートする.

　●生活支援：1人暮らしや認知症の高齢者の増加に対応するため，生活支援サービスや財産管理などの権利擁護の支援を行っている.

　●介護予防：運動・栄養・口腔・認知機能などをテーマとした介護予防教室や，地域の通いの場（介護予防拠点・サロン等）などを通じて介護予防を推進している.

　●住まい：自宅のバリアフリー化のための住宅改修支援，サービス付き高齢者向け住宅など，高齢者のニーズに合わせた生活基盤を整備している.

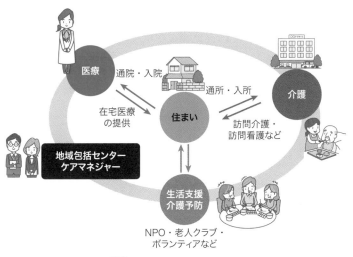

図　地域包括ケアシステム

9
ライフステージ別の栄養教育の展開

• **事例Ⅰ　施設から在宅になる場合の栄養教育**

1. 学習者

85歳，女性，1人暮らし，要介護2．栄養アセスメントは**表9-F-6**のとおり．

表 9-F-6 栄養アセスメント・モニタリングシート（主な部分を抜粋）

実施日		○年4月○日(記入者名) (アセスメント)	○年5月○日(記入者名) (モニタリング)	○年6月○日(記入者名) (モニタリング)
低栄養状態のリスクレベル		低 ⑪ 高	低 ⑪ 高	低 ⑪ 高
本人の意欲		【2　まあよい】	【2　まあよい】	【2　まあよい】
低栄養状態のリスク(状況)	身長(cm)	150(cm)	150(cm)	150(cm)
	体重(kg)	41.0(kg)	40.0(kg)	41.0(kg)
	BMI(kg/m²)	18.2(kg/m²)	17.7(kg/m²)	18.2(kg/m²)
	3%以上の体重減少	☑無 □有(　kg/ 　ヵ月)	□無 ☑有(1 kg/1ヵ月)	☑無 □有(　kg/ 　ヵ月)
	血清アルブミン値(g/dL)	□無 ☑有(3.2(g/dL))	□無 □有(　(g/dL))	□無 □有(　(g/dL))
	褥瘡	☑無 □有	☑無 □有	☑無 □有
	栄誉補給法	□経腸栄養法　□静脈栄養法	□経腸栄養法　□静脈栄養法	□経腸栄養法　□静脈栄養法
	その他			
食生活状況	食事摂取量	90%	50%	80%
	主食の摂取量	主食　95%	主食　20%	主食　80%
	主菜，副菜の摂取量	主菜　80%　副菜　90%	主菜　80%　副菜　70%	主菜　80%　副菜　80%
	その他(補助食品など)			○○ゼリー
特記事項				
評価・判定	問題点 ①食事摂取・栄養補給の状況 ②身体機能・臨床症状(体重) ③習慣・周辺環境 ④その他	☑無 □有 【　　　　】	□無 ☑有 【①②　　】 食事摂取量が少ない 　主食の硬さの調節 　補助食品の推奨	☑無 □有 【　　　　】
	総合評価	□改善　□改善傾向　□維持 □改善が認められない	□改善　□改善傾向　□維持 ☑改善が認められない	□改善　☑改善傾向　□維持 □改善が認められない

2. 経緯

自宅内で転倒し，腰を痛め入所. 2ヵ月経過，室内での歩行が容易になり，在宅生活に戻ることになった.

3. 栄養ケア計画

1)利用者の意向：在宅で栄養のある食事をとりたい
2)解決すべき課題：低栄養のリスク：中
3)結果目標：体重を減らさない
4)行動目標：①3食食べる，②栄養相談を利用する

4. 栄養教育

1回目　4月　A介護老人保健施設　退所前指導		
【管理栄養士】 1.　あいさつ	【学習者】	【ポイント】 ● 第一印象は大切
2.　入所前の在宅での食事と施設での食事の違いについて聞く	● 施設では品数が多い ● 施設では友人もでき，一緒に食べるのが楽しかった ● 家では調理するのが面倒で食欲もなかったので体力が落ちたのだろう	● 本人に食事の問題点について気づかせる ● 質問の例 　食事はおいしく食べましたか？ 　食事はどなたが用意されていましたか？ 　朝・昼・夕のうち抜いてしまう食事は？
3.　在宅生活について確認する	● 1人暮らし ● 近くに娘がいる ● 近所とは交流がある ● 腰・膝が痛く，長時間立てず，調理ができそうにない ● 以前から介護保険サービスでヘルパー(週3回)とデイケア(週2回)を利用．今後も継続希望	● 社会的資源についても聞くとよい ● 食材を買いに行けるか，近くに食料品店はあるか，調理はできるかなどを聞き取る ● 食料品店が遠い場合は，コミュニティバスの時刻表などを情報提供する
4.　食事の準備について情報提供を行う ● ヘルパーに弁当・惣菜を購入してもらう ● 配食サービスの利用 ● 食料品店や料理店の宅配サービスの利用 ● 娘さんに頼む	● 昼・夕食は配食サービスを利用 ● 朝食はヘルパーや娘に手軽に食べられる食材(パン，牛乳，ゆで卵，サラダなど)を購入してもらう	● 本人に選択してもらう ● ケアマネージャー，ヘルパー，配食業者と連携する
5.　目標を設定する	● 欠食しない ● 副食(おかず)から食べる	● 簡単にできそうな目標にする
6.　次回の予約をする	● 1ヵ月後，デイケア時に栄養教育を受ける	● モニタリングが必要
2回目　5月　デイケア(A介護老人保健施設に併設)　栄養相談		
1.　あいさつ	● 家での生活はうれしい	● 他職種との情報共有をしておく(体調，体重等)
2.　目標を確認する	● 欠食はしなかった，副食から食べている	● できたことを褒め，自己効力感を高める
3.　食事について聞く	● 配食弁当は半量くらい食べている ● 食べにくいのでおかずは刻み食にしてもらった ● ご飯は粥にすると柔らかすぎ，普通にすると固すぎて食べにくい	● 配食業者より残食が多いと連絡あり．理由を聞き取る
4.　ご飯のかたさの調整法を紹介する ● 無洗米を利用した炊飯 ● 電子レンジを利用したご飯から軟飯への調理 ● レトルト包装米飯(軟飯)の利用	● 娘にレトルト包装米飯(軟飯)を購入してもらい試してみる	● 入手方法(販売店等)を紹介する
5.　補食の取り方，保健機能食品の紹介をする	● 娘に○○ゼリーを購入してもらい15時頃食べてみることにする	
6.　目標の再確認をする	● 欠食しない ● 副食(おかず)から食べる ● 15時に間食をとる	
7.　次回の予約をする	● 1ヵ月後，デイケア時に栄養教育を受ける	
3回目　6月　デイケア(A介護老人保健施設に併設)　栄養相談		
1.　あいさつ	● 少しずつ家での生活も慣れてきた	
2.　目標を確認する	● 欠食しない　◎ ● 副食(おかず)から食べる　◎ ● 15時に間食をとる　◎	

3. 食事について聞く	●配食弁当　8割くらい食べている ●レトルト包装米飯(軟飯)は食べやすいので続ける ●間食の○○ゼリー, 経済的なことを考え, やめたい
4. 間食は食料品店広告をみて食べたいものをヘルパーさんか娘さんに買ってもらうことを提案する	●提案通りやってみる
5. 目標の再確認をする	●欠食しない ●副食(おかず)から食べる ●15時に間食をとる
6. 次回の予約をする	●1ヵ月後, デイケア時に栄養教育を受ける

5. 結果

表 9-F-6 参照.

● 事例Ⅱ　地域在住者への栄養教育

80歳男性, 配偶者(75歳)と2人暮らし.
管理栄養士が自宅に訪問し, 本人と配偶者に栄養教育を行った(表 9-F-7)

表 9-F-7 後期高齢者の健康診査での質問票

類型名	No	質問文	回答
健康状態	1	あなたの現在の健康状態はいかがですか	①よい　②まあよい　③ふつう ④あまりよくない　⑤よくない
心の健康状態	2	毎日の生活に満足していますか	①満足　②やや満足 ③やや不満　④不満
食習慣	3	1日3食きちんと食べていますか	①はい　②いいえ
口腔機能	4	半年前に比べて固いものが食べにくくなりましたか ※さきいか, たくあんなど	①はい　②いいえ
	5	お茶や汁物等でむせることがありますか	①はい　②いいえ
体重変化	6	6カ月間で2〜3kg以上の体重減少がありましたか	①はい　②いいえ
運動・転倒	7	以前に比べて歩く速度が遅くなってきたと思いますか	①はい　②いいえ
	8	この1年間に転んだことがありますか	①はい　②いいえ
	9	ウォーキング等の運動を週に1回以上していますか	①はい　②いいえ
認知機能	10	周りの人から「いつも同じことを聞く」などの 物忘れがあると言われていますか	①はい　②いいえ
	11	今日が何月何日かわからない時がありますか	①はい　②いいえ
喫煙	12	あなたはたばこを吸いますか	①吸っている　②吸っていない ③やめた
社会参加	13	週に1回以上は外出していますか	①はい　②いいえ
	14	ふだんから家族や友人と付き合いがありますか	①はい　②いいえ
ソーシャルサポート	15	体調が悪いときに, 身近に相談できる人がいますか	①はい　②いいえ

〈栄養教育の展開〉

1回目　動機づけ・事前アセスメント・目標設定		
アセスメントの実施	**1. 栄養** (1)事前アセスメント(データ元) 　体重変化(**表 9-F-7**　No.6) 　　(身長165 cm, 体重71 kg) 　食習慣(**表 9-F-7**　No.3) 　アルブミン値　健診結果 　　(3.5 g/dL) 　食事回数(**表 9-F-7**　No.3) (2)聞き取り 　①食事内容 　朝食：お茶漬け(ごはん1杯, 梅干し)	●口腔機能(No.4, 5)を確認したうえで, 体重減少前の食事はどうであったか, 何かきっかけがあるのか, 確認する ①およその摂取エネルギー, たんぱく質量を計算してもよい.

9
ライフステージ別の栄養教育の展開

アセスメントの実施	昼食：素うどん2杯 夕食：ごはん，冷ややっこ，魚の煮つけ，みそ汁，ビール缶1本 ②水分摂取量：約1200 mL ③排便の状況：1回/日 ④食事環境：調理担当者は奥さん，主に家庭内で食事 ⑤買い物環境：歩いて10分のところへ奥さんが行く ⑥食欲不振の有無：無 ⑦ストレス状況：弟が亡くなり気落ちしている．やる気が出ない ⑧急性疾患の罹患状況：特になし ⑨うつ状態：軽い抑うつ状態 **2. 口腔** (1)事前アセスメント(データ元) ①咀嚼機能・嚥下機能(**表9-F-7** No.4,5) ②有所見状況：歯科健診結果(齲歯無，歯肉炎有) (2)聞き取り ①口腔内・義歯の状況：義歯が合っていない ②口腔清掃の実施状況　1回/日	④買い物や調理など食事の準備について問題がある場合には，市町村の事業や介護保険サービスの利用なども検討する． ●栄養状態にかかわる食生活・日常生活上の課題を見つけ出すために，その具体的な状況・背景を確認する． ●口腔機能の低下は歯科疾患の重症化や誤嚥性肺炎の発症だけでなく，栄養状態の悪化にもつながる． ●本人の取り組みだけでなく，歯科治療等の専門的ケアの提供も必要となる場合があることから歯科医との連携も重要である．
栄養相談・助言	**1. 栄養相談** 元気がなくなってきた．年なので仕方がないのか．現在の食事でよいのか専門家に聞いてみたい． **2. 具体的助言** ①健康，栄養状態の課題 ②食事内容の改善点 　食品摂取の多様性得点(**表9-F-4**)をもとに聞き取った食事内容を改善してみる ③歯科医院の受診勧奨	●個別の栄養摂取量等を基準にした指導ではなく，全般的な食習慣に着目して，具体的な改善策を想起させ，行動変容を促す．
改善計画 (結果目標と行動目標)	体重を1ヵ月に1 kg以上減らさない．歩く． 1. 食品摂取の多様性得点を毎日つける 2. 間食で果物・ヨーグルトを食べる 3. 1日に1回外出する(奥さんと買い物にいく)	●3～5項目，簡単にできそうなものを．
2回目(2ヵ月目)　中間評価・実践支援		
目標の達成状況等の確認	上記行動目標 1. 毎日つけた．7～8割の得点率． 2. 毎日食べた． 3. 3日に1回外出した．歩くのがしんどい． 他：歯科医院を受診した． 　　体重70.5 kg	●自己肯定感を育む声かけ例 　●毎食食べることが○○さんの元気の源ですね 　●以前と比べて，外出回数が増えていますね．
栄養相談・助言	**1. 栄養相談** 奥さん：行動目標1は「実施しなくては」と思い，毎日つけるのがストレスである． 本人：食べようと思うが，なかなか食べられない． **2. 助言** 行動目標1は2週間に1度程度チェックし，食事の確認をする． 摂食・嚥下体操を紹介する	●口腔機能の低下が疑われる場合の助言の例 　●姿勢に関する助言 　●食事のとり方，とろみ等の食事形態に関する紹介 　●よく噛むことの推奨
改善計画 (行動目標) の見直し	1. たんぱく質源のおかずを毎食食べる 2. 野菜のおかずを毎食食べる 3. 食事前に摂食・嚥下体操を実施する 4. 1日1回，外出する(花の水やり)	●心の健康状態を把握する具体的な声かけ例 　●趣味など毎日の生活を楽しめていますか？ 　●気分が沈んで憂鬱に感じることがありますか？ ●対応方法 　●その人なりの気分転換になる方法を考える
3回目　3ヵ月目　事後評価・フォローアップ		
目標の達成状況等の確認	1. 8割できた 2. 8割できた 3. 毎食できた 4. 2日に1回程度できた 他：体重70.5 kg	●学習者の自己評価などを聞くとよい． ●介護者(調理者)の健康にも気を配る．
栄養相談・助言	**1. 栄養相談** 奥さん：食事がマンネリ化してしまう． **2. 助言** 　●外食や惣菜などの利用を提案 　●共食(家族，友人)の機会を増やすことを提案	●日持ちする食品(缶詰，冷凍・レトルト食品等)の利用，卵・納豆，野菜入り汁物など簡単に食べられるものを紹介してもよい．
フォローアップ	●栄養教室や通いの場等への接続 ●かかりつけ医，介護部門等との事業実施結果の共有	

●事例Ⅲ　男性高齢者の料理教室の支援

＜経緯＞

　A保健センターは，低栄養予防教室（計4回/教室）を開催した．その受講生から修了後も活動を持続したいと要望があり，自主的に男性高齢者の料理教室ができた．現在，各公民館に1グループ立ち上がり，活動中である．自主的な活動であるが，保健センター，地域包括支援センター，地域活動栄養士，食生活改善推進員，大学などが支援をしている．自主的な料理教室は月に1〜2回開催しており，次に述べる年間計画のように，参加者の交流会，栄養や口腔の講演会，管理栄養士による料理教室の支援を各1回，行っている．

＜年間計画＞

回	題目	時間	方法	講師	場所
1	料理教室参加者の交流会	120分	活動発表 意見交換	各グループの代表者	A保健センター 研修室
2	管理栄養士による料理教室の支援と栄養教育	180分	実習 講義	管理栄養士 大学生	各公民館調理室
3	講演会：はつらつ健口教室 （口腔機能テスト）	90分	講義 実習	歯科医師 歯科衛生士	A保健センター 研修室

＜第2回　料理教室の支援と栄養教育　指導案＞

1. **テーマ**：毎日コツコツ　カルシウム
2. **対　象**：男性高齢者20名
3. **支援者**：管理栄養士，大学生，食生活改善推進員，地域包括支援センター職員
4. **支援内容**：テーマに沿った献立の作成，調理指導，栄養教育
5. **目　標**：①カルシウムの豊富な食品について理解する（学習目標）
　　　　　　②カルシウムの豊富な食品を日常の食生活に取り入れてみようとする（学習目標）
　　　　　　③上記②を実践する（行動目標）
6. **評価方法**：参加者へのアンケート調査
7. **計画**

過程	時間	指導内容 アンダーライン：管理栄養士担当	指導上の留意事項	資料等
準備		1. 食材の搬入 2. 教室内の衛生管理 　　台：拭く 　　冷蔵庫：拭く 3. 準備 　　食材の分配 　　調味料の準備 4. 出欠の確認	持参物：ハンドタオル，エプロン，バンダナ，筆記用具，名札 食器見本の用意	食材分配表
導入 （20分）	10:00	1. 挨拶 2. 自己紹介 3. 今日の予定 4. 調理指導 5. 衛生管理ポイント		レシピ
展開 （140分）	10:20 12:00	1. 調理（100分） 2. 試食（20分）	・手洗い ・冷蔵品を常温放置しない ・燃えやすいものをコンロの近くに置かない	

| 展開
(140分) | 12:20 | 3. 栄養教育(20分)(図9-F-4)
・カルシウムに気をつける理由
・カルシウム摂取量の現状
・カルシウムの多い食品
・カルシウムを食生活に取り入れるには
・骨を丈夫にするためには | | 掲示媒体 |
| まとめ
(20分) | 12:40 | 1. 後片付け・掃除
2. 今日の復習
3. 次回の連絡事項
4. アンケートの実施
5. 挨拶 | | 次回のレシピ
アンケート |

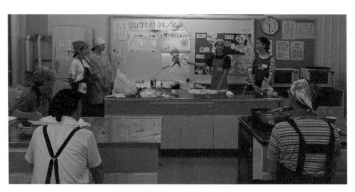

図 9-F-4 栄養教育の様子

● 事例Ⅳ　地域在住高齢者を対象とした栄養教育プログラム

＜市民講座「いつまでもイキイキ生活　健康寿命を延ばそう」＞

＜全体計画＞

回	題目	時間	方法	講師
1	高齢者と健康	90分	講義	医師
2	食べ物と健康	90分	講義	大学教員(食品栄養学)
3	噛んで健康　よく噛んで食べよう	90分	講義と演習	歯科医師 歯科衛生士
4	明日から何を食べる？ イキイキ生活を送る食事	90分	講義と演習	管理栄養士 ボランティア

場所：A市市民会館　研修室

＜第4回　「明日から何を食べる？　イキイキ生活を送る食事」　指導案＞
1. **対象**：A市市民(高齢者30名)
2. **目標**：①低栄養を予防する食事について理解する(学習目標)
　　　　　②主食・主菜・副菜の揃った食事について理解する(学習目標)
　　　　　③上記①②を実践してみようとする(学習目標)
　　　　　④上記①②を実践する(行動目標)
　　　　　⑤低栄養の者の割合が減少する(結果目標)
3. **評価方法**：①③④参加者へのアンケート調査(教室後)，②料理カードによる食事づくり(観察)，⑤健康診断(1年後)

4. 計画

過程	指導内容	留意事項	準備物
準備		●指定の席に座ってもらう（5名/班）	名札，マジック
導入 10 分	1. はじめのあいさつをする 　①自己紹介 　②今日の内容を紹介		
展開 65 分	1. 参加者が明日の昼食を選ぶ 　①班内で自己紹介：名前・講座にきた理由 　②食べたい昼食を選ぶ	班活動 ●各班でボランティアが進行 ●栄養的な助言はしない	料理カード
	2. 健康寿命について説明する		投影資料 配布資料
	3. 高齢者のための食生活指針を説明する		
	4-1. 低栄養予防のための主食・主菜・副菜の揃った食事について説明する（図9-F-5） 　①主食 　②主菜 　③副菜	質問形式で参加型にする	掲示資料 ホワイトボード
	4-2. 参加者が主食・主菜・副菜の揃った食事を選ぶ 　●全体の場で，班で1～2人，発表する	班活動 ●ボランティアが進行 ●助言する ●観察により理解度を評価する	料理カード ホワイトボード 磁石
	4-3. 低栄養を予防し老化を遅らせるための食生活指針を説明する		
	5. 参加者が今日学んだこと，実践してみたいことについて発表する	班活動 ●ボランティアが進行 ●発表のあとは拍手をし，達成感ややる気をもたせる	
まとめ 15 分	1. まとめをする 　●学んだことを家族等に伝えるよう促す 2. 修了証書を授与する 3. 参加者がアンケートに回答する		修了証書 アンケート用紙

5. 評価
①低栄養を予防する食事について理解する（学習目標）
参加者へのアンケート：講義の内容について理解できましたか？

「できた」　　16名（53.4％）　　「あまりできなかった」　0名（0.0％）
「ややできた」　14名（46.7％）　　「できなかった」　　　0名（0.0％）
②主食・主菜・副菜の揃った食事について理解する（学習目標）
観察（上記，展開4-2）：

「理解した」　　26名（86.7％）　　「理解していない」　0名（0.0％）
「助言により理解した」　4名（13.3％）
③上記①②を実践してみようとする（学習目標）
参加者へのアンケート：今日の講義の内容を実践してみようと思いますか？

「思う」　　12名（40％）　　「あまり思わない」　3名（10％）
「やや思う」　15名（50％）　　「思わない」　　　0名（0.0％）
④上記①②を実践する（行動目標）
6ヵ月後，参加者へのアンケート：実践していますか？（今後，実施予定）
⑤低栄養の者の割合を減少する（結果目標）
1年後の健康診査：低栄養の者の割合を，本年度と比較する（今後，実施予定）

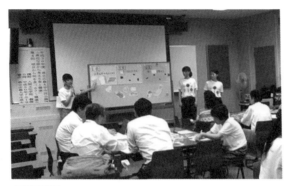

図 9-F-5　低栄養予防のための主食・主菜・副菜の揃っ
　　　　　た食事について説明している様子

🐤 ディスカッションテーマ

以下の問題について話し合ってみよう.

(1)　個人における身体状況，栄養状態および病態に応じた適切な栄養補給，食事に関するマネジメント

> 　A 保健センターに勤務する管理栄養士である．住民から栄養相談があった．
> 対象は 69 歳，男性．身長 165.0 cm，体重 70.0 kg，BMI 25.7 kg/m²，血圧 128/85 mmHg.
> 服薬：高血圧の薬，喫煙習慣なし，運動習慣・身体活動なし，飲酒習慣あり．
>
> 　男性に初回面接で食生活状況を聞き取ったところ，以下の回答が得られた．
> ●朝食(7 時頃)：ロールパン 2 個，コーヒー
> ●昼食(12 時頃)：ご飯 1 杯，漬物
> ●夕食(18 時頃)：ご飯半杯，鯛の刺身，きゅうりの酢の物，すまし汁(わかめ，大根)，日本酒 4 合
>
> 　退職して 4 年．高齢者は基礎代謝が落ちるので粗食がよい．肥満なので減量したい．1 ヵ月に 2 kg 減量に成功した．
> 夕食に晩酌をするのが楽しみ．横断歩道を青信号のうちに渡れなくなった．食生活で気をつける点を教えてほしい．

1. 男性の身体状況や面接からみた課題は何か？　さらに確認しておきたいことは何か？
2. 「粗食がよい，減量したい」というこの男性に，ソーシャルサポートを活用する具体的な提案は何か？

（2）特定の集団における人々の健康・栄養状態や社会資源に応じた適切な食事や食生活の支援に関するマネジメント

> B 介護老人保健施設*に勤務する管理栄養士である．入所者の退院後の食生活を考えた集団での栄養教育を依頼された．入所者カルテや入所者からの聞き取り結果を**表**に示す（**表**は調査結果の一部）．
>
> *通称「ろうけん」．介護を必要とする高齢者の自立を支援し，家庭への復帰を目指すために，看護・介護ケア，リハビリテーション，栄養管理・食事・入浴などの日常サービスを提供する施設．

表　食生活調査の結果（回答者：100 人）

調査項目	選択肢	人
BMI	＜ 18.5	35
	18.5 ≦〜＜ 20.0	20
	20.0 ≦〜＜ 21.5	20
	21.5 ≦〜＜ 23.0	10
	23.0 ≦〜＜ 24.5	5
	24.5 ≦〜＜ 25.0	2
	25.0 ≦	8
家族構成	独居	75
	高齢者の 2 人暮らし	15
	子世帯と同居	8
	他	2
家庭での主な調理者	本人	57
	配偶者	5
	子ども	8
	調理しない	30
家庭での調理頻度	毎食	8
	1 日 1 〜 2 食	10
	週 2 〜 3 食	52
	ほとんどしない	30
食材・弁当・惣菜の購入方法	自分で購入	30
	家族が購入	9
	ヘルパーさんに依頼	50
	配食サービスを利用	11

1. 本調査結果から，栄養教育の優先課題と栄養教育内容は何か？
2. 実施目標，学習目標，行動目標，環境目標，結果目標を立てるとすると何か？
3. 他職種・他機関と連携する食環境の整備として，どのような取り組みが考えられるか？

付録　栄養教育と法律

　栄養教育をさまざまな場で実施するにあたり，これを指示する法的根拠と制約を理解しておかねばならない．以下に主な法律の栄養教育に関連する内容を示す(**表**)．

　①**栄養士法**：栄養士および管理栄養士の定義，免許，管理栄養士国家試験，栄養士および管理栄養士養成施設について定めている．

　②**健康増進法**：日本の高齢社会の進展と疾病構造の変化に対応して，国民の健康増進を総合的に推進するために，旧栄養改善法が改められて制定された．国民および国や地方公共団体，健康増進事業者の健康増進に対する責務，関係者の協力，基本方針や実施指針，国民健康・栄養調査，保健指導，特定給食施設，受動喫煙の防止，特別用途表示や栄養表示基準などが示されている．

　③**学校教育法**：学生，児童，生徒，児童および幼児ならびに職員の健康診断の実施について規定されている．食に関する指導を充実するために栄養教諭の設置と職務について示されている．

　④**学校給食法**：学校給食の目標と達成内容について示されている．

　⑤**地域保健法**：地域住民の多様で高度な健康の保持増進にかかわるニーズに対して，地域保健対策の推進に関する基本方針，保健所，市町村保健センターの設置その他の事項を定めている．旧保健所法を全面的に改正したものである．

　⑥**母子保健法**：母性，乳児，幼児の健康の保持増進のため，妊娠，出産または育児に関するサービスの内容や母子保健センターの設置について示されている．

　⑦**食育基本法**：食育の基本理念を示し，国および地方公共団体等の責務を明らかにして，食育に関する施策が計画的に推進され，国民一人ひとりが食に関する知識と食を選択する力を習得できることを目指している．

　⑧**高齢者の医療の確保に関する法律**：高齢期における健康の保持と適切な医療の確保のための保健事業について示され，高齢者の保健，医療，福祉に関する総合対策を目指すものである．特定健康診査・保健指導について定めている．

　⑨**介護保険法**：加齢に伴って介護が必要な者などについて，必要な保健医療福祉サービスを保険制度で支えることを目的として制定されている．

　⑩**労働安全衛生法**：労働者の安全と健康の確保および快適な作業環境の形成を目指しており，産業医や健康診断について規定している．

　⑪**食品衛生法**：飲食にかかわる衛生上の危害発生の予防と公衆衛生の向上と増進について示されている．

　⑫**食品表示法**：食品にかかわる表示基準を制定し，事業者にも消費者にもわかりやすい表示を目指して定められたものである．

　⑬**医療法**：医療施設の整備と体制に必要な事項が定められている．

表　栄養教育に関連する法律（抜粋）

● 栄養士法：昭和22年12月29日　法律第245号

（栄養士及び管理栄養士の定義）
第1条　この法律で栄養士とは，都道府県知事の免許を受けて，栄養士の名称を用いて栄養の指導に従事する事を業とするものをいう.
　　　2　この法律で管理栄養士とは，厚生労働大臣の免許を受けて，管理栄養士の名称を用いて，傷病者に対する療養のため必要な栄養の指導，個人の身体の状況，栄養状態等に応じた高度の専門的知識及び技術を要する健康の保持増進のための栄養の指導並びに特定多数人に対して継続的に食事を供給する施設における利用者の身体の状況，栄養状態，利用の状況等に応じた特別の配慮を必要とする給食管理及びこれらの施設に対する栄養改善上必要な指導等を行うことを業とする者をいう.

（不正行為）
第5条の5　管理栄養士は，傷病者に対する療養のため必要な栄養の指導を行うに当たっては，主治の　医師の指導を受けなければならない.

● 健康増進法：平成14年8月2日法律第103号

（目的）
第1条　この法律は，我が国における急速な高齢化の進展および疾病構造の変化に伴い，国民の健康の増進の重要性が著しく増大していることにかんがみ，国民の健康の増進の総合的な推進に関し基本的な事項を定めるとともに，国民の栄養の改善その他の国民の健康の増進を図るための措置を講じ，もって国民保健の向上を図ることを目的とする.

（国民の責務）
第2条　国民は，健康な生活習慣の重要性に対する関心と理解を深め，生涯にわたって，自らの健康状態を自覚するとともに，健康の増進に努めなければならない.

（健康増進事業実施者の責務）
第4条　健康増進事業実施者は，健康教育，健康相談その他国民の健康の増進のために必要な事業（以下「健康増進事業」という）を積極的に推進するよう努めなければならない.

（定義）
第6条　この法律において「健康増進事業実施者」とは次に掲げる者をいう.
　　　（健康保険法，船員保険法，国民健康保険法，国家公務員等共済組合法，地方公務員等共済組合法，私立学校教職員共済法，学校保健安全法，母子保健法，労働安全衛生法，高齢者の医療の確保に関する法律，介護保険法の規定により健康増進事業を行う市町村，この法律の規定により健康増進事業を行う市町村，その他政令で定めるもの）

（国民健康・栄養調査の実施）
第10条　厚生労働大臣は国民の健康の増進の総合的な推進を図るための基礎資料として，国民の身体の状況，栄養摂取量及び生活習慣の状況を明らかにするため，国民健康・栄養調査を行うものとする.

（生活習慣病の発生の状況の把握）
第16条　国及び地方公共団体は，国民の健康の増進の総合的な推進を図るための基礎資料として，国民の生活習慣とがん，循環器病その他の政令で定める生活習慣病（以下単に「生活習慣病」という.）との相関関係を明らかにするため，生活習慣病の発生の状況の把握に努めなければならない.

（食事摂取基準）
第16条の2　厚生労働大臣は，生涯にわたる国民の栄養摂取の改善に向けた自主的な努力を促進するため，国民健康・栄養調査その他の健康の保持増進に関する調査及び研究の成果を分析し，その分析の結果を踏まえ，食事による栄養摂取量の基準（以下この条において「食事摂取基準」という.）を定めるものとする.

（市町村による生活習慣相談等の実施）
第17条　市町村は，住民の健康の増進を図るため，医師，歯科医師，薬剤師，保健師，助産師，看護師，准看護師，管理栄養士，栄養士，歯科衛生士その他の職員に，栄養の改善その他の生活習慣の改善に関する事項につき住民からの相談に応じさせ，及び必要な栄養指導その他の保健指導を行わせ，並びにこれらに付随する業務を行わせるものとする.

（都道府県による専門的な栄養指導その他の保健指導の実施）
第18条　都道府県，保健所を設置する市及び特別区は，次に掲げる業務を行うものとする.
　　　一　住民の健康の増進を図るために必要な栄養指導その他の保健指導のうち，特に専門的な知識及び技術を必要とするものを行うこと.
　　　二　特定かつ多数のものに対して継続的に食事を供給する施設に対し，栄養管理の実施について必要な指導及び助言を行うこと.

● 学校教育法：昭和22年3月31日法律第26号

（健康診断等）
第12条　学校においては，別に法律で定めるところにより，幼児，児童，生徒，児童及び学生並びに職員の健康の保持増進を図るため，健康診断を行い，その他その保健に必要な措置を講じなければならない.

● 学校給食法：昭和29年6月3日法律第160号

（学校給食の目標）
第2條　学校給食を実施するに当たつては，義務教育諸学校における教育の目的を実現するために，次に掲げる目標が達成されるよ

う努めなければならない.
一　適切な栄養の摂取による健康の保持増進を図ること.
二　日常生活における食事について正しい理解を深め，健全な食生活を営むことができる判断力を培い，及び望ましい食習慣を養うこと.
三　学校生活を豊かにし，明るい社交性及び協同の精神を養うこと.
四　食生活が自然の恩恵の上に成り立つものであることについての理解を深め，生命及び自然を尊重する精神並びに環境の保全に寄与する態度を養うこと.
五　食生活が食にかかわる人々の様々な活動に支えられていることについての理解を深め，勤労を重んずる態度を養うこと.
六　我が国や各地域の優れた伝統的な食文化についての理解を深めること.
七　食料の生産，流通及び消費について，正しい理解に導くこと.

●地域保健法：昭和22年9月5日法律第101号

（目的）
第1条　この法律は，地域保健対策の推進に関する基本方針，保健所の設置その他地域保健対策の推進に関し基本となる事項を定めることにより，母子保健法（昭和40年法律第141号）その他の地域保健対策に関する法律による対策が地域において総合的に推進されることを確保し，もって地域住民の健康の保持及び増進に寄与することを目的とする.

●母子保健法：昭和40年8月18日法律第141号

（知識の普及）
第9条　道府県および市町村は，母性又は乳児若しくは幼児の健康の保持及び増進のため，妊娠，出産又は育児に関し，相談に応じ，個別的又は集団的に，必要な指導及び助言を行い，並びに地域住民の活動を支援すること等により，母子保健に関する知識の普及に努めなければならない.
（栄養の摂取に関する援助）
第14条　市町村は，妊産婦又は乳児若しくは幼児に対して，栄養の摂取につき必要な援助をするように努めるものとする.

●食育基本法：平成17年6月17日法律第63号

（目的）
第1条　この法律は，近年における国民の食生活をめぐる環境の変化に伴い，国民が生涯にわたって健全な心身を培い，豊かな人間性をはぐくむための食育を推進することが緊要な課題となっていることにかんがみ，食育に関し，基本理念を定め，及び国，地方公共団体等の責務を明らかにするとともに，食育に関する施策の基本となる事項を定めることにより，食育に関する施策を総合的かつ計画的に推進し，もって現在及び将来にわたる健康で文化的な国民の生活と豊かで活力ある社会の実現に寄与することを目的とする.
（国民の心身の健康の増進と豊かな人間形成）
第2条　食育は，食に関する適切な判断力を養い，生涯にわたって健全な食生活を実現することにより，国民の心身の健康の増進と豊かな人間形成に資することを旨として，行われなければならない.
（食に関する感謝の念と理解）
第3条　食育の推進に当たっては，国民の食生活が，自然の恩恵の上に成り立っており，また，食に関わる人々の様々な活動に支えられていることについて，感謝の念や理解が深まるよう配慮されなければならない.
（食育推進運動の展開）
第4条　食育を推進するための活動は，国民，民間団体等の自発的意思を尊重し，地域の特性に配慮し，地域住民その他の社会を構成する多様な主体の参加と協力を得るものとするとともに，その連携を図りつつ，あまねく全国において展開されなければならない.
（子どもの食育における保護者，教育関係者等の役割）
第5条　食育は，父母その他の保護者にあっては，家庭が食育において重要な役割を有していることを認識するとともに，子どもの教育，保育等を行う者にあっては，教育，保育等における食育の重要性を十分自覚し，積極的に子どもの食育の推進に関する活動に取り組むこととなるよう，行われなければならない.
（食に関する体験活動と食育推進活動の実践）
第6条　食育は，広く国民が家庭，学校，保育所，地域その他のあらゆる機会とあらゆる場所を利用して，食料の生産から消費等に至るまでの食に関する様々な体験活動を行うとともに，自ら食育の推進のための活動を実践することにより，食に関する理解を深めることを旨として，行われなければならない.
（伝統的な食文化，環境と調和した生産等への配意及び農山漁村の活性化と食料自給率の向上への貢献）
第7条　食育は，我が国の伝統のある優れた食文化，地域の特性を生かした食生活，環境と調和のとれた食料の生産とその消費等に配意し，我が国の食料の需要及び供給の状況についての国民の理解を深めるとともに，食料の生産者と消費者との交流等を図ることにより，農山漁村の活性化と我が国の食料自給率の向上に資するよう，推進されなければならない.
（食品の安全性の確保等における食育の役割）
第8条　食育は，食品の安全性が確保され安心して消費できることが健全な食生活の基礎であることにかんがみ，食品の安全性をはじめとする食に関する幅広い情報の提供及びこれについての意見交換が，食に関する知識と理解を深め，国民の適切な食生活の実践に資することを旨として，国際的な連携を図りつつ積極的に行われなければならない.

（国の責務）
第9条　国は，第二条から前条までに定める食育に関する基本理念（以下「基本理念」という．）にのっとり，食育の推進に関する施策を総合的かつ計画的に策定し，及び実施する責務を有する．

（地方公共団体の責務）
第10条　地方公共団体は，基本理念にのっとり，食育の推進に関し，国との連携を図りつつ，その地方公共団体の区域の特性を生かした自主的な施策を策定し，及び実施する責務を有する．

（教育関係者等及び農林漁業者等の責務）
第11条　教育並びに保育，介護その他の社会福祉，医療及び保健（以下「教育等」という．）に関する職務に従事する者並びに教育等に関する関係機関及び関係団体（以下「教育関係者等」という．）は，食に関する関心及び理解の増進に果たすべき重要な役割にかんがみ，基本理念にのっとり，あらゆる機会とあらゆる場所を利用して，積極的に食育を推進するよう努めるとともに，他の者の行う食育の推進に関する活動に協力するよう努めるものとする．
　　2　農林漁業者及び農林漁業に関する団体（以下「農林漁業者等」という．）は，農林漁業に関する体験活動等が食に関する国民の関心及び理解を増進する上で重要な意義を有することにかんがみ，基本理念にのっとり，農林漁業に関する多様な体験の機会を積極的に提供し，自然の恩恵と食に関わる人々の活動の重要性について，国民の理解が深まるよう努めるとともに，教育関係者等と相互に連携して食育の推進に関する活動を行うよう努めるものとする．

（食品関連事業者等の責務）
第12条　食品の製造，加工，流通，販売又は食事の提供を行う事業者及びその組織する団体（以下「食品関連事業者等」という．）は，基本理念にのっとり，その事業活動に関し，自主的かつ積極的に食育の推進に自ら努めるとともに，国又は地方公共団体が実施する食育の推進に関する施策その他の食育の推進に関する活動に協力するよう努めるものとする．

（国民の責務）
第13条　国民は，家庭，学校，保育所，地域その他の社会のあらゆる分野において，基本理念にのっとり，生涯にわたり健全な食生活の実現に自ら努めるとともに，食育の推進に寄与するよう努めるものとする．

● 高齢者の医療の確保に関する法律：昭和57年8月17日法律第80号

（目的）
第1条　この法律は，国民の高齢期における適切な医療の確保を図るため，医療費の適正化を推進するための計画の作成及び保険者による健康診査等の実施に関する措置を講ずるとともに，高齢者の医療について，国民の共同連帯の理念等に基づき，前期高齢者に係る保険者間の費用負担の調整，後期高齢者に対する適切な医療の給付等を行うために必要な制度を設け，もって国民保健の向上及び高齢者の福祉の増進を図ることを目的とする．

（特定健康診査等基本指針）
第18条　厚生労働大臣は，特定健康診査（糖尿病その他の政令で定める生活習慣病に関する健康診査をいう．以下同じ．）及び特定保健指導（特定健康診査の結果により健康の保持に努める必要がある者として厚生労働省令で定めるものに対し，保健指導に関する専門的知識及び技術を有する者として厚生労働省令で定めるものが行う保健指導をいう．以下同じ．）の適切かつ有効な実施を図るための基本的な指針（以下「特定健康診査等基本指針」という．）を定めるものとする．
　　2　特定健康診査等基本指針においては，次に掲げる事項を定めるものとする．
　　　一　特定健康診査及び特定保健指導（以下「特定健康診査等」という．）の実施方法に関する基本的な事項
　　　二　特定健康診査等の実施及びその成果に係る目標に関する基本的な事項
　　　三　前二号に掲げるもののほか，次条第一項に規定する特定健康診査等実施計画の作成に関する重要事項
　　3　特定健康診査等基本指針は，健康増進法第九条第一項に規定する健康診査等指針と調和が保たれたものでなければならない．

（特定健康診査）
第20条　保険者は，特定健康診査等実施計画に基づき，厚生労働省令で定めるところにより，四十歳以上の加入者に対し，特定健康診査を行うものとする．ただし，加入者が特定健康診査に相当する健康診査を受け，その結果を証明する書面の提出を受けたとき，又は第二十六条第二項の規定により特定健康診査に関する記録の送付を受けたときは，この限りでない．

（特定保健指導）
第24条　保険者は，特定健康診査等実施計画に基づき，厚生労働省令で定めるところにより，特定保健指導を行うものとする．

● 介護保険法：平成9年12月17日法律第123号

（目的）
第1条　この法律は加齢に伴って生ずる心身の変化に起因する疾病等により要介護状態となり，入浴，排せつ，食事等の介護，機能訓練並びに看護及び療養上の管理その他の医療を要する者等について，これらの者が尊厳を保持し，その有する能力に応じ自立した日常生活を営むことができるよう，必要な保健医療サービス及び福祉サービスに係わる給付を行うため，国民の共同連帯の理念に基づき介護保険制度を設け，その行う保険給付等に対して必要な事項を定め，もって，国民の保健医療の向上及び福祉の増進を図ることを目的とする．

● 労働安全衛生法：昭和47年6月8日法律第57号

（健康教育等）
第69条　事業者は，労働者に対する健康教育および健康相談その他労働者の健康の保持増進を図るため必要な措置を継続的かつ計画的に講ずるように努めなければならない．

● **食品衛生法**：昭和 22 年 12 月 24 日法律第 233 号

（国等の責務）

第 2 条　国，都道府県，地域保健法第 5 条第 1 項の規定に基づく政令で定める市及び特別区は，教育活動および広報活動を通じた食品衛生に関する正しい知識の普及，食品衛生に関する情報の収集，整理，分析および提供，食品衛生に関する研究の推進，食品衛生に関する検査の能力の向上並びに食品衛生の向上に関わる人材の養成及び資質の向上を図るために必要な措置を講じなければならない．

● **食品表示法**：平成 25 年 6 月 28 日法律第 70 号

（目的）

第 1 条　この法律は，食品に関する表示が食品を摂取する際の安全性の確保及び自主的かつ合理的な食品の選択の機会の確保に関し重要な役割を果たしていることに鑑み，販売（不特定又は多数の者に対する販売以外の譲渡を含む．以下同じ．）の用に供する食品に関する表示について，基準の策定その他の必要な事項を定めることにより，その適正を確保し，もって一般消費者の利益の増進を図るとともに，食品衛生法（昭和 22 年法律第 233 号），健康増進法（平成 14 年法律第 103 号）及び日本農林規格等に関する法律（昭和 25 年法律第 175 号）による措置と相まって，国民の健康の保護及び増進並びに食品の生産及び流通の円滑化並びに消費者の需要に即した食品の生産の振興に寄与することを目的とする．

● **医療法**：昭和 23 年 7 月 30 日法律第 205 号

（目的）

第 1 条　この法律は，医療を受ける者による医療に関する適切な選択を支援するために必要な事項，医療の安全を確保するために必要な事項，病院，診療所及び助産所の開設及び管理に関し必要な事項並びにこれらの施設の整備並びに医療提供施設相互間の機能の分担及び業務の連携を推進するために必要な事項を定めること等により，医療を受ける者の利益の保護及び良質かつ適切な医療を効率的に提供する体制の確保を図り，もつて国民の健康の保持に寄与することを目的とする．

第 1 条の 2　医療は，生命の尊重と個人の尊厳の保持を旨とし，医師，歯科医師，薬剤師，看護師その他の医療の担い手と医療を受ける者との信頼関係に基づき，及び医療を受ける者の心身の状況に応じて行われるとともに，その内容は，単に治療のみならず，疾病の予防のための措置及びリハビリテーションを含む良質かつ適切なものでなければならない．

　　　2　医療は，国民自らの健康の保持増進のための努力を基礎として，医療を受ける者の意向を十分に尊重し，病院，診療所，介護老人保健施設，調剤を実施する薬局その他の医療を提供する施設（以下「医療提供施設」という．），医療を受ける者の居宅等（居宅その他厚生労働省令で定める場所をいう．以下同）において，医療提供施設の機能に応じ効率的に，かつ，福祉サービスその他の関連するサービスとの有機的な連携を図りつつ提供されなければならない．

参考図書

第1章

1) Contento IR：これからの栄養教育論―研究・理論・実践の環―，足立己幸，衞藤久美，佐藤都喜子(監訳)，第一出版，2015
2) 厚生労働省：日本人の長寿を支える「健康な食事」のあり方に関する検討会報告書(2014)．(https://www.mhlw.go.jp/file/05-Shingikai-10901000-Kenkoukyoku-Soumuka/0000070498.pdf)(最終アクセス 2020 年 11 月 25 日)
3) 日本健康教育学会ホームページ：健康教育，ヘルスプロモーションの定義(http://nkg.eiyo.ac.jp/hehp.html)(最終アクセス 2020 年 11 月 25 日)

第2章

1) 澤田瑞也(編)：人間関係の生涯発達，培風館，2002
2) 畑　栄一，土井由利子(編)：行動科学―健康づくりのための理論と応用，第 2 版，南江堂，2009
3) 厚生労働省：健康づくりのための食環境整備に関する検討会報告書，2004
4) Green LW, Kreuter MW (原著)，神馬征峰(訳)：実践ヘルスプロモーション――PRECEDE-PROCEED モデルによる企画と評価，医学書院，2005
5) 島内憲夫(訳)：ヘルスプロモーション―WHO：オタワ憲章，垣内出版，1990

第3章

1) 足達淑子：行動変容のための面接レッスン―行動カウンセリングの実践，医歯薬出版株式会社，2008

第4章

1) 足達淑子：保健指導バイタルポイント―行動変容をサポートする，医歯薬出版株式会社，2007
2) 足達淑子(編)：ライフスタイル療法 I ―生活習慣改善のための行動療法，医歯薬出版株式会社，2006
3) 足達淑子：ライフスタイル療法 II ―肥満の行動療法，第 2 版，医歯薬出版株式会社，2011

第5章

1) 大津一義，柳田美子(編集代表)，佐藤加代子，笠原賀子(編)：効果的な栄養教育・栄養指導の進め方(クローズアップ食生活シリーズ 3)，ぎょうせい，2001
2) 笠原賀子，川野　因(編)：栄養教育論，第 3 版，講談社サイエンティフィク，2012
3) 畑　栄一，土井由利子：行動科学―健康づくりのための理論と応用，第 2 版，南江堂，2009
4) 園田恭一，吉田　享，川田智恵子(編)：健康教育・保健行動，有信堂，1993
5) Contento IR：これからの栄養教育論―研究・理論・実践の環―，足立己幸，衞藤久美，佐藤都喜子(監訳)，第一出版，2015

第6章

1) 雨海照祥(編)：臨床栄養別冊ワンステップ栄養アセスメント基礎編，医歯薬出版株式会社，2010
2) 特定非営利活動法人 日本栄養改善学会(監修)，田中平三，徳留信寛(監訳)：よくわかる食事摂取基準 DRI エッセンシャルガイド，医歯薬出版株式会社，2010
3) 西堀すき江(編)：よくわかる「栄養ケア・マネジメント」ハンドブック，第 2 版，中央法規，2010
4) 櫻林郁之介，熊坂一成(監修)：最新臨床検査項目辞典，医歯薬出版株式会社，2008
5) 日本人の新身体計測基準値(JARD2001)，メディカルレビュー社，2002

第7章 ［栄養教育方法の選択］

1) 辻とみ子, 堀田千津子(編)：新版ヘルス21 栄養教育・栄養指導論, 医歯薬出版株式会社, 2017
2) 大里進子, 城田知子(編著)：演習栄養教育, 第7版, 医歯薬出版株式会社, 2017
3) 春木　敏(編)：エッセンシャル栄養教育論, 第3版, 医歯薬出版株式会社, 2014

［教材］

1) 日本教材学会：日本教材学会設立20周年記念論文集「教材学」現状と展望 上巻, 協同出版, 2008
2) 中内敏夫：教材と教具の理論, 有斐閣, 1978
3) 山内祐平(編)：デジタル教材の教育学, 東京大学出版会, 2010
4) 日本栄養士会(編)：〈解説〉健康づくりのための6つの基礎食品, 第5版, 第一出版, 1999
5) 日本糖尿病学会(編著)：糖尿病食事療法のための食品交換表, 第7版, 文光堂, 2013
6) 日本糖尿病学会(編著)：糖尿病腎症の食品交換表, 第3版, 文光堂, 2016
7) 特殊ミルク共同安全開発委員会(編)：改訂2008 食事療法ガイドブック　アミノ酸代謝異常症・有機酸代謝異常症のために, 恩賜財団母子愛育会, 2008
8) 大森正英(編)：健康・栄養学用語辞典, 中央法規, 2012

第8章

1) Contento IR：これからの栄養教育論―研究・理論・実践の環―, 足立己幸, 衞藤久美, 佐藤都喜子(監訳), 第一出版, 2015
2) 特定非営利活動法人日本栄養改善学会(監修)：管理栄養士養成課程におけるモデルコアカリキュラム準拠 第7巻 栄養教育論―理論と実践, 武見ゆかり, 赤松利恵(編), 医歯薬出版社, 2013
3) 春木　敏(編)：エッセンシャル栄養教育論, 第3版, 医歯薬出版株式会社, 2014
4) 武藤孝司, 福渡　靖：健康教育・ヘルスプロモーションの評価, 篠原出版新社, 2000
5) 文部科学省：食に関する指導の手引―第二次改訂版―, 2019

第9章 ［妊娠・授乳期］

1) イリングワースRS：ノーマルチャイルド, メディカル・サイエンス・インターナショナル, 1994
2) 柏木惠子：家族心理学, 東京大学出版会, 2003
3) 岡本裕子, 松下美智子(編)：新女性のためのライフサイクル心理学, 福村出版, 2002
4) 一般財団法人 厚生労働統計協会：国民衛生の動向 2020/2021, 厚生の指標 増刊6(9), 2020
5) 母子健康手帳, 母子衛生研究会
6) 厚生労働省雇用均等・児童家庭局：「食を通じた子どもの健全育成(いわゆる「食育」の視点から)のあり方に関する検討会」報告書, 2004
7) 厚生労働省：授乳・離乳の支援ガイド(2019年改訂版)

［乳・幼児期］

1) 特定非営利活動法人日本栄養改善学会(監修)：管理栄養士養成課程におけるモデルコアカリキュラム準拠 第7巻 栄養教育論―理論と実践, 武見ゆかり, 赤松利恵(編), 医歯薬出版株式会社, 2013
2) 春木　敏(編)：エッセンシャル栄養教育論, 第3版, 医歯薬出版株式会社, 2014
3) 武藤孝司, 福渡　靖：健康教育・ヘルスプロモーションの評価, 篠原出版新社, 2000
4) 文部科学省：食に関する指導の手引―第二次改訂版―, 2019

［学童期］

1) 文部科学省：食に関する指導の手引―第二次改訂版―, 2019
2) 女子栄養大学栄養教諭研究会：栄養教諭とはなにか「食に関する指導」の実践, 女子栄

養大学出版部, 2005

［思春期］
1) 伊藤善也, 武田英二(編著)：子どもの病気　栄養管理・栄養指導ハンドブック, 化学同人, 2012
2) 髙橋三郎, 大野　裕(監訳)：DSM-5 精神疾患の分類と診断の手引, 医学書院, 2014
3) 有阪　治：よくわかる子どもの肥満, 岡田知雄(編著), 永井書店, 2008
4) 天笠　茂(監修)：改訂学習指導要領×中央教育審議会答申【中学校編】, 第一法規株式会社, 2017
5) 中村丁次：摂食障害の病態と栄養指導―神経性食欲不振症・大食症―, 吉植庄平, 高橋重麿, 北川侃子ほか(著), 第一出版, 1994
6) 木村典代：エッセンシャルスポーツ栄養学, 日本スポーツ栄養学会(監修), 市村出版, 2020

［成人期］
1) 国立研究開発法人医薬基盤・健康・栄養研究所 国立健康・栄養研究所：健康日本 21 (第二次)現状値の年次推移(https://www.nibiohn.go.jp/eiken/kenkounippon21/kenkounippon21/genjouchi.html)(最終アクセス 2020 年 11 月 25 日)
2) 厚生労働省：健康日本 21(第三次)推進のための説明資料, その 1(https://www.mhlw.go.jp/content/001158870.pdf), その 2(https://www.mhlw.go.jp/content/001158871.pdf)(最終アクセス 2023 年 12 月 5 日)
3) 厚生労働省：国民健康・栄養調査(https://www.mhlw.go.jp/bunya/kenkou/kenkou_eiyou_chousa.html)(最終アクセス 2020 年 11 月 25 日)
4) 門脇　孝, 津下一代(編)：第三期 特定健診・特定保健指導ガイド, 南山堂, 2018
5) 厚生労働省：標準的な健診・保健指導プログラム(令和 6 年度版)(https://www.mhlw.go.jp/stf/seisakunitsuite/bunya/0000194155_00004.html)(最終アクセス 2023 年 12 月 5 日)
6) 経済産業省：健康経営銘柄(https://www.meti.go.jp/policy/mono_info_service/healthcare/kenko_meigara.html)(最終アクセス 2020 年 11 月 25 日)
7) 「健康な食事・食環境」コンソーシアム事務局「健康な食事・食環境」認証制度(http://smartmeal.jp/)(最終アクセス 2020 年 11 月 25 日)

［高齢期］
1) 内閣府：高齢社会白書
2) 厚生労働省：介護保険制度の概要(https://www.mhlw.go.jp/stf/seisakunitsuite/bunya/hukushi_kaigo/kaigo_koureisha/gaiyo/index.html)(最終アクセス 2020 年 12 月 1 日)
3) 公益社団法人　日本栄養士会：地域における訪問栄養食事指導ガイド―管理栄養士によるコミュニティワーク, 2015(https://www.dietitian.or.jp/data/report/h26-2.pdf)(最終アクセス 2020 年 12 月 1 日)
4) 吉村芳弘, 西岡心大, 宮島　功ほか(編)：高齢者の栄養管理パーフェクトガイド―病態から問い直す最新の栄養管理, 医歯薬出版株式会社, 2019
5) 葛谷雅文, 酒元誠治(編)：MNA 在宅栄養ケア―在宅高齢者の低栄養予防と早期発見, 医歯薬出版株式会社, 2015

練習問題解答

第1章　栄養教育の概念(14頁)

(1) ○(学生食堂という大学の組織で実施するプログラムであり，組織レベルにあたる)

(2) ×(栄養成分表示は情報提供にあたるため，食物へのアクセス面と情報へのアクセス面を統合した食環境整備の例にあたる)

第2章　栄養教育と人間の行動変容に関する理論(35頁)

2-A, B, C, D

(1) ○

(2) ×(先行刺激ではなく，随伴刺激に影響される)

(3) ×(負の強化ではなく消去である．負の強化は負の強化子を除くことで行動を増やす手続き)

(4) ○

(5) ×(条件刺激である)

(6) ×(認知行動療法理論，認知科学に基づいている)

(7) ×(条件刺激ではなく弁別刺激である)

(8) ○

(9) ×(「憂さを晴らすために」は主観的解釈であり，刺激-反応-結果の関連の分析となっていない)

(10) ○

2-E

1. (2)

解説：(1)コミュニティオーガニゼーションでは，場への参加により，地域の課題を住民自身が主体的に気づき，解決へ向かうことが重要である．(2)組織活動を行う中で，自発的，主体的な学習が進むので，正しい．(3)エンパワメントは，誰がエンパワメントしていくのかという主語を伴う概念であり，政策レベルのエンパワメントは存在しない．したがって4段階ではなく，3段階である．(4)活動はメンバーの中からリーダーが生まれ，メンバー中心に行われる必要がある．したがって，管理栄養士の役割はあくまで支援者である．(5)グループダイナミクスは，学習者同士の相互作用を活用する働きかけ・技法であり，個人ではなく，組織またはコミュニティレベルのエンパワメントにおいて重要である．

2. (5)

解説：(1)最初に利用する人々のことは革新的採用者という．初期採用者はその次に利用する人々のこと．(2)後期多数者の割合は，前期多数者と同じ割合とされるので，最も多いわけではない．(3)プロセスの最初の段階は，存在を知ってもらうように働きかけることだが，それは説得ではなく，認知の段階である．(4)既存のイノベーションと比較して優位性を強調することは，相対的優位性という．適合性は，想定した対象集団のニーズに合っているかを意味する．(5)イノベーションの普及速度に影響する要因のうちの1つが試行可能性である．試行可能性を有するとより採用されやすいとされるので，正しい．

第3章　栄養カウンセリング(63頁)

(1) ×(食事内容よりは，食行動が生じる条件や結果の関係を明らかにすることである)

(2) ×(最初からは侵襲的な介入となる．その存在を念頭におきながらが正しい)

(3) ×(これはクライアント中心療法である)

(4) ○

(5) ○

(6) ×(動機づけ面接は目的をもって，受容しながらも両価性を重視して気づきを促す)

(7) ×(目的は行動変容であり，目標設定ではない．重要なのは，よい関係の構築を意識しながらクライアントを生活者として把握し，行動変容への動機づけを行うことである)

(8) ○

(9) ○

(10) ×(できないと決めつけず，どこが難しかったのか，やろうとしたのか，などをより詳しく聞き取ることから始める)

第4章　行動変容のための技法(77頁)

(1) ×(知識だけでは行動変容につながらない．習慣変容には，知識と意欲と技術の3要因が不可欠となる)

(2) ○

(3) ○

(4) ○

(5) ×(自分の行動を観察して評価することが本来の意味である．重要なセルフコントロール法の1つであるが，不可欠とはいえない)

(6) ×(感情ではなく認知である)

(7) ×(本来は意欲も形成可能な行動の一種であり，準備性の1つの要素でもある．切り捨てるのではなく，そのレベルでできることを提案する)

(8) ○

(9) ○

(10) ×(状況の判断，自己の考えの整理などが重要．言いたいことを表現するだけでは逆効果になることもある)

第5章　栄養教育マネジメント(93頁)

5-A

(1) ○

(2) ×(NCPは，主に傷病者を対象とした臨床栄養領域における栄養ケア・マネジメントをいう)

(3) ○

(4) ×(栄養教育の評価は，実施前の計画段階で評価方法や指標を決めて行う)

(5) ○(Actとして，Doに戻って計画を一部修正し実施する場合もある)

5-B

(1) ×(年齢と健康状態だけではなく，個人のライフスタイルをとらえる必要がある)

(2) ×(保育所，認定こども園，幼稚園などでは，食べ物に興味をもつための取り組みが可能であり，重要な食育の場である)

(3) ○

5-C

1. (4)

解説：(1)調味を薄味にすることについて家族の理解があるか―強化要因．(2)減塩調味料を使っているか―行動とラ

イフスタイル要因.(3)1日あたり食塩摂取量の目標量を知っているか―準備要因.(4)加工食品の食塩相当量表示を理解して使えるか，はスキルなので実現要因で正しい.(5)尿中ナトリウム排泄量―生体指標による食塩摂取量の把握であり，行動・ライフスタイル要因.

2. (3)

解説：(1) 対象の細分化では，いまだ実践できていない集団や，最初に実践を実現できるとそこから他者への波及が期待できる集団を特定することが重要である.(2)将来のメリットを示すことは必要だが，ソーシャルマーケティングでは，むしろ直接的な直近のメリットの提示が重要とされる.(3) ソーシャルマーケティングのプライス(price)には，価格などの金銭的負担以外の時間や努力などが含まれるので正解.(4)自治体の広報は，一般的には年代の高い集団向けとされる. 若い世代向けには SNS などのチャネルが有効である.

第6章　栄養教育のためのアセスメント(103頁)

(1) ×(栄養アセスメントは身体計測，生理・生化学検査，食事調査などの情報を収集し,それをもとに総合的に評価・判定する一連の流れのことであるが，アセスメントは，その中の評価・判定のみを表す言葉である)

(2) ○(栄養アセスメントは，学習者の状況に応じた栄養教育を行うために，必須のプロセスである)

(3) ○ ［教育の効果(身体状況，食事摂取状況，食意識の変化等)を把握するためには，経時的に変化の様子を確認する必要がある］

(4) ×(エネルギー摂取量の過不足は，BMI や体重の変動などをもとに評価する)

(5) ○(食事摂取の内容は，日による差が大きいので，習慣的，すなわち長期間の摂取状況を確認する)

(6) ○(半構造化面接は，決められた質問のみでなく，自由な質問を組み込むため，学習者の生の声を把握することができる)

(7) ○(質問紙法はその質問紙をどう用いるかによって，個別面接調査法，配表調査法，郵送法などに活用される)

(8) ○(栄養教育は食物摂取や食行動に影響する個人要因を把握する必要がある)

(9) ×(食物が食べられる状態にあるなどの準備性や利便性は，アクセシビリティである)

第7章　栄養教育の目標設定と計画立案(131頁)

7-A, B

1. (5)

解説：(1)社員の家族に働きかける目標であり，環境目標である.(2)社員の生活習慣改善のために掲げられた行動目標である.(3)社員の身体状況を改善するための目標であり，結果目標である.(4)社員の食に関する知識を高めるための目標であり，学習目標である.(5)栄養教育の実施に関する目標であり，実施目標である.

2. (4)

解説：(1)学習者の知識・技術(能力)を高める目標であり，学習目標である.(2)学習者の摂取行動に関する目標であり，行動目標ではあるが，(4)と比べると具体性がない.(3)学習者の家族に働きかける目標であり，環境目標である.(4)学習者の摂取行動に関する目標であり，行動目標である［(2)よりも具体的な目標である］.(5)学習者の身体の状態を改善するための目標であり，結果目標である.

7-C, D

(1) ×(最後にまとめや結論を得ることを目的としないのはブレインストーミングである. バズセッションや座談会では，話し合いに関するまとめや結論を出すが，ブレインストーミングは個々に出された意見や他者の発言を重視するのが特徴である)

(2) ×(栄養教育の個別目標と教育内容には一貫性が求められるが，栄養教育の学習形態や方法は，複数のものを組み合わせて実施したほうが，相乗的な教育効果をあげることができる)

7-E

(3) ×(食事バランスガイドの説明である).

第8章　栄養教育の実施と評価(146頁)

8-A

(1) ○(当初の計画にこだわりすぎないほうがよい)

(2) ×(結果目標ではなく，学習目標が正しい)

(3) ×(報告書は要点を押さえて簡潔にまとめるのが望ましい. 必要があれば細かな点は別紙に整理する)

8-B

(1) ○(影響評価とは，行動目標，学習目標，環境目標の達成状況を評価することである. 「歩数」は，行動目標にあたる)

(2) ×(企画評価とは，栄養教育の企画が適切に立てられていたかを評価することであり，講義内容の理解度を確認することは企画評価にあたらない. 経過評価とは，プログラムの実施と並行して行う教育実施に関する評価と，学習者の習得状況に関する評価を合わせたものである. 「講義内容の理解度を確認した」は学習者の習得状況の評価である)

(3) ○(ランダム化比較試験は，最も妥当性が高い評価デザインである)

(4) × ［ある一定の教育効果(1単位あたりの効果)を得るために必要な費用を算出するのは，費用効果分析である. また，費用は減量目的を達成できた学習者の人数で除して求めるため，240,000 円 ÷ 30 人 = 8,000 円/人となる］

(5) ×(評価では，好ましい結果の有無にかかわらず，最初に示した評価指標について，実績値を目標値に対応させた形で示すことが必要である. 目標を達成できなかった理由を検討し，改善点を次のプログラムにフィードバックする)

索　引

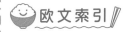

健康・栄養科学シリーズ
栄養教育論（改訂第5版）

2005 年 8 月 1 日	第 1 版第 1 刷発行	
2013 年 4 月 15 日	第 3 版第 1 刷発行	
2016 年 9 月 20 日	第 4 版第 1 刷発行	
2019 年 9 月 1 日	第 4 版第 4 刷発行	
2021 年 3 月 25 日	第 5 版第 1 刷発行	
2024 年 2 月 5 日	第 5 版第 3 刷発行	

監修者　国立研究開発法人
　　　　医薬基盤・健康・栄養研究所
編集者　武見ゆかり，足達淑子，
　　　　木村典代，林　芙美
発行者　小立健太
発行所　株式会社 南 江 堂
　〒113-8410 東京都文京区本郷三丁目42番6号
　☎(出版)03-3811-7236　(営業)03-3811-7239
　ホームページhttps://www.nankodo.co.jp/
　　　　　　　　　　　印刷・製本 大日本印刷

Nutrition Education
© Nankodo Co., Ltd., 2021